21 世纪医学类精编教材

临床医学概论

主编 朱秋平 洪欢山 罗玉龙

吉林科学技术出版社

图书在版编目（CIP）数据

临床医学概论／朱秋平，洪欢山，罗玉龙主编. --
长春：吉林科学技术出版社，2020. 8
ISBN 978-7-5578-7342-4

Ⅰ. ①临… Ⅱ. ①朱… ②洪… ③罗… Ⅲ. ①临床医
学 Ⅳ. ①R4

中国版本图书馆 CIP 数据核字（2020）第 158139 号

临床医学概论

LIN CHUANG YI XUE GAI LUN

主　　编　朱秋平　洪欢山　罗玉龙
出 版 人　宛　霞
责任编辑　郭　廓
封面设计　曾宪春
制　　版　北京荣玉印刷有限公司
开　　本　787mm×1092mm 1/16
字　　数　450 千字
印　　张　17
印　　数　1-1500 册
版　　次　2020 年 8 月第 1 版
印　　次　2021 年 5 月第 2 次印刷
出　　版　吉林科学技术出版社
发　　行　吉林科学技术出版社
地　　址　长春市福祉大路 5788 号出版集团 A 座
邮　　编　130118
发行部电话/传真　0431-81629529　81629530　81629531
　　　　　　　　　　81629532　81629533　81629534
储运部电话　0431-86059116
编辑部电话　0431-81629520
印　　刷　保定市铭泰达印刷有限公司
书　　号　ISBN 978-7-5578-7342-4
定　　价　59. 80 元
如有印装质量问题　可寄出版社调换
版权所有　翻印必究　举报电话：0431-81629518

前　言

　　随着我国教育体制改革的不断深入发展，医学专业办学规模不断扩大，办学形式、专业种类、教学方式亦呈多样化发展，我国医学教育进入了一个新的时期。同时，随着医学行业相关法规政策、标准等的出台，医学教育面临着新的要求和任务。为跟上时代发展的步伐，适应新时期我国医学教育改革和发展的要求，培养合格的医学专门人才，进一步做好医学专业教材的组织规划和质量保障工作，根据教学需要组织编写《临床医学概论》一书。

　　本书坚持紧紧围绕医学教育和人才培养目标要求，突出医学专业特色，按照国家卫生和计划生育委员会等相关部门及行业用人要求，提出了"继承创新""医教协同""教考融合""理实结合"的编写原则，使得教材符合当前医学专业人才培养的目标和需求，适应现阶段学校医学人才的培养模式，从而进一步提升了教材的整体质量和水平。

　　本书主要供医学检验技术、医学影像技术等相关医学类专业使用，所以在编写过程中主要是针对临床知识的普及，侧重常见病和多发病的临床表现、辅助检查、诊断要点、治疗要点的编写，力求浅显易懂，强调知识的实用性，适当兼顾知识的系统性、完整性，同时紧扣专业要求，突出专业性和岗位需要。

　　在本书撰写过程中，我们参阅了大量研究论著，谨向这些学术同仁致以最诚挚的谢意。对书中存在的缺点和疏漏，恳请广大读者批评指正。

编　者

目　录

上篇　临床医学基础

下篇　各系统常见疾病

上篇 临床医学基础

第一章 问 诊

第一节 问诊的意义

问诊是医师通过对患者或者相关人员的系统询问获取病史资料,经过综合分析后作出临床诊断的一种诊断方法。病史的完整性和准确性对疾病的诊断和处理有直接影响;问诊是病史采集的主要手段。因而,问诊是临床医师必须掌握的基本技能。

问诊是认识疾病的开始,也是诊断疾病的重要环节,具有重要的临床意义:问诊所得的资料是组成病史的重要依据;由问诊采集到的病史可作为司法鉴定的依据;问诊可为随后的体格检查及实验室检查等提供线索;问诊中与患者良好的沟通交流有助于医师与患者建立相互信任的医患关系。

第二节 问诊的内容

问诊的内容一般包括以下几个方面。

(一)一般项目

一般项目包括姓名、性别、年龄、籍贯、出生地、民族、婚姻状况、通信地址、电话号码、工作单位、职业、入院日期、记录日期、病史陈述者及可靠程度等。

(二)主诉

主诉为患者感受最主要的痛苦或最明显的症状和(或)体征及持续时间,即本次就诊最主要的原因。主诉应简明扼要,重点突出,尽量用患者的言辞,一般不超过20个字。如"咳嗽咳痰1年,咯血2日","双眼逐渐视物模糊3年"。

(三)现病史

现病史是病史的主体组成部分,记录患者患病后的全过程,即疾病的发生、发展、演变和诊治经过。需要询问的内容如下。

1.起病情况与患病时间 包括何时、何地、因何起病,发病急缓,病程长短,与本次起病相关的病因和诱因。现病史中的时间应与主诉保持一致。若先后出现数个症状或体征,则应按顺序记录,如"心悸3个月,反复夜间呼吸困难3周,双下肢水肿2日"。

2.主要症状特点 包括主要症状的部位、性质、持续时间和程度、缓解或加重的因素等。同一症状可为不同的疾病所共有,所以弄清主要症状的特点,有助于疾病的诊断和鉴别诊断。

3.病因与诱因 尽可能了解与本次发病有关的病因(如外伤、中毒、感染)与诱因(如情绪、环境、气候变化等),有助于明确诊断并拟定治疗措施。对于一些病因较复杂的疾病,患者不能提供明确的病因与诱因,或提供一些似是而非的因素时,医师要有所分析鉴别地记录入病史中。

4.病情的发展与演变 在疾病发展过程中,主要症状的变化或新症状的出现。应按照症状发展的先后顺序进行记录。

5.伴随症状 在主要症状的基础上又同时出现的一些其他症状(阳性症状)。反之,按一般规律应出现的伴随症状实际上没有出现时(阴性症状),也应记录在现病史中以备进一步观察。

阳性或阴性的伴随症状都是鉴别诊断的重要依据。

6.诊治经过　本次就诊前患者已经接受过的检查、诊断及治疗情况。应详细记录先前治疗所用的药物名称、剂量、时间和疗效，为本次诊治提供参考。但不可用以往的诊断代替此次的诊断。

7.病程中的一般情况　在现病史的最后应记录患者患病后的精神、体力状态、饮食、睡眠及大小便情况。这部分内容对全面评估患者的全身一般情况及采取何种辅助治疗措施十分有用。

（四）既往史

既往史包括患者既往的健康状况和过去曾经患过的疾病，应该重点询问：与现病史有密切关系的疾病；传染病史；预防接种史；外伤与手术史；过敏史等。在记录既往史时应注意不要和现病史发生混淆，记录顺序一般按时间的先后顺序排列。

（五）系统回顾

为避免问诊过程中医师或患者疏忽或遗漏内容，可通过系统回顾了解患者有无各系统相关的症状及特点，全面了解患者以往的健康状况。实际运用时，医师向患者对每个系统提问2~4个常见症状。如有阳性回答，再全面深入地询问该系统的症状；若为阴性回答，一般来说可以过渡到下一系统。

1.呼吸系统　是否有咳嗽、咳痰、咯血、呼吸困难、胸痛等。

2.循环系统　是否有心悸、心前区疼痛、活动后气短、水肿；有无心脏病史、高血压病史、动脉硬化病史等。

3.消化系统　是否有食欲减退、吞咽困难、腹痛、腹泻、反酸、嗳气、恶心、呕吐、呕血、便血、黄疸等。

4.泌尿系统　是否有尿频、尿急、尿痛、血尿、排尿困难、尿潴留、尿失禁、尿道或阴道异常分泌物等。

5.造血系统　是否有头晕、乏力，皮肤黏膜苍白、出血点、淤斑，肝、脾、淋巴结肿大等。

6.内分泌与代谢系统　是否有多饮、多尿、多食、怕热、多汗、乏力、显著肥胖或消瘦等。

7.神经精神系统　是否有头痛、眩晕、失眠、嗜睡、记忆力减退、意识障碍、痉挛、瘫痪、感觉及运动异常、幻想、妄想、定向力障碍、情绪异常。

8.肌肉骨骼系统　是否有肌肉麻木、肌肉萎缩、关节红肿、疼痛、畸形等。

（六）个人史

包括出生地、居住时间和居留时间（特别注意疫源地和地方病流行区）、受教育程度、经济生活和业余爱好、职业、工作环境（特别注意有无职业性危害）、有无烟酒嗜好及其他异嗜物和吸食麻醉药品、毒品等，有无冶游史等。

（七）婚姻史

包括未婚或已婚，结婚年龄、配偶健康状况、夫妻关系、性生活等。

（八）月经史

包括月经初潮的年龄、月经周期、经期天数、月经量和颜色、经期症状，有无痛经与白带，末次月经日期或停经年龄。

（九）生育史

女性应询问妊娠次数、生产胎数，是否有人工或自然流产、早产、难产史，计划生育措施、避孕措施等。男性应询问是否患过影响生育的疾病。

（十）家族史

包括父母双亲、兄弟姐妹及子女的健康与患病状况。特别应询问是否有成员与患者有同样的疾病,是否有与遗传有关的疾病,有无传染病。对已死亡的直系亲属要问明年龄与死因。若几个成员或几代人中都有同样疾病发生,可绘出家系图显示详细情况。

第三节　问诊的方法与技巧

问诊是临床医师必须掌握的基本技能,熟练掌握问诊的方法与技巧是提高诊断能力的关键。

（一）问诊的基本方法与技巧

1.问诊前要沟通　问诊时医师可先做自我介绍,说明目的,取得患者信任,态度要和蔼、诚恳,语气平和,创造一种宽松和谐的环境以消除患者的紧张情绪,以便获得可靠资料。

2.问诊要简短易答,用词得当　问诊开始都是围绕主诉的一般性提问,如"你怎么不舒服?"然后听取患者陈述。为扩大患者的思路或深入了解某些症状的特点,可提问一些无暗示性的问题,如患者只是诉说胸痛而未提到具体部位时,恰当的追加询问应是"胸部哪儿痛,怎么个痛法",不恰当的询问是"是不是心前区压榨性疼痛",以免患者随声附和,使病史失真。避免医学术语,如"鼻衄""里急后重"等,以免患者误解误答,影响病史的真实性。

3.问诊要有条理　问诊要有条理,逐渐深入。一般先询问主诉症状的特点,首发症状开始的确切时间,有无诱因,病情的演变,然后逐渐扩展到伴随症状,加剧或缓解的因素。若有几个症状同时出现,必须确定其先后顺序,分清主次,一步步深入询问,恰当使用过渡语言。这样会使患者觉得医师头脑清晰,增加对医师的信任。

4.注意归纳小结　询问病史的每一部分结束时应进行归纳小结,重点总结阳性发现。

（二）特殊情况的问诊技巧

1.危重患者　要在简明扼要、高度浓缩地询问病史后,进行相关的重点体格检查,立即进行抢救,等病情好转后,再进行全面详细的问诊,以免贻误治疗时机。

2.老年人　问诊应用简单清楚、通俗易懂的一般性提问;减慢问诊速度,使其有足够时间思索、回忆,必要时可适当重复;注意观察患者反应,判读其是否听懂,必要时可要亲属收集、补充病史。

3.小儿　小儿多不能自己陈述病史,多由家长代诉。对5岁以上的小儿,可让其补充叙述一些有关病情的细节,但应注意其记忆及表达的准确性。

4.残疾患者　残疾患者在采集病史时往往较为困难,医师应给予更多的同情、关心和耐心。对盲人患者,医师应先向患者做自我介绍,搀扶患者就座,尽量保证患者舒适,减轻患者的恐惧,仔细聆听病史叙述并及时做出语言方面的应答,使患者放心与配合。对听力障碍或聋哑患者,交谈时声音要清楚、大声,态度要和蔼、友善,可用简单明了的手势或体语,请陪伴的亲属解释或代诉,必要时可采用书面交流。

第二章 常见症状

症状是患者主观感受到的不适或痛苦,以及某些客观病态改变,如发热、心悸、呼吸困难等。体征是经过体格检查发现的异常改变,如肝脾肿大、心脏杂音、哕音等,广义的症状还包含部分体征。

询问症状是医师了解患者疾病的开始,同一种疾病发生在不同的患者身上,可出现不同的症状,相同的症状也可出现于不同的疾病。因此,医师诊断疾病时需结合临床资料进行综合分析,防止根据一个或几个症状作出盲目错误的诊断。临床症状很多,本章仅对临床上较为常见的症状进行阐述。

第一节 发 热

发热是指在致热源的作用下或各种原因引起体温调节中枢功能紊乱时,机体体温升高的现象。正常情况下,人体的产热和散热保持平衡,正常体温在不同个体间稍有不同,可受环境、人体活动、年龄、性别、昼夜等多种因素影响,但正常人体体温保持在36~37℃,24 h内波动范围一般不超过1℃。

【病因】

引起发热的病因很多,临床上可将发热分为感染性发热及非感染性发热两大类。

1.感染性发热 多种病原体如细菌、病毒、支原体、螺旋体、真菌、寄生虫等引起的感染,无论是局部性或全身性,急性或慢性,均可引起发热。

2.非感染性发热 非感染性发热主要包括:①抗原-抗体反应:如系统性红斑狼疮、风湿热、血清病等。②无菌性坏死物的吸收:如内脏出血、大手术后组织破坏、大面积烧伤、心肌梗死及肢体坏死等。③内分泌代谢疾病:如甲状腺功能亢进症、重度脱水等。④恶性肿瘤:如白血病、淋巴瘤等。⑤皮肤损害:如广泛性皮炎、鱼鳞病等。⑥自主神经功能紊乱:属于功能性发热范畴,常伴有自主神经功能紊乱的其他表现,主要表现为原发性低热、感染后低热、夏季低热、生理性低热等。⑦体温调节中枢功能障碍:如脑出血、中暑、安眠药中毒等,上述因素破坏体温调节中枢的功能,主要表现为高热无汗。

【发生机制】

1.致热源性发热 致热源分为外源性致热源及内源性致热源两大类。外源性致热源包括病毒及细菌等多种病原微生物、抗原抗体复合物、无菌性坏死组织等,这些物质多为大分子物质,不能通过血脑屏障,因此无法直接作用于体温调节中枢引起体温升高,但可激活血液中的中性粒细胞、单核吞噬细胞系统、嗜酸性粒细胞等,使之产生内源性致热源,内源性致热源又称为白细胞致热源,可通过血脑屏障直接作用于体温调节中枢,使体温调定点上移。体温调节中枢可对体温重新调节,在此调节过程中,可引起机体代谢增强,骨骼肌阵缩产生寒战,皮肤血管及竖毛肌收缩,产热增多,散热减少,机体产热高于散热,引起体温升高。

2.非致热源性发热 常见于颅脑病变,如脑出血、脑外伤等引起的体温调节中枢受损;甲亢、广泛性皮肤病等引起产热或散热改变的疾病。

【临床表现】

（一）发热的临床分度

低热　　　　　　　　37.3～38℃

中等度热　　　　　　38.1～39℃

高热　　　　　　　　39.1～41℃

超高热　　　　　　　41℃以上

（二）发热的临床过程及表现

1.体温上升期　表现各异，多有疲乏无力、皮肤颜色苍白、四肢肌肉酸痛、畏寒、寒战及食欲不振等。此期体温上升的方式有两种。

（1）骤升型：体温在数小时内达到39～40℃甚至以上，常伴寒战。常见于流行性感冒、大叶性肺炎、败血症、输液反应等。

（2）缓升型：体温在数日内逐渐达到高峰，多不伴有寒战。常见于结核病、布氏杆菌病、伤寒等引起的发热。

2.高热期　发热的最高阶段，体温上升至高峰后持续一段时间，其持续时间随病因不同而异。此期产热与散热过程在较高的水平上保持相对平衡。多表现为皮肤潮红、灼热、呼吸深快等，重者可出现意识障碍、惊厥等，从而危及生命。

3.体温下降期　由于病因消除，机体产热减少，散热高于产热，体温恢复至正常水平。此期常表现为多汗和皮肤潮湿。体温下降有两种方式。

（1）骤降型：体温在数小时内迅速降至正常，常伴有大汗，常见于肺炎球菌肺炎、疟疾、输液反应等。

（2）缓降型：体温在数日内逐渐降至正常，常见于风湿热、伤寒等。

（三）热型及临床意义

根据发热患者的体温做出不同形态的体温曲线，即形成了不同的热型。由于病因不同，发热的热型常不相同。临床常见热型如下。

1.稽留热　体温恒定维持在39～40℃甚至以上的水平，24 h体温波动不超过1℃，可持续数天或数周。常见于大叶性肺炎及伤寒高热期等。

2.弛张热　体温常在39℃以上，波动范围大，24 h体温波动范围超过2℃，但均在正常范围以上。常见于败血症、重症肺结核、风湿热及脓毒血症等。

3.间歇热　体温骤升至高峰后，持续数小时，之后迅速降至正常水平，经1天至数天的无热期后，体温又突然升高，如此反复交替出现。常见于疟疾、肾盂'肾炎等疾病。

4.波状热　体温逐渐上升至39℃或以上，持续数天后又逐渐降至正常水平，数天后又逐渐升高，如此反复多次出现，常见于布氏杆菌病。

5.回归热　体温急剧上升至39℃或以上，持续数天后又骤然下降至正常水平。高热期与无热期反复交替出现，可见于回归热、霍奇金病等。

6.不规则热　体温曲线无固定规律，可见于结核病、支气管肺炎、风湿热等。

【伴随症状】

1.寒战　常见于大叶性肺炎、急性肾盂'肾炎、急性胆囊炎、败血症、疟疾、急性溶血及输血反应等。

2.结膜充血　可见于流行性出血热、麻疹、钩端螺旋体病等。

3.关节肿痛　见于风湿热、痛风、布氏杆菌病、类风湿等。

4.淋巴结肿大　多见于风疹、局灶性化脓性感染、传染性单核细胞增多症、淋巴瘤、转移癌等。

5.昏迷　可见于流行性乙型脑炎、流行性脑脊髓膜炎、脑出血、巴比妥类药物中毒、中暑等。

第二节　头　痛

头痛是指额部、顶部、颞部及枕部等部位各种性质的疼痛。多种疾病均可引起头痛,但是多数无特异性。反复发作或持续性头痛,可能是某些器质性疾病引起的,应仔细检查,明确诊断,积极治疗。

【病因】

1.颅脑病变　①感染:如多种病原体引起的脑膜炎、脑脓肿等。②血管病变:如脑出血、脑栓塞、高血压脑病、脑供血不足、脑血管畸形等。③占位性病变:如脑肿瘤、颅内转移瘤及颅内囊虫病等。④颅脑外伤:如脑震荡、硬膜下血肿、脑外伤后遗症等。⑤其他:如偏头痛、头痛型癫痫、腰椎穿刺后等。

2.颅外病变　①颅骨疾病:如颅骨骨折、变形性骨炎、颅底凹入症、颅骨肿瘤等。②颈部疾病:如颈椎骨质增生、颈椎间盘突出等引起的颈椎病。③神经痛:如三叉神经痛、枕神经痛等。④其他:如眼、耳、鼻、齿等疾病引起的头痛。

3.全身性疾病　①急性感染:如流行性感冒、肺炎等。②心血管疾病:如高血压病。③中毒:如一氧化碳、酒精、药物等中毒。④其他:如尿毒症、月经期或绝经期头痛、中暑等。

4.神经症　如神经衰弱、癔症性头痛、抑郁症等。

【临床表现】

1.起病情况　发病急,伴有发热者常为感染性疾病引起。头痛长期反复发作或呈搏动性多为神经功能性或血管性头痛。持续不减、急剧发作的头痛,伴有不同程度的意识障碍,不伴发热者,提示颅内血管性病变。慢性进行性头痛并伴有颅内高压的症状,应考虑颅内肿瘤等占位性病变;青壮年长期持续性慢性头痛,常由焦虑、精神紧张引起,多为肌收缩性头痛。

2.头痛的部位　偏头痛及丛集性头痛多在头部一侧;全身性或颅内感染性疾病引起的头痛多为全头部弥漫性痛;高血压引起的头痛多在额部或全头部;鼻源性或牙源性疾病引起者多为浅表性疼痛。

3.头痛的程度与性质　头痛的程度与病情的轻重并无一致性。脑肿瘤引起的头痛多为轻度至中度,三叉神经痛、多种脑炎或脑部疾病导致脑膜刺激引起的头痛最为剧烈,有时神经症引起的头痛也较剧烈。高血压性、血管性疾病引起的头痛常为搏动性。神经性头痛多为钝痛、胀痛、束带样金箍感。

4.头痛产生及持续的时间　鼻窦炎的头痛常出现于清晨或上午,逐渐加重或减轻。丛集性头痛多在晚间出现,可有较固定发作时间。女性偏头痛常与月经周期有关,脑肿瘤的头痛早期呈发作性,以晨起为重,到后期可为持续性钝痛。

5.影响因素　摇头、俯身、咳嗽等可使血管性头痛、颅内高压性头痛、颅内感染性头痛加剧。慢性颈肌挛缩引起的头痛可通过活动按摩颈肌而逐渐减轻。偏头痛在安静睡眠后可减轻。

【伴随症状】

(1)头痛伴有发热者常见于全身感染或颅内感染性疾病。

(2)头痛伴剧烈呕吐者提示颅内高压。

(3)头痛伴视力障碍者见于颅内原发性或继发性肿瘤、青光眼。

(4)头痛伴眩晕者见于椎—基底动脉供血不足、高血压等疾病。

(5)头痛伴神经功能障碍而无其他器质性病变者可能为神经症引起的头痛。

第三节　胸　痛

胸痛常为胸部疾病引起,少数可由其他疾病引起。因个体对疼痛的敏感及耐受度不一,因此胸痛的程度与病情的轻重程度不完全一致。

【病因】

引起胸痛的原因多为胸壁及胸腔内疾病,常见的病因如下。

1.胸壁疾病 如胸壁挫伤、肋骨骨折、胸骨骨折、肋软骨炎、肋间神经炎、流行性肌炎、带状疱疹、多发性骨髓瘤等。

2.呼吸系统疾病 如胸膜炎、肺炎、支气管肺癌等。

3.心血管疾病 如心绞痛、心肌梗死、急性心包炎、肺动脉高压等。

4.纵隔疾病 如急慢性纵隔炎、纵隔肿瘤等。

5.其他 食管炎、食管裂孔疝、食管癌、过度通气综合征、神经官能症等。

【临床表现】

1.发病年龄 青壮年胸痛多考虑胸壁外伤、自发性气胸、结核性胸膜炎、风湿性心脏瓣膜病;中老年人应注意心绞痛、心肌梗死、支气管肺癌、肝癌等。

2.胸痛部位 胸壁疾病引起的胸痛常固定在病变部位,局部有压痛,胸部皮肤的炎症,局部可有红、肿、热、痛的表现;肋软骨炎引起的胸痛,受累部位软骨可出现肿胀、疼痛,局部有压痛;心绞痛和心肌梗死的疼痛多出现于胸骨后方和心前区,可沿左肩及左臂内侧放射,可达无名指和小指;食管及纵隔疾病引起的胸痛多位于胸骨后;肝胆疾病引起的疼痛多在右下胸部;胸膜炎可引起剧烈的胸痛,在侧胸部较明显。

3.胸痛性质 胸痛的性质多种多样,程度可表现为剧烈、轻微和隐痛。例如肋间神经痛表现为发作性沿某一肋间神经分布的灼痛或刺痛;心绞痛呈压榨样、有重压窒息感,心肌梗死疼痛更为严重而持久,常伴恐惧、濒死感。

4.持续时间 肿瘤、梗塞或栓塞所致疼痛可呈持续性。心绞痛发作时间短暂,多为 1~5 min;心肌梗死疼痛持续时间较长,可达数小时甚至更长时间,且不易缓解。

5.影响因素 主要指疼痛发生的诱因、加重及缓解的因素。如心绞痛在劳累及精神紧张时容易诱发,呈阵发性,休息后或舌下含服硝酸甘油 1~2 min 内缓解,而心肌梗死引起的胸痛则舌下含服硝酸甘油无效;肋间神经痛、心包炎、胸膜炎引起的胸痛在用力呼吸、咳嗽时可以加剧。

第四节 咳嗽与咳痰【伴随症状】

(1)胸痛伴有咳嗽、咳痰和发热:多见于肺结核、肺炎等疾病。

(2)胸痛伴咯血:常见于肺结核、支气管肺癌等。

(3)胸痛伴吞咽困难:多见于食管癌、食管异物等。

咳嗽、咳痰是临床最常见的症状之一,咳嗽是一种保护性防御动作,通过咳嗽可将呼吸道分泌物及气道异物清除,起到清洁气道的作用,但是频繁、剧烈的咳嗽,影响工作与生活,则为病理状态。通过咳嗽将气管、支气管的分泌物或肺泡内的渗出物排出,称为咳痰。

【病因】

1.呼吸道疾病 当呼吸道内分泌物或异物刺激呼吸道黏膜时,可引发咳嗽。各种理化因素、过敏因素、病原微生物、肿瘤等刺激均可引发咳嗽和咳痰,而呼吸道感染是引起咳嗽、咳痰最常见的病因。

2.胸膜疾病 各种原因引起的胸膜炎、自发性气胸、恶性肿瘤侵犯胸膜时均可引起咳嗽。

3.心血管疾病 左心衰竭引起肺淤血及肺水肿时,由于肺泡内或支气管内有渗出物存在,可引起咳嗽。右心或深静脉血栓脱落形成肺栓塞时也可引起咳嗽。

4.中枢神经因素 皮肤受冷刺激或脑炎、脑膜炎时可出现咳嗽,人通过大脑可随意地咳嗽或抑制咳嗽反射。

【临床表现】

1.咳嗽的性质 若咳嗽时无痰或痰量极少,称为干性咳嗽,常见于急性或慢性咽喉炎、支气管异物、早期肺结核、胸膜炎、心理因素等。咳嗽伴有痰液称为湿性咳嗽,常见于支气管扩张、慢性支气管炎、肺炎、肺结核等。

2.咳嗽发作的时间 骤然发生的咳嗽可由吸入刺激性气体、气道内异物或支气管肺癌压迫气道引起;长期慢性咳嗽可由支气管扩张、慢性支气管炎、肺结核等引起。

3.咳嗽的音色 咳嗽声音嘶哑,常见于白喉、急性咽喉炎、喉癌等;金属音咳嗽,常见于主动脉瘤或支气管癌压迫气管所致;鸡鸣样咳嗽,多见于百日咳;咳嗽声音微弱,见于声带麻痹和极度衰弱患者等。

4.痰的性质和量 痰的性质可分为浆液性、黏液性、脓性和血性等,日咳痰量可多少不等,多时可达数百至上千毫升。浆液性痰见于肺水肿,黏液性痰多见于急性支气管炎、大叶性肺炎、肺结核等。脓性痰常见于肺脓肿、支气管扩张等。血性痰主要是呼吸道黏膜上的毛细血管受损伤而引起,可见于肺结核、肺癌等。粉红色泡沫痰见于急性肺水肿;铁锈色痰为肺炎球菌肺炎的典型特征;黄绿色痰提示铜绿假单胞菌感染。

【伴随症状】

1.咳嗽伴发热 常见于急性呼吸道感染、胸膜炎、肺炎等。

2.咳嗽伴呼吸困难 见于气道异物、支气管哮喘、重症肺炎、急性肺水肿、气胸、胸腔积液等。

3.咳嗽伴胸痛 常见于大叶性肺炎、肺癌、自发性气胸等。

4.咳嗽伴咯血 见于肺结核、支气管扩张、支气管肺癌、左心衰竭等。

第五节 咯 血

喉及喉部以下的呼吸道出血,经口腔咯出称为咯血。一旦出血经口腔排出,出血是来自上消化道、鼻腔还是气管、支气管等部位,需要仔细鉴别。咯血及呕血的鉴别见表1-1。

表1-1 咯血与呕血的鉴别

鉴别项目	咯血	呕血
病因	肺癌、肺结核、支气管扩张等	急性胃黏膜病变、消化性溃疡、胃癌、肝硬化等
出血先兆表现	喉部痒、咳嗽等	上腹部不适、恶心、呕吐等
出血方式	咯出	呕出
出血颜色	鲜红色	多为暗红色,有时为鲜红色
血中混合物	痰、气泡等	食物残渣及胃液
酸碱反应	碱性	酸性
黑便	无	有,可为柏油样便
出血后痰的性状	血痰数日	无痰

【病因】

咯血主要见于呼吸系统及心血管系统疾病。

1.支气管疾病 常见的有支气管扩张、慢性支气管炎、支气管结核、支气管肺癌等。其发生多为炎症、肿瘤等引起病变处毛细血管通透性增加或毛细血管破裂。

2.肺部疾病 常见的原因有肺炎、肺脓肿、肺结核等。肺炎引起的咯血可见于肺炎球菌肺炎、支原体肺炎等。在我国,肺结核仍是引起咯血的首要原因,若肺结核引起毛细血管通透性增加,会引起痰中带血;若引起小血管管壁破裂,则引起中等量咯血,若空洞壁肺动脉分支形成的小动脉瘤破裂,则引起大咯血,甚至危及生命。

3.心血管疾病　常见于二尖瓣狭窄、肺动脉高压、左心衰竭等。其发生多为肺淤血引起毛细血管破裂以及支气管静脉曲张破裂,可表现为痰中带血丝、少量咯血、大咯血等。

4.其他　如血小板减少性紫癜、再生障碍性贫血、白血病等血液系统疾病;某些传染病如流行性出血热等;气管、支气管子宫内膜异位症等。

【临床表现】

1.年龄　青壮年咯血常见于肺结核、支气管扩张及二尖瓣狭窄等;40岁以上有长期吸烟史者,尤其是男性出现咯血,应考虑支气管肺癌的可能性。

2.咯血量　一般认为每日咯血量在100 mL以内为小量咯血,100~1500 mL为中等量咯血,500 mL以上或一次咯血量100~500 mL为大咯血。支气管肺癌主要表现为痰中带血,呈持续性或间断性出现,大咯血常见于空洞型肺结核、支气管扩张等。

3.颜色及性状　肺结核、支气管扩张、肺脓肿咯血颜色多为鲜红色;铁锈色痰主要见于肺炎球菌肺炎;砖红色胶冻样痰见于肺炎克雷白杆菌肺炎;粉红色泡沫痰见于左心衰竭。

【伴随症状】

1.略血伴胸痛　常见于肺结核、肺炎球菌肺炎、肺梗死等。

2.咯血伴脓痰　常见于支气管扩张、肺脓肿等。

3.咯血伴皮肤黏膜出血　常见于血液病及流行性出血热等。

4.略血伴发热　常见于肺结核、肺炎球菌肺炎、肺脓肿等。

第六节　呼吸困难

呼吸困难是指主观上感到空气不足、呼吸费力,客观上可有呼吸频率、节律、深度的改变,严重时出现发绀、鼻翼扇动、张口呼吸、端坐呼吸等,胸锁乳突肌、肋间内肌等辅助呼吸肌参与呼吸运动。

【病因】

1.呼吸系统疾病　①呼吸道阻塞:如喉水肿、慢性支气管炎、气道异物、支气管哮喘等。②肺部疾病:如肺气肿、肺炎、肺脓肿、肺癌等。③胸壁、胸膜腔疾病:如胸廓畸形、自发性气胸、胸腔积液等。④膈运动障碍:如膈麻痹、大量腹腔积液、妊娠末期等。

2.循环系统疾病　常见于各种原因引起的左心衰竭和右心衰竭、肺动脉高压及心包积液等。

3.中毒　如糖尿病酮症酸中毒、有机磷杀虫药中毒、尿毒症和一氧化碳中毒等。

4.血液病　如重度贫血、高铁血红蛋白血症等。

5.神经精神性疾病　如脑出血、脑肿瘤、颅脑外伤、脑脓肿等引起的呼吸中枢功能障碍;精神因素如焦虑症、癔症等引起的呼吸困难。

【临床表现】

根据发生机制及临床表现的不同,将呼吸困难分为以下五种类型。

1.肺源性呼吸困难　主要由各种呼吸系统疾病引起。临床上常见的有三种类型。

(1)吸气性呼吸困难:主要的特点为吸气明显费力,严重者吸气时胸骨上窝、锁骨上窝、肋间隙明显凹陷,称为"三凹征",三凹征的出现主要是由于吸气时呼吸肌过度用力,胸腔负压增大所引起。常见于喉水肿、气管内异物等。

(2)呼气性呼吸困难:主要由肺泡弹性减弱及小支气管的狭窄、痉挛和炎症所引起。主要表现为呼气费力、缓慢、呼吸时间明显延长,常在呼气期出现哮鸣音。常见于慢性支气管炎(喘息型)、支气管哮喘、慢性阻塞性肺气肿等。

(3)混合性呼吸困难:主要是由于呼吸系统病变引起有效呼吸面积减少,导致肺换气功能障碍。主要特点为吸气及呼气均感费力,出现浅快呼吸,可伴有异常呼吸音或病理性呼吸音。常见于重症肺炎、气胸、肺纤维化及大面积肺梗死等。

2.心源性呼吸困难　主要由心血管系统疾病导致的左心和(或)右心衰竭引起,左心衰竭引起的呼吸困难更为严重。

(1)左心衰竭:左心衰竭发生呼吸困难的丰要原因足肺泡弹性下降及肺淤血。主要表现如下。①劳力性呼吸困难:活动或活动增多时呼吸困难出现或加重,休息时缓解甚至消失。②夜间阵发性呼吸困难:表现为夜间睡眠中突然出现胸闷气急,被迫坐起以缓解呼吸困难。轻者数分钟至数十分钟后症状可完全缓解。重者需保持端坐呼吸,大汗、面色发绀、咳粉红色泡沫痰、伴哮鸣音,两肺底有较多湿性啰音,可出现心率加快、舒张期奔马律,此种呼吸困难称为"心源性哮喘"。③端坐呼吸:卧位时呼吸困难加重,被迫采取端坐体位以缓解呼吸困难。

(2)右心衰竭:右心衰竭也可引起呼吸困难,主要由体循环淤血引起,程度较左心衰竭引起者轻。临床上主要见于慢性肺源性心脏病、先天性心脏病等。

心包积液也可发生呼吸困难,主要机制为大量积液引起心包压塞,使心脏舒张受限,从而引起体循环淤血所致。

3.中毒性呼吸困难　代谢性酸中毒时,出现深长而有规律的呼吸,伴有鼾音,称为酸中毒大呼吸,常见于尿毒症、糖尿病酮症酸中毒等。某些药物如吗啡、有机磷杀虫剂中毒时,可抑制呼吸中枢,从而引起呼吸困难。化学毒物如一氧化碳、亚硝酸盐等中毒时可致机体缺氧引起呼吸困难。

4.神经精神性呼吸困难　神经性呼吸困难主要是呼吸中枢受刺激后,出现深慢呼吸,并伴有呼吸节律的改变,常见于脑出血、脑外伤及脑肿瘤等。精神性呼吸困难多为过度通气而发生呼吸性碱中毒所致,主要表现为呼吸浅快,伴有叹息样呼吸或出现口周、肢体麻木及手足抽搐,多见于癔症患者等。

5.血源性呼吸困难　其发生多为红细胞减少或红细胞携氧量减少,导致血氧含量下降,表现为呼吸表浅,心率增快。临床常见于重度贫血、高铁血红蛋白血症患者。

【伴随症状】

1.呼吸困难伴发热　多见于大叶性肺炎、肺结核、肺脓肿等。

2.呼吸困难伴一侧胸痛　见于大叶性肺炎、胸膜炎、支气管肺癌等。

3.呼吸困难伴咳嗽、咳痰　见于支气管扩张、肺脓肿等,伴粉红色泡沫痰见于急性左心衰竭。

第七节　心　悸

自觉心脏跳动或心慌,常伴心前区不适的现象,称为心悸。心悸时.心率可正常、增快或减慢,也可有心律失常。心悸多为病理性因素引起,但正常人也可出现心悸。

【病因】

心悸的病因很多,现归纳如下。

1.心脏搏动增强　可为生理性或病理性因素引起。

(1)生理性:主要见于健康人群在剧烈活动或精神过度紧张时,过量饮酒、喝浓茶或咖啡后,以及应用肾上腺素、麻黄素、阿托品等某些药物后,是否引发心悸及心悸的程度与个体敏感性有关。

(2)病理性:主要见于高血压性心脏病、主动脉瓣关闭不全、动脉导管未闭等引起的心室增大;其他如发热、甲状腺功能亢进症、贫血等引起的心悸。

2.心律失常　各种原因引起的心律失常,如心动过速、心动过缓、房颤等均可引发心悸。

3.心脏神经宫能症　由自主神经功能紊乱引起,临床表现为心悸、心前区隐痛,以及全身乏力、头晕、失眠、耳鸣、头痛、记忆力减退等症状,在焦虑、精神紧张时更易发生,多见于中青年女性。

【临床表现】

患者自觉心跳或心慌,亦有部分患者有心脏停搏感或心前区震动感,且常于紧张、焦虑及注意力集中时发生。心悸与心脏病并无对等关系,即心悸不一定有心脏病,而心脏病患者也不一定发生心悸。生理性心悸一般持续时间较短,不影响正常活动。病理性心悸持续时间较长且反复发作,心悸所致不适可影响患者的学习、工作、休息睡眠以及日常生活。身体检查时部分患者可查到原发疾病的体征或有心跳节律或频率的改变,亦有部分患者无阳性体征。

【伴随症状】

1.伴心前区痛 常见于心绞痛、心肌梗死、心包炎、心肌炎等。

2.伴呼吸困难 常见于心肌梗死、心力衰竭、心包炎、重症贫血等。

3.伴发热 常见于心包炎、风湿热、感染性心内膜炎等。

第八节 恶心与呕吐

恶心、呕吐为临床常见症状。恶心是上腹部不适,可引起呕吐冲动的感觉,常在呕吐之前出现;呕吐是胃或部分小肠内容物经口腔排出的动作;两者均为复杂的反射动作,可单独存在或相互伴随出现。

【病因】

临床上引起恶心及呕吐的病因很多,现归纳如下。

1.反射性呕吐

(1)咽部受到刺激:如吸烟、剧烈咳嗽、咽炎等。

(2)胃肠疾病:急/慢性胃炎、胃及十二指肠溃疡、幽门梗阻、急性阑尾炎、肠梗阻、急性出血坏死性肠炎等。

(3)肝胆胰疾病:急性病毒性肝炎、胰腺炎、肝硬化等。

(4)其他:心肌梗死、急性肾盂肾炎、急性盆腔炎、青光眼等。

2.中枢性呕吐

(1)神经系统疾病:各种脑炎、脑出血、脑血栓、脑肿瘤、高血压脑病、脑挫裂伤、癫痫持续状态等。

(2)全身性疾病:尿毒症、甲亢危象、糖尿病酮症酸中毒、早孕反应等。

(3)药物及中毒因素:某些抗癌药、吗啡、抗生素等可因兴奋呕吐中枢导致呕吐;重金属、一氧化碳、有机磷农药等中毒均可引起呕吐。

(4)精神因素:胃肠道神经官能症、神经性厌食、癔症等。

3.前庭障碍性呕吐 呕吐若伴有耳鸣、耳聋、眩晕等需考虑前庭障碍性疾病,常见的有梅尼埃病、晕动症等。

【临床表现】

1.呕吐的时间及相关因素 晨起呕吐见于育龄妇女早期妊娠、慢性酒精中毒、功能性消化不良等,夜间呕吐可见于幽门梗阻。进餐过程中或餐后呕吐可为消化性溃疡或精神性呕吐引起;餐后早期呕吐,若集体爆发,多考虑由食物中毒引起。

2.呕吐的症状特点 喷射性呕吐多为颅内高压引起;进食后立即呕吐,一段时间内反复发作,而身体又无器质性病变者,多为精神性呕吐;前庭功能障碍性呕吐常伴有眩晕、眼球震颤等。

3.呕吐物的性状 幽门梗阻、胃潴留呕吐物常为宿食,有发酵、腐败气味;十二指肠溃疡常含有大量酸性呕吐物;上消化道出血常含咖啡色呕吐物。

【伴随症状】

1.伴腹痛、腹泻　常见于急性胃肠炎、霍乱、食物中毒等。

2.伴头痛、喷射性呕吐　常见于各种原因引起的颅内压升高及青光眼等。

3.伴右上腹痛或有黄疸　多为急性胆囊炎、胆石症、重症肝炎等。

第九节　呕血与便血

呕血是指上消化道出血经口腔呕出,主要由食管、胃、十二指肠、肝、胆、胰及胃等部位病变引起,还包括全身性疾病所致的上消化道出血。

便血是指消化道出血,血液经肛门随粪便排出。便血颜色可呈现鲜红色、暗红色或黑色。少量出血不会引起肉眼可见的粪便颜色改变,经隐血试验可确定者,称为隐血。上消化道出血以呕血为主,下消化道出血以便血为主,黑便时可无呕血,而呕血时常伴有黑便。

【病因】

1.呕血的病因　食管疾病如反流性食管炎、食管癌、食管异物、门脉高压症所致的食管胃底静脉曲张破裂等;胃及十二指肠疾病如消化性溃疡、急性胃十二指肠黏膜病变、胃癌等;肝胆胰病变如肝硬化、肝癌、胆囊癌、胰腺癌破裂等;上消化道邻近器官的疾病如胸主动脉瘤破裂出血;全身性疾病如血小板减少性紫癜、白血病、流行性出血热、系统性红斑狼疮、尿毒症等。

以上呕血的病因中,以消化性溃疡最多见,其次为食管或胃底静脉曲张破裂、急性胃黏膜病变等。

2.便血的病因　小肠疾病如肠结核、急性出血坏死性肠炎等;结肠疾病如急性细菌性痢疾、溃疡性结肠炎等;直肠肛管疾病如直肠肛管损伤、直肠癌、肛裂等;上消化道疾病也可表现为便血或黑便;全身性疾病如血小板减少性紫癜、白血病、维生素 C 缺乏等。

【临床表现】

(一)呕血的表现

呕血一般提示上消化道出血,呕血前常有恶心、呕吐、腹痛等不适症状,之后呕出血性胃内容物,出血颜色与出血量、血液在胃内停留时间及出血部位有关。若出血量少或在胃内停留时间长,因血红蛋白与胃酸生成酸化正铁血红蛋白,呕吐物可呈棕褐色或咖啡渣样;若出血量多、在胃内停留时间较短,血液常呈鲜红色;呕血时部分血液随肠道排出体外,可形成黑便。出血量占循环血量的 10% 以下时,患者一般无明显临床表现;出血量为循环血量的 10%～15% 时,可出现头晕、畏寒等症状;当出血量达循环血量的 20% 以上时,可有出冷汗、心悸、四肢厥冷、脉率加快等急性症状;若出血量在循环血量的 30% 以上时,可有脉搏细数、血压下降、呼吸急促等周围循环衰竭的表现。大量呕血可引起发热、氮质血症等表现。

(二)便血的表现

上消化道或小肠出血,若在肠内停留时间较长,粪便呈黑色,附有黏液,类似柏油,称柏油样便。下消化道出血,可为急性出血,如出血量多,很快经肛门排出,则呈鲜红色,若停留时间长,则为暗红色;血色鲜红不与粪便混合,仅黏附于粪便表面或出现便后滴血,提示为痔、肛裂或直肠癌等引起的出血。急性细菌性痢疾多出现黏液脓性血性便,阿米巴痢疾的粪便多为暗红色果酱样脓血便,急性出血坏死性肠炎可出现洗肉水样便。

【伴随症状】

1.呕血的伴随症状

(1)上腹痛:慢性反复发作的上腹痛,与进食及空腹有关,服用一定量的制酸剂,疼痛可缓解者多为消化性溃疡;45 岁以上,出现无明显规律的慢性上腹痛,并有食欲减退、消瘦、血便,制酸剂不能缓解者,应警惕胃癌。

(2)黄疸:黄疸、发热伴右上腹绞痛者,可能由胆道疾病引起。

（3）肝脾肿大：出现肝掌、蜘蛛痣、腹壁静脉曲张、腹腔积液、脾大，提示肝硬化；若出现右上腹疼痛、肝脏肿火、质地坚硬、表面凹凸不平或有结节，血液化验甲胎蛋白（AFP）阳性者多提示肝癌。

（4）皮肤黏膜出血：常与血液疾病及凝血功能障碍性疾病有关，如白血病、维生素 K 缺乏症等。

2.便血的伴随症状

（1）腹痛：慢性长期上腹痛，与进食有关，常见于消化性溃疡。

（2）黏液或脓血：见于细菌性痢疾、阿米巴痢疾、溃疡性结肠炎、直肠癌、结肠癌等。

（3）全身出血倾向：可见于流行性出血热、重症肝炎、白血病、血友病等。

（4）黄疸：伴蜘蛛痣、肝掌、皮肤黝黑者，便血可能与肝硬化门脉高压症有关。

（5）腹部包块：提示肠结核、结肠癌等。

第十节　腹　　痛

腹痛是临床上非常常见的症状，多数由腹内组织、脏器受到刺激或损伤引起，但腹腔外组织脏器病变及全身性疾病也可引发。腹痛的性质和程度与病变情况、刺激程度、神经和心理因素有关。由于发病原因及机制复杂，因此既要对腹痛患者的病史认真搜集，又要从疾病的病理生理改变、鉴别诊断方面认真对比分析，才能做出正确的诊断与治疗。临床上一般将腹痛分为急性腹痛与慢性腹痛。

【病因】

1.急性腹痛

（1）腹壁病变：如腹壁外伤、脓肿等。

（2）腹膜炎症：继发性较多见，如阑尾炎穿孔、胃及十二指肠溃疡穿孔、急性胰腺炎、腹部手术污染腹腔等引起的腹膜炎，也可由原发性腹膜炎引起。

（3）脏器组织穿孔或破裂：如胃及十二指肠溃疡穿孔、子宫穿孔、肝脾肾破裂、异位妊娠破裂等。

（4）组织脏器扭转或阻塞：如小肠扭转、大网膜扭转、肠套叠、肠梗阻、胆道肿瘤、输卵管梗阻等。

（5）血管病变：如脾梗死、门静脉血栓形成、急性肠系膜上动脉栓塞等。

（6）腹腔脏器组织急性炎症：如急性胃肠炎、急性胆囊炎、急性胰腺炎、急性阑尾炎等。

（7）胸腔疾病引起的牵涉性腹痛：如心绞痛、心肌梗死、肺梗死、急性心包炎等。

（8）全身性疾病所致腹痛：如尿毒症、糖尿病酮症酸中毒、铅中毒、腹型过敏性紫癜、系统性红斑狼疮等。

2.慢性腹痛

（1）腹腔组织脏器的慢性炎症：如慢性胃肠炎、慢性阑尾炎、肠结核、慢性胆囊炎、慢性胰腺炎、溃疡性结肠炎、肝炎等。

（2）腹腔脏器的扭转与梗阻：如慢性胃肠扭转、慢性假性肠梗阻等。

（3）腹腔脏器组织功能紊乱：如胃痉挛、胃肠神经官能症、胃肠道运动障碍、肠痉挛、消化性溃疡等。

（4）腹膜病变：如慢性腹膜炎、结核性腹膜炎等。

（5）全身性疾病：如尿毒症、铅中毒等。

（6）腹腔肿瘤：如胃癌、肝癌、胰腺癌、卵巢癌等。

【临床表现】

1.腹痛部位　一般腹痛部位多与病变部位一致。如胃十二指肠疾病、急性胰腺炎等引发的疼痛多在中上腹部;肝胆病变引起的腹痛多在右上腹部;小肠病变引发的腹痛多在脐周;急性阑尾炎疼痛多在右下腹部;膀胱炎、盆腔炎及子宫病变,疼痛在下腹部。有一些病变引起的疼痛可进行放射,如急性胆囊炎时疼痛可放射至右肩胛部,急性胰腺炎可出现腰背部疼痛。

2.腹痛的性质和程度　腹痛的性质与病变部位有关,有时腹痛的程度与病变严重度不完全一致。右上腹绞痛多见于胆结石;中上腹突然出现剧烈刀割样痛或烧灼样痛,多为胃十二指肠溃疡穿孔引起;中上腹出现持续性腹痛及阵发性加剧者可由急性胃黏膜病变、急性胰腺炎等引起;剑突下阵发性钻顶样疼痛是胆道蛔虫病的典型表现;广泛性剧烈腹痛伴腹壁紧张或硬如木板,多由急性弥漫性腹膜炎引起;胀痛可由内脏包膜张力增大及空腔器官胀气引起,如慢性肝炎及胃肠道胀气。

3.诱发因素与发作时间　急性胃肠炎发作常有进食生冷、腐败食物史;胆囊炎或胆石症发作常由进食油腻食物诱发;急性胰腺炎、急性胃扩张常由暴饮暴食引发;腹部受外力作用引起肝、脾破裂,可导致剧烈腹痛;餐前痛或饥饿痛,进餐后缓解,多见于十二指肠溃疡;餐后半小时出现疼痛,下次餐前缓解,再次进餐后疼痛重复出现,见于胃溃疡。

4.与体位的关系　胃黏膜脱垂者左侧卧位可使疼痛缓解,反流性食管炎患者烧灼痛在弯腰时明显,直立位时减轻。胰体癌患者仰卧位时疼痛加重,坐位、立位、前倾位时可减轻。急性弥漫性腹膜炎在深呼吸、咳嗽、改变体位时疼痛加重。

【伴随症状】

1.腹痛伴发热　见于肝脓肿、急性弥漫性腹膜炎、胆囊炎、急性胆道感染、腹腔脓肿、大叶性肺炎等。

2.腹痛伴休克　可见于胃十二指肠溃疡急性穿孔、肠扭转、腹腔脏器破裂等。胸腔疾病如心肌梗死、肺炎有时也可出现腹痛伴休克,应特别注意。

3.腹痛伴呕吐　见于急性胃肠炎、幽门梗阻、肠梗阻等。

4.腹痛伴腹泻　见于急慢性胃肠炎、肠结核等。

第十一节　腹泻与便秘

腹泻指排便次数明显增多,粪质稀薄,水分增加,或带有未消化的食物及黏液、脓血。腹泻可分为急性与慢性两种,超过两个月者属慢性腹泻。便秘是指大便次数明显减少,一般每周少于3次,无一定规律,排便困难,粪便干硬。

【病因】

(一)腹泻的常见病因

1.急性腹泻　常见于:①肠道疾病:如细菌、病毒等引起的肠炎,假膜性肠炎、溃疡性结肠炎急性发作等。②急性中毒:如服用毒蕈、河豚及化学药物砷、铅、磷、农药等引起的腹泻。③其他:如变态反应性肠炎。腹型过敏性紫癜,服用利福平、新斯的明等药物引起的腹泻。

2.慢性腹泻　病程长,病因比急性复杂。常见于:①胃部疾病:如慢性萎缩性胃炎、胃癌等。②肠道感染:如慢性细菌性痢疾、肠结核等。③肠道非感染性疾病:如慢性非特异性溃疡性结肠炎、Crohn病(克罗恩病)、吸收不良综合征等。④肠道肿瘤:如小肠、结肠恶性肿瘤等。⑤肝胆胰疾病:如肝硬化、胆石症、慢性胆囊炎、慢性胰腺炎、胰腺癌等。⑥内分泌及代谢障碍疾病:如甲状腺功能亢进症。⑦某些药物的副作用:如甲状腺素、利血平、新斯的明等。⑧胃肠道功能障碍性疾病:如肠易激综合征。

(二)便秘的常见病因

1.原发性便秘　进食量少或食物中缺乏纤维素及水分,对结肠的刺激减少,粪便在肠道停留时间延长;生活习惯改变、精神因素等引起的便秘;活动减少、肠痉挛等引起的便秘;腹肌及盆腔肌张力不足、结肠冗长等引起的便秘。

2.继发性便秘　直肠与肛管病变引起,如痔疮、肛裂、溃疡性直肠炎等;其他肠道病变如肠梗阻、肠扭转、肠粘连、Crohn病、结肠癌、先天性巨结肠、阑尾炎等;某些内分泌和代谢性疾病,可使肠肌松弛,排便无力,如糖尿病、尿毒症、低钾血症、甲状腺功能低下症等;某些药物的作用如阿米替林、阿托品、维拉帕米、氯丙嗪等。

【临床表现】

1.腹泻　急性腹泻病程较短,慢性腹泻病程较长。急性感染性腹泻,每日排便次数可达10次以上,可有黏液、脓血便;慢性腹泻,每天排便多为数次,可为稀便,或带黏液、脓血。急性腹泻常有腹痛,以感染性腹泻较为明显。若排便次数增多,粪量不多,并伴有里急后重者,病变多在直肠。

2.便秘　急性便秘可在原有排便习惯下,短期内出现便秘,可有原发病的表现,如恶心、呕吐、腹痛等,多见于各种原因引起的肠道梗阻;尤其是老年人,应特别注意肠道肿瘤的可能性。慢性便秘部分患者出现食欲减退、腹部不适,或有头痛、头晕、易疲乏等神经症状,一般都不重。

【伴随症状】

1.腹泻的伴随症状　伴发热者多见于伤寒或副伤寒、急性细菌性痢疾、Crohn病、溃疡性结肠炎急性发作期、小肠癌、肠结核等;伴明显消瘦者见于结肠癌、小肠癌、肠结核、肠道吸收不良综合征等;伴里急后重者常见于急性细菌性痢疾、直肠肿瘤等;伴皮疹或皮下出血者,多见于伤寒或副伤寒、败血症、过敏性紫癜等;腹泻与便秘交替出现者见于肠结核、肠易激综合征等;伴关节炎者多见于Crohn病、溃疡性结肠炎、系统性红斑狼疮等疾病。

2.便秘的伴随症状　伴呕吐、腹胀、剧烈腹痛等应考虑肠梗阻;伴腹部包块者考虑结肠肿瘤、肠结核等;伴消瘦、血便应注意直肠癌、结肠癌等肠道肿瘤。

第十二节　黄　疸

血清中胆红素升高引起皮肤、黏膜和巩膜黄染的现象,称为黄疸。正常血清总胆红素为1.7～17.1μmol/L,总胆红素在17.1～34.2μmol/L时,症状和体征不明显,称为隐性黄疸,超过34.2μmol/L时出现黄疸。

【胆红素的正常代谢】

体内的胆红素主要来源于红细胞,在血液中,衰老的红细胞经单核-巨噬细胞系统的破坏和分解,转变为胆红素、铁和珠蛋白。正常人每日由红细胞破坏生成的血红蛋白约为7.5 g,生成胆红素250 mg,占总胆红素的80%～85%,其他来源的胆红素称为旁路胆红素,占总胆红素的15%～20%。此时生成的不溶于水的胆红素称为游离胆红素(UCB)或非结合胆红素,不能从肾小球滤出,不会在尿液中出现。非结合胆红素通过血液循环运输至肝后,在肝细胞内形成胆红素葡萄糖醛酸脂,或称结合胆红素(CB),结合胆红素为水溶性,可通过肾从尿液排出。结合胆红素经过胆道进入肠道后,通过肠道细菌的脱氢作用还原为尿胆原,大部分尿胆原氧化为尿胆素通过粪便排出,称为粪胆素。小部分尿胆原在肠内被重吸收入血,经门静脉回到肝脏,其中大部分在肝细胞内再变为结合胆红素,随胆汁排入肠内,形成"胆红素的肠肝循环"。被吸收回肝的小部分尿胆原经体循环由肾排出体外,每日不超过4 mg。

【病因和发生机制】

1.溶血性黄疸　能引起红细胞大量破坏而发生溶血反应的疾病,可出现溶血性黄疸,如遗传性球形红细胞增多症、自身免疫性溶血性贫血、新生儿溶血性贫血、非同种血型输血后的溶血、蚕豆病、阵发性睡眠血红蛋白尿等。由于红细胞破坏过多,形成过量的间接胆红素,超过肝细胞的摄取、结合与排泌能力;同时,由于溶血造成的贫血、缺氧和红细胞破坏产物的毒性作用,均可降低肝细胞对胆红素的代谢功能,使间接胆红素潴留在血液中而出现黄疸。

2.肝细胞性黄疸 常见于肝细胞有广泛而严重损坏的疾病,如病毒性肝炎、中毒性肝炎、肝硬化、钩端螺旋体病等。由于肝细胞的损坏,导致肝细胞对胆红素的处理能力降低,血液中的非结合胆红素增加,潴留于血中。而未受损的肝细胞仍能将非结合胆红素转变为结合胆红素,由于肝细胞的损坏,一部分胆红素不能正常的进入胆道,可经破损的肝细胞反流入血;或因胆汁排泄受阻而反流进入血循环,引起血中结合胆红素增加而出现黄疸。

3.胆汁淤积性黄疸 根据引起病变的部位,胆汁淤积可分为肝内性胆汁淤积和肝外性胆汁淤积,常见病因有结石、癌栓、炎症、良性狭窄及阻塞、寄生虫病等。由于胆道阻塞、胆管内压力升高,胆管扩张达到一定程度时引起小胆管及毛细胆管破裂,胆汁中的胆红素反流人血。

上述三种黄疸的病因及发病机制各有不同,实验室检查结果也可以做进一步的鉴别(表1-2)。

表1-2 三种黄疸的实验室检查结果

项目	溶血性	肝细胞性	胆汁淤积性
血清总胆红素	增加	增加	增加
结合胆红素	正常	增加	明显增加
尿胆红素	−	+	++
尿胆原	增加	轻度增加	减少或消失

【临床表现】

1.溶血性黄疸 一般黄疸较轻,呈浅柠檬色,无皮肤瘙痒。急性溶血发作时可有发热、头痛、腰背痛,并出现贫血及血红蛋白尿,尿呈酱油色,重者可出现肾功能衰竭。慢性溶血症状较轻,除黄疸及贫血外,部分患者可出现脾肿大。

2.肝细胞性黄疸 皮肤、黏膜呈现浅黄色至深黄色,皮肤可有轻度瘙痒,可有乏力、食欲减退、肝掌、肝脾肿大等。

3.胆汁淤积性黄疸 皮肤呈现暗黄色或黄绿色,皮肤瘙痒明显,尿色加深,粪便颜色变浅甚至呈白陶土色,可有原发病的表现。

【伴随症状】

1.黄疸伴发热 见于肝脓肿、急性胆管炎等。

2.伴胆囊肿大 提示胆总管出现梗阻,多见于壶腹癌、胰头癌等。

3.黄疸伴肝脏肿大 见于病毒性肝炎、肝硬化、原发性或继发性肝癌等。

4.黄疸伴上腹剧痛 见于肝脓肿、胆管结石等,持续性右上腹胀痛者可见于慢性病毒性肝炎、原发性肝癌等。

5.黄疸伴脾肿大 见于肝硬化、钩端螺旋体病、淋巴瘤等。

6.黄疸伴腹腔积液 多见于肝硬化失代偿期。

第三章　体格检查

体格检查是医师运用自己的感官和借助简便的检查工具,如体温计、血压计、听诊器、叩诊锤等,客观地了解和评估人体状况的一系列最基本的检查方法。许多疾病通过体格检查再结合病史就可以作出临床诊断。医师进行全面体格检查后对患者健康状况和疾病状态提出的临床判断称为检体诊断。体格检查的方法有五种:视诊、触诊、叩诊、听诊和嗅诊。要想熟练掌握这些方法,并使检查结果具有可靠的诊断价值,必须具有丰富的医学知识和反复的临床实践才能做到。

第一节　基本方法

(一)视诊

视诊是医师用眼睛观察患者全身或局部表现的诊断方法。视诊可用于全身一般状况和许多体征的检查,如性别、年龄、发育、营养、意识状态、面容、表情、体位、姿势、步态等。局部视诊可了解患者身体某一部位的情况,如皮肤、黏膜、眼、耳、鼻、口、舌、头颅、胸廓、骨骼、关节外形等。特殊部位的视诊可借助某些仪器(如鼻镜、耳镜、检眼镜及内镜等)进行检查。不同部位的视诊内容和方法不同,但它简便易行,适用范围广,常能提供重要的诊断资料和线索,有时仅靠视诊就可明确一些疾病的诊断。

(二)触诊

触诊是医师通过手接触被检查部位时的感觉来判断的一种方法。它可进一步检查视诊所不能肯定或不能察觉的体征,如体温、湿度、震颤、波动、压痛、摩擦感及包块的位置、大小、轮廓、硬度、活动度等。触诊适用范围很广,尤其对腹部检查更为重要。触诊常采用指腹和掌指关节的掌面这两个部位进行,根据检查目的不同而施加的压力不同,故触诊可分为浅部触诊法和深部触诊法两种。

1.浅部触诊法　将一手放在被检查部位,用掌指关节和腕关节的协同动作进行柔和的滑动触摸。浅部触诊适用于体表浅在病变(关节、软组织、浅部动静脉、淋巴结、神经等)的检查和评估。浅部触诊也常在深部触诊前进行,有利于患者做好深部触诊检查的心理准备。

2.深部触诊法　将一手或两手重叠由浅入深,逐渐加压以达到深部触诊的目的。深部触诊适用于检查和评估腹腔脏器和腹腔病变。根据检查目和手法不同可分为以下几种。

(1)深部滑行触诊法:检查时嘱患者张口平静呼吸,或与患者谈话以转移其注意力,尽量使腹肌松弛,医师用右手并拢的二、三、四指末端逐渐触向腹腔的脏器或包块,在被触及脏器或包块上作上下左右滑动触摸。这种触诊方法常用于腹腔深部包块和胃肠病变的检查。

(2)双手触诊法:将右手置于被检查部位进行触诊,左手置于被检查脏器或肿块的后部,并将被检查部位的脏器或肿块托向右手方向,以利于触诊。检查时配合好患者的腹式呼吸。双手触诊法适用于肝、脾、肾和腹腔肿块的检查。

(3)深压触诊法:用一个或两个并拢的手指指端在腹壁被检查部位逐渐用力按压,以确定腹腔深在病变的部位或确定腹腔压痛点,如阑尾压痛点、胆囊压痛点、输尿管压痛点等。检查反跳痛时,在深压的基础上稍停片刻,迅速将手抬起,患者感到疼痛加重或出现痛苦表情,即可认为有反跳痛。

（4）冲击触诊法：用三个或四个并拢的手指指端与腹壁取 70°~90°角，置于腹壁上相应的部位，进行快而有力的连续冲击，在冲击时即会出现腹腔脏器在指端沉浮的感觉，这种方法常用于大量腹腔积液时肝脾难以触及者。

（三）叩诊

叩诊是用手或借助叩诊锤按一定的方法叩击被检查部位，使之震动而产生声响，根据震动和声响的特点，或被检者是否出现疼痛来判断脏器状态及病变情况的一种诊断方法。

1.叩诊方法　根据叩诊的目的和叩诊的手法不同又可分为直接叩诊法和间接叩诊法。

（1）直接叩诊法：用右手第二、三、四、五指并拢的掌面直接拍击被检查部位，借拍击的音响和指下的震动感来判断病变情况。适用于胸部和腹部范围较广泛的病变，如大量胸腔积液或积气、腹腔积液及气胸等。

（2）间接叩诊法：医师将左手中指第二指节紧贴于被检查部位，其余四指微微抬离体表，右手自然弯曲，用中指指端垂直地叩击在左手中指末端指关节处，用腕关节与掌指关节的运动叩击。叩击的动作要灵活、短促，富有弹性。叩击后右手中指立即抬起，以免影响对叩诊音的判断。

为了检查患者肝区或肾区有无叩击痛，医师可将左手手掌平置于被检查部位，右手握拳状，并以其尺侧叩击左手手背，询问或观察患者有无疼痛感。

2.叩诊音　叩诊时被叩击部位产生的反响称为叩诊音。叩诊音的不同取决于被叩诊部位的组织或脏器的密度、弹性、含气量以及与体表的距离。根据声音的强弱、高低、长短，临床上分为清音、浊音、实音、鼓音、过清音五种叩诊音。

（1）清音：清音为叩击含气弹性器官所产生，是一种音调低、音响较强、振动持续时间较长的声音，是正常肺部的叩诊音。

（2）浊音：叩击被少量含气组织覆盖的实质性脏器产生的音响，足一种音调较高、音响较弱、振动持续时间较短的声音。正常见于肝脏或心脏被肺脏边缘所覆盖的部分，病理情况下，当肺组织含气量减少时出现，如肺炎。

（3）实音：叩击不含气的实质性器官时产乍的音响，又称绝对浊音，音渊较浊音更高，音响更弱。振动持续时间更短。止常情况下叩击心脏、肝脏等实质脏器所产生的音响，病理情况下见于大量胸腔积液或肺实变等。

（4）鼓音：叩击含有大量气体的空腔脏器（如胃泡）时所产生的音响，是一种和谐的低音，音响强，振动时间长，如同击鼓声。正常见于胃泡区及腹部，病理情况下见于肺内空洞、气胸、气腹等。

（5）过清音：过清音是介于鼓音与清音之间的声音，正常成人不会出现。临床上常见于肺组织含气量增多、弹性减弱时，如肺气肿。

（四）听诊

听诊是医师根据患者身体各部位活动时发出的声音判断正常与否的一种诊断方法。广义的听诊包括身体各部位发出的任何声音，如语言、呼吸声、咳嗽、呃逆、呻吟、啼哭及肠鸣音等，这些声音有时可对临床诊断提供有用的线索。听诊可分为直接听诊法和间接听诊法两种方法。

1.直接听诊法　医师将耳直接贴附于患者的体壁进行听诊的一种检查方法。用此法听取的声音很微弱，临床上很少使用，只在某些特殊或紧急情况下才采用。

2.间接听诊法　医师借助听诊器在患者体壁进行听诊的一种检查方法。此法对听诊音有放大作用，临床适用范围很广，除适用于心、肺、腹部听诊外，还可听取血管音、骨折摩擦音、皮下气肿音等。

（五）嗅诊

医师通过嗅觉判断患者发出的异常气味与疾病之间关系的一种诊断方法。异常气味主要来自患者皮肤、黏膜、呼吸道、胃肠道、呕吐物、排泄物、分泌物等。嗅诊能够迅速提供具有重要意义的诊断线索，如呼出气味呈烂苹果味见于糖尿病酮症酸中毒，刺激性大蒜味见于有机磷农药中毒，氨味见于尿毒症等。

第二节　一般检查

一般检查是对患者全身状况的概括性观察，以视诊为主，配合触诊、听诊、嗅诊进行检查。一般检查的内容包括：性别、年龄、体温、脉搏、呼吸、血压、发育与体型、营养状况、意识状态、面容与表情、体位与步态、皮肤和淋巴结等。

一、全身状况

（一）性别

性别一般根据性征特点不难辨认，但某些特殊患者性别不易准确辨认，需做专科检查和染色体核型分析方能确定。性别与某些疾病发病率有关，如甲状腺疾病和系统性红斑狼疮好发于女性，食管癌好发于男性。

（二）年龄

医师一般通过问诊了解患者的年龄。但在某些特殊情况下，则需通过观察来判断患者的年龄，如昏迷、死亡或隐瞒真实年龄者。年龄与疾病的发生和预后有密切的关系，如麻疹、百日咳、佝偻病等多发于幼儿与儿童；结核病、风湿热多发于少年与青年；动脉粥样硬化疾病、某些癌症多发于老年。

（三）生命体征

生命体征是评价生命活动存在与否及其质量的重要指标，包括体温、脉搏、呼吸、血压，是体格检查必检的项目之一。

1.体温　测量体温的常规方法有腋测法、口测法、肛测法，近年来还出现了耳测法和额测法。所用体温计有水银体温计、电子体温计和红外线体温计。

（1）腋测法：将体温计头端置于腋窝深处，用上臂将体温计夹紧，10 min 后读数。正常值为36~37℃。使用该法时，注意腋窝处应无致热或降温物品，并应将腋窝汗液擦干，以免影响测量结果。该方法简便、安全，且不宜发生交叉感染，为最常用的体温测量方法。

（2）口测法：将消毒后的体温计头端置于舌下，紧闭口唇，5 min 后读数。正常值为 36.3~37.2℃。使用该方法时应嘱患者不用口腔呼吸，测量前 10 min 内禁饮热水和冰水，以免影响测量结果。该法结果较为准确，但不能用于婴幼儿及神志不清者。

（3）肛测法：让患者取侧卧位，将肛门体温计头端涂以润滑剂，徐徐插入肛门深达体温计长度的一半为止，5 min 后读数。正常值为 36.5~37.7℃。该法测值稳定，多用于婴幼儿及神志不清者。

耳测法是应用红外线耳式体温计，测量鼓膜的体温，此法多用于婴幼儿。额测法是应用红外线测温计，测量额头皮肤温度，此法仅用于体温筛查。

2.脉搏　由于心脏节律性的收缩与舒张，引起血管壁相应的有节奏地扩张与回缩地搏动，称为脉搏。

检查脉搏通常用食指、中指、无名指的指腹触诊桡动脉的搏动。桡动脉触不到时，也可触诊肱动脉、股动脉、颈动脉及足背动脉等。检查脉搏时应注意其频率、节律、强弱及动脉壁的弹性等。正常成人的脉搏60~100次/分,与心率一致,节律整齐,强弱相等,动脉管壁柔韧,具有一定的弹性。异常脉搏及临床意义如下。

(1)速脉:每分钟脉搏速率超过100次称为速脉。常见于发热、甲状腺功能亢进症、心力衰竭、休克等。发热时体温每升高1℃,脉搏每分钟增加10~20次。

(2)缓脉:每分钟脉搏速率低于60次称为缓脉。常见于窦性心动过缓、房室传导阻滞或甲状腺功能减退等。

(3)水冲脉:脉搏骤起骤落,犹如潮水涨落,故名水冲脉。检查时先将患者手臂高举,则桡动脉搏动更易触及。水冲脉见于主动脉瓣关闭不全、甲状腺功能亢进症、严重贫血等。

(4)交替脉:节律规则而强弱交替出现的脉搏,是左室心力衰竭的重要体征之一。常见于高血压心脏病、急性心肌梗死和主动脉瓣关闭不全导致的心力衰竭等。

(5)奇脉:又称吸停脉,是指吸气时脉搏明显减弱或消失。奇脉常见于心包积液和缩窄性心包炎。

(6)短绌脉:又称脉搏短绌,是指脉率少于心率。见于心房颤动或过早搏动。

(7)无脉:脉搏消失。多见于严重休克及多发性大动脉炎,后者系由于某一部位动脉闭塞而致相应部位脉搏消失。

3.呼吸 正常成人在静息状态下,呼吸节律规整、深浅适度,频率为12~20次/分,婴幼儿较成人快,老年人较慢,呼吸与脉搏之比为1:4。

(1)频率异常:呼吸频率超过20次/分,为呼吸过速。见于剧烈运动、发热、贫血、甲状腺功能亢进症和心力衰竭等。发热时体温每增高1℃,呼吸每分钟可增加4次。呼吸频率低于12次/分,为呼吸过缓。见于深睡、镇静剂或麻醉剂过量等。

(2)深度异常:呼吸浅快见于呼吸肌麻痹、腹腔积液和肥胖等,以及肺部疾病,如肺炎、胸膜炎、胸腔积液等。呼吸深快见于剧烈运动、情绪激动、过度紧张等。严重代谢性酸中毒时,出现深而快的呼吸,称为深长呼吸或库斯莫尔(kussmaul)呼吸,见于糖尿病酮症酸中毒和尿毒症酸中毒等。

(3)节律异常(图3-1):①潮式呼吸:又称陈-施呼吸(Cheyne-Stokes),是一种由浅慢逐渐变为深快,然后再由深快变为浅慢,继之呼吸暂停一段时间,再开始如上变化的周期性呼吸。②

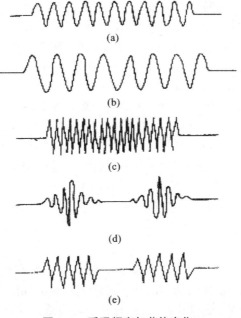

(a)

(b)

(c)

(d)

(e)

图3-1 呼吸频率与节律变化

(a)正常呼吸;(b)慢频率呼吸;(c)快频率呼吸;(d)潮式呼吸;(e)间停呼吸

间停呼吸:又称比奥(Biots)呼吸。表现为有规律呼吸几次后,突然停止一段时间又开始呼吸,周而复始。这种呼吸节律的变化多发生在中枢神经系统疾病及某些中毒时。间停呼吸较潮式呼吸更为严重,预后多不良,常在临终前发生。然而,部分老人熟睡时亦可出现潮式呼吸,此为脑动脉硬化、中枢神经供血不足的表现。③抑制性呼吸:胸部发生剧痛所致的吸气相突然中断,呼吸运动被短暂遏止,患者表情痛苦,呼吸较正常浅而快。见于急性胸膜炎、肋骨骨折及胸部严重外伤等。④叹气样呼吸:表现在一段正常呼吸节律中插入一次深大呼吸,并伴有叹息声。此多为功能性改变,见于神经衰弱、精神紧张或抑郁症。

4.血压　测量方法与临床意义见本章第四节。

(四)发育与体型

1.发育　发育是否正常,通常以年龄、智力、体格成长状况(包括身高、体重及第二性征)之间的关系进行综合判断。发育正常者,年龄、智力、体格成长状况相称,身体各部均衡或成比例发育。成人发育正常的指标有:头部的长度为身高的1/8~1/7;胸围为身高的1/2;两上肢展开的长度约等于身高;坐高等于下肢的长度。

机体的发育受种族遗传、内分泌、营养代谢、生活条件及体育锻炼等多种因素影响。临床上病态发育与内分泌的关系最为密切。如在青春期前腺垂体功能亢进,生长激素分泌过多,则体格异常高大,称为巨人症;反之,发生腺垂体功能减退,可致体格异常矮小,称为垂体性侏儒症。在新生儿期,如发生甲状腺功能减退,可致体格矮小和智力低下,称为呆小症。

2.体型　体型是发育的外观表现,包括骨骼、肌肉的生长与脂肪分布的状况等。临床上把成人的体型分为三种类型。

(1)瘦长型(无力型):体高肌瘦,颈细长,肩窄下垂,胸廓扁平,腹上角常小于90°。

(2)矮胖型(超力型):体格粗壮,颈粗短,面红,肩宽平,胸围大,腹上角常大于90°。

(3)匀称型(正力型):身体的各部分结构匀称适中,一般正常人多为此型。

(五)营养状况

营养状况与食物的摄入、消化、吸收和代谢等因素密切相关,其好坏可作为评估健康和疾病程度的标准之一。营养状况通常根据皮肤、毛发、皮下脂肪、肌肉的发育情况进行综合判断。临床上通常用良好、中等、不良三个等级对营养状况进行描述。①良好:皮肤黏膜红润,弹性良好,皮下脂肪丰满,肌肉结实,毛发、指甲润泽。②不良:皮肤黏膜干燥,弹性降低,皮下脂肪菲薄,肌肉松弛无力,指甲粗糙无光泽、毛发稀疏易脱落;③中等:介于以上两者之间。

临床上常见的营养状况异常包括:①营养不良:多由于摄食不足、消化障碍或(和)消耗增多引起。当体重减轻低于标准体重的10%时称为消瘦。根据体重指数(BMI)判定,世界卫生组织标准,BMI<18.5为消瘦,我国标准与此相同。极度消瘦者称为恶病质。②营养过度:体内脂肪积聚过多,主要表现为体重增加。超过标准体重的20%以上者称为肥胖。根据体重指数(BMI)判断:世界卫生组织标准,BMI≥30为肥胖;我国标准,BMI≥28为肥胖。按其病因肥胖可分为原发性肥胖和继发性肥胖。原发性肥胖又称单纯性肥胖,为摄入热量过度所致,常有一定的遗传倾向。继发性肥胖主要为某些内分泌疾病所致,如下丘脑垂体疾病、库欣综合征、甲状腺功能减退症等。

(六)意识状态

意识是大脑高级神经中枢功能活动的综合表现,即对环境和自身状态的认知与觉察能力。正常人意识清晰、思维合理、情感活动和语言表达能力正常。凡能影响大脑高级神经中枢功能活动的疾病均可引起不同程度的意识改变,这种状态称为意识障碍。

(七)面容与表情

面容是指面部呈现的状态;表情是在面部或姿态上思想情感的表现。健康人表情自如,神志安怡。当患有疾病时,面部常可出现痛苦、忧虑或疲惫的面容与表情。有的疾病还可使患者呈现特征性面容与表情,对疾病的诊断具有重要价值。

1.急性面容　表现为而色潮红,兴奋不安,表情痛苦,有时伴鼻翼扇动、口唇疱疹等。见于急性发热性疾病,如肺炎球菌肺炎、疟疾等。

2.慢性面容　表现为面容憔悴,面色晦暗或苍白,双目无神。见于慢性消耗性疾病,如恶性肿瘤、肝硬化、严重结核病等。

3.贫血面容　面色苍白,唇舌色淡,表情疲惫。见于各种原因引起的贫血。

4.肝病面容　面色暗褐,额部、鼻部、双颊有褐色色素沉着。见于慢性肝脏疾病。

5.肾病面容　面色苍白,双睑及颜面水肿,舌质色淡。见于慢性肾脏疾病。

6.甲状腺功能亢进症面容　眼裂增大,眼球凸出,目光闪烁,兴奋不安,烦躁易怒。见于甲状腺功能亢进症。

7.二尖瓣面容　面色晦暗,双颊紫红,口唇发绀。见于风湿性心脏病二尖瓣狭窄。

8.肢端肥大症面容　头大面长,下颌前突,眉弓及两颧隆起,耳鼻增大,唇舌肥厚。见于肢端肥大症。

9.满月面容　面圆如月,皮肤发红,常伴有痤疮和小须。见于肾上腺皮质功能亢进症及长期应用肾上腺皮质激素的患者。

（八）体位与步态

1.体位　患者身体所处的状态。体位对某些疾病的诊断具有一定的意义。常见体位有以下三种。

（1）自动体位:患者活动自如,不受限制。见于正常人、病情较轻或疾病早期患者。

（2）被动体位:患者不能自己调整或变换肢体的位置。见于瘫痪、极度衰弱或意识丧失的患者。

（3）强迫体位:患者为了减轻疾病的痛苦,被迫采取某种体位,称为强迫体位。如强迫仰卧位,见于急性腹膜炎等;强迫俯卧位,见于脊柱疾病;强迫侧卧位,常见于一侧胸膜炎及大量胸腔积液等;强迫坐位,见于心肺功能不全的患者;强迫停立位,见于心绞痛;辗转体位,见于胆石症、胆道蛔虫症、肾绞痛;角弓反张位,见于破伤风及小儿脑膜炎。

2.步态　走路时所表现的姿态。某些疾病可使步态发生显著改变,并具有一定的特征性,有助于疾病的诊断。

（1）蹒跚步态:走路时身体左右摇摆（称鸭步）。见于佝偻病、大骨节病、进行性肌营养不良或先天性双侧髋关节脱位等。

（2）醉酒步态:行走时躯干重心不稳,步态紊乱不准确如醉酒状。见于小脑疾病、酒精中毒或巴比妥类中毒。

（3）偏瘫步态:又称"划圈步态",患者行走时先将下肢外展而后内收如同用脚划圈。见于偏瘫。

（4）慌张步态:起步后小步急速趋行,身体前倾,有难以止步之势。见于震颤麻痹。

（5）间歇性跛行:行走中常因下肢突发性酸痛乏力,而被迫停止行进,需稍停片刻后始能继续行走。见于下肢动脉硬化。

（6）共济失调步态:起步时一脚高抬,骤然垂落,且双目向下注视,两脚间距很宽,以防身体倾斜,闭目时则不能保持平衡。见于脊髓病变。

（7）剪刀式步态:由于两下肢肌张力增高,尤以伸肌及内收肌张力增高明显,故移步时下肢内收过度,两腿交叉呈剪刀状。见于脑瘫与截瘫。

二、皮肤

皮肤检查包括皮肤、汗腺、毛发及黏膜检查,主要通过视诊进行,有时配合触诊检查。

（一）颜色

皮肤颜色除与种族有关外，还与毛细心血管的分布、血管充盈度、色素量多少、皮下脂肪厚薄等因素有关。

1.苍白　皮肤苍白可由贫血、末梢毛细血管痉挛或充盈不足所致，如寒冷、惊恐、休克、虚脱以及主动脉瓣关闭不全等。

2.发红　皮肤发红是由毛细血管扩张充血、血流加速、血量增加以及红细胞量增多所致，在生理情况下见于运动、饮酒后；病理情况下见于发热性疾病，如肺炎球菌肺炎、肺结核、猩红热、阿托品及一氧化碳中毒等。

3.发绀　发绀是皮肤呈青紫色，常出现于口唇、耳廓、面颊及肢端。见于还原血红蛋白增多或异常血红蛋白血症。

4.黄染　皮肤黏膜发黄称为黄染，常见的原因如下。

（1）黄疸：由于血清内胆红素浓度增高而使皮肤黏膜乃至体液及其他组织黄染的现象为黄疸。血清总胆红素浓度超过 34.2μmol/L 时，可出现显性黄疸。

（2）胡萝卜素增高：过多食用胡萝卜、南瓜、橘子、橘子汁等可引起血中胡萝卜素增高，当浓度超过 2.5 g/L 时，也可使皮肤黄染。其血中胆红素不高，停止食用富含胡萝卜素的蔬菜或果汁后，皮肤黄染逐渐消退。

（3）长期服用含有黄色素的药物：如米帕林、呋喃类等药物也可引起皮肤黄染。

5.色素沉着　色素沉着是由于表皮基底层的黑色素增多所致的部分或全身皮肤色泽加深。生理情况下，身体的外露部分以及乳头、腋窝、生殖器官、关节、肛门周围等处皮肤色素较深。如果这些部位的色素明显加深，或其他部位出现色素沉着，则提示为病理征象。常见于慢性肾上腺皮质功能减退、肝硬化、晚期肝癌、肢端肥大症，使用某些药物如砷剂和抗肿瘤药物等。妇女妊娠期间，面部可出现棕褐色对称性色素斑，称为妊娠斑；老年人也可出现全身或面部的散在色素斑，称为老年斑。

6.色素脱失　正常皮肤均含有一定量的色素，当缺乏酪氨酸酶致体内酪氨酸不能转化为多巴而形成黑色素时，即可发生色素脱失。临床上常见的色素脱失有白癜风、白斑、白化病。

（1）白癜风：常为多形大小不等的色素脱失斑片，发生后可逐渐扩大，但进展缓慢，无自觉症状亦不引起生理功能改变。最常见于白癜风。

（2）白斑：多为圆形或椭圆形色素脱失斑，面积一般不大，常发生于口腔黏膜及女性外阴部，部分白斑可发生癌变。

（3）白化病：全身皮肤和毛发色素脱失，头发可呈浅黄色或金黄色。属于遗传性疾病，为先天性酪氨酸酶合成障碍所致。

（二）湿度

皮肤湿度与皮肤的排泌功能有关，排泌功能是由汗腺和皮脂腺完成的，但汗腺起主要作用。生理情况下，出汗增多见于气温高、湿度大的环境中。在病理情况下，出汗可增多、减少或无汗，对诊断疾病有一定价值。如甲状腺功能亢进、佝偻病常有多汗；夜间睡眠中出汗为盗汗，是结核病的重要征象；四肢发凉而大汗淋漓称为冷汗，见于休克和虚脱；皮肤少汗或无汗见于维生素 A 缺乏、甲状腺功能减退症、尿毒症、脱水等。

（三）弹性

皮肤弹性与年龄、营养状况、皮下脂肪及组织间隙所含液体量有关。儿童与青年人皮肤紧张、富有弹性；老年人皮肤组织萎缩，皮下脂肪减少，弹性减退。检查部位常取手背或上臂内侧皮肤，医师用拇指与食指将皮肤提起，片刻后松手，正常人皱褶迅速平复称为皮肤弹性良好；弹性减弱时皱褶平复缓慢，见于长期消耗性疾病或严重脱水的患者。

（四）皮疹

皮疹多为全身性疾病的表现之一，是临床上诊断某些疾病的重要依据。皮疹的种类很多，常见于传染病、皮肤病、药物及其他物质过敏所致。皮疹的形态特点和出现规律有一定的特异性，对疾病的诊断有一定价值。检查时应仔细观察皮疹出现的部位、顺序、分布、形态大小、颜色、平坦或隆起、压之是否退色、持续消退时间、有无瘙痒和脱屑等。

（五）脱屑

正常皮肤表层不断角化和更新，故经常有少量脱屑，但一般不易察觉。大量皮肤脱屑具有诊断意义，如米糠样脱屑常见于麻疹，银白色鳞状脱屑常见于银屑病。

（六）皮下出血

皮下出血根据其直径大小及伴随情况分为以下几种：小于 2 mm 称为淤点；2~5 mm 称为紫癜；大于 5 mm 称为淤斑；片状出血并伴有皮肤隆起者为血肿。皮下出血常见于血液系统疾病、重症感染、某些血管损害性疾病。

（七）蜘蛛痣与肝掌

蜘蛛痣是皮肤小动脉末端分支性扩张所形成的血管痣，形似蜘蛛，故称为蜘蛛痣。常出现部位主要在面、颈、手背、上臂、前臂、前胸和肩部等上腔静脉分布的区域内。检查时用棉签或火柴头压迫蜘蛛痣的中心，其辐射状小血管网即退色，去除压力后又出现。常见于慢性肝炎或肝硬化，健康妇女在妊娠期间也可出现。慢性肝病患者手掌大、小鱼际处常发红，加压后退色，称为肝掌，其临床意义与蜘蛛痣相同。

（八）水肿

皮下组织的细胞内及组织间隙液体潴留过多称为水肿。根据水肿的范围和程度，临床上分为轻、中、重三度。

1.轻度　仅见于皮下组织疏松处与下垂部位，如眼睑、踝部、胫前等，指压后凹痕较浅，平复较快。

2.中度　全身组织水肿，指压后凹痕明显，平复缓慢。

3.重度　全身组织严重水肿，身体低垂部位皮肤绷紧光亮，甚至有液体渗出，同时常伴有胸腔积液、腹腔积液。

（九）溃疡与瘢痕

皮肤溃疡应注意其部位、大小、数目、形状、深浅和表面分泌物的情况。溃疡常由外伤、炎症、局部血液循环障碍、恶性肿瘤等原因引起。瘢痕是皮肤创面愈合后结缔组织增生形成的斑块。

（十）皮下结节

正常人皮肤无结节。出现结节时应注意其大小、硬度、部位、活动度、有无压痛等。风湿结节多位于关节附近、圆形质硬，无压痛，见于风湿热和类风湿疾病；痛风结节多位于耳廓、跖趾关节、指（趾）关节及掌指关节部位，呈黄白色结节，为痛风特征性病变；欧氏小节在指尖、足趾、大小鱼际处，呈蓝色或粉红色并有压痛，见于感染性心内膜炎。

三、淋巴结

淋巴结分布全身。体格检查时，一般只能检查接近体表部位的淋巴结。正常浅表淋巴结很小，直径多在 0.2~0.5 cm 之间，质地柔软，表面光滑，活动无压痛，与毗邻组织无粘连，不易触及。浅表淋巴结呈组群分布，每个组群的淋巴结收集一定区域内的淋巴液。因此，局部炎症或肿瘤往往会引起相应区域的淋巴结肿大。

（一）表浅淋巴结分布

1.乳突淋巴结　收集颞、顶、乳突区及耳部的淋巴液。

2.颈前、颈外侧淋巴结　收集鼻咽部、喉、气管、甲状腺等处的淋巴液。

3.锁骨上淋巴结　左侧多收集食管、胃等器官的淋巴液，右侧多收集气管、胸膜、肺等处的淋巴液。

4.颌下淋巴结　收集颊黏膜、齿龈、口底等处的淋巴液。

5.颏下淋巴结　收集颏下三角区内、唇、舌部的淋巴液。

6.腋窝淋巴结　收集躯干上部、乳腺、胸壁等处淋巴液。

7.腹股沟淋巴结　收集下肢、会阴、外生殖器等处淋巴液。

（二）检查顺序、方法及内容

1.检查顺序　检查应按顺序进行，以免遗漏。一般顺序为：乳突区、枕骨下区、颌下、颏下、颈部、锁骨上窝、腋窝、滑车上、腹股沟、腘窝等。

2.检查方法　检查淋巴结的方法是视诊和触诊，以触诊为主。检查时手法要正确，手指紧贴检查部位，由浅入深滑动触诊。

3.检查内容　发现淋巴结肿大时，应注意其部位、大小、数目、硬度、压痛、活动度、有无粘连，局部皮肤有无红肿、瘢痕、瘘管等。同时注意寻找引起淋巴结肿大的原发病灶。

（三）淋巴结肿大病因及表现

1.局限性淋巴结肿大

（1）非特异性淋巴结炎：由引流区域的急、慢性炎症所引起。肿大的淋巴结柔软、有压痛、表面光滑、无粘连。

（2）淋巴结结核：肿大的淋巴结常发生于颈部血管周围，多发性，质地稍硬，大小不等，可相互粘连，或与周围组织粘连，如发生干酪性坏死，则可触及波动感。晚期破溃后形成瘘管，愈合后可形成瘢痕。

（3）恶性肿瘤淋巴结转移：质地坚硬，或有橡皮样感，表面可光滑或突起，与周围组织粘连，不易推动，一般无压痛。如肺癌可向右侧锁骨上窝或腋窝淋巴结转移；胃癌多向左侧锁骨上窝淋巴结转移。

2.全身性淋巴结肿大　肿大淋巴结的部位可以遍及全身，大小不等，活动、无粘连、光滑、不痛。可见于淋巴瘤、急慢性白血病，系统性红斑狼疮等。

第三节　头颈部检查

一、头部

头部检查包括头发、头皮、头颅及头部器官。一般以视诊检查为主，辅以触诊检查。

（一）头发

头发的检查应注意其分布情况、色泽、疏密度、脱发的类型及特点等。头发的色泽、曲直、疏密度可因种族、遗传因素而不同。脱发可由多种疾病引起，如斑秃、伤寒、甲状腺功能减退症等；也可由物理与化学因素引起，如放射治疗、抗癌药物治疗等。

（二）头皮

头皮的检查需分开头发观察头皮的颜色，有无头皮屑、头癣、炎症、外伤及瘢痕等。

（三）头颅

头颅的检查应注意其大小、外形变化及有无异常活动。正常人头颅大小适中，各部分比例恰当无畸形。头颅的大小异常或畸形可为某些疾病的特殊体征。如巨颅畸形见于脑积水,方颅见于佝偻病;头部活动受限,见于颈椎疾病;头部不随意颤动,见于震颤麻痹;与颈动脉搏动一致的点头运动,见于严重主动脉瓣关闭不全。

(四)头部器官

1.眼

(1)眉毛:眉毛外 1/3 异常稀疏或脱落,见于黏液性水肿、腺垂体功能减退症、麻风病等。

(2)眼睑:观察眼睑有无下垂、闭合障碍、水肿等。单侧眼睑下垂见于动眼神经麻痹,两侧眼睑下垂见于先天性上睑下垂或重症肌无力。单侧眼睑闭合障碍见于面神经麻痹,两侧眼睑闭合障碍见于甲状腺功能亢进症。眼睑水肿见于肾炎、营养不良、血管神经性水肿等。

(3)结膜:结膜充血见于结膜炎、角膜炎;结膜苍白见于贫血;结膜发黄见于黄疸;颗粒与滤泡见于沙眼;球结膜水肿见于肺性脑病等。

(4)巩膜:正常巩膜呈瓷白色。皮肤黏膜黄染时,巩膜可首先发黄。中年以后在内眦部可出现黄色斑块,为脂肪沉着所致,这种斑块呈不均匀分布,应与黄疸鉴别。

(5)角膜:正常角膜无色透明,表面光滑,感觉十分灵敏。检查应注意其透明度,有无云翳、白斑、溃疡等。角膜边缘及周围出现灰白色混浊环,多见于老年人,故称为老年环。

(6)眼球:检查眼球外形及运动。双侧眼球突出并眼裂增宽,见于甲状腺功能亢进症;单侧眼球突出,多由于局部炎症或眶内占位性病变所致。眼球凹陷见于重症脱水或眼球萎缩。

(7)瞳孔:瞳孔是虹膜中央的孔洞,正常直径为 3~4 mm,双侧瞳孔等大、等圆。两侧瞳孔缩小见于吗啡、有机磷农药中毒等;两侧瞳孔扩大见于阿托品中毒等;两侧瞳孔大小不等常见于脑外伤、脑肿瘤、脑疝等。

(8)瞳孔对光反射:正常人瞳孔对光、凋节和聚合反射灵敏。对光反射迟钝常见于浅昏迷,完全消失见于深昏迷。

2.耳 检查时注意外耳有无畸形、耳廓有无痛风结节,外耳道是否通畅、有无耵聍或异物堵塞等。外耳道有浆液或脓性分泌物,见于外耳道炎或中耳炎;有血液或脑脊液流出,则应考虑颅底骨折。

3.鼻

(1)外观:检查时注意鼻的形态,皮肤颜色。鼻骨破坏,鼻梁塌陷者称鞍鼻,见于鼻外伤。鼻梁增宽变平呈蛙状,称蛙状鼻,见于巨大鼻息肉。鼻尖、鼻翼部分皮肤发红变厚,并有痤疮者,称酒渣鼻。鼻翼煽动见于呼吸困难或高热患者。

(2)鼻腔:检查时应注意鼻腔是否通畅,鼻前庭有无分泌物、出血,黏膜有无红肿、糜烂、溃疡、结痂等,鼻中隔有无明显弯曲。

(3)鼻窦:鼻窦包括额窦、筛窦、上颌窦、蝶窦(其解剖位置较深,不能在体表进行检查)。鼻窦压痛伴有鼻腔脓性分泌物,见于鼻窦炎。

4.口腔 检查包括口唇、口腔内器官以及口腔气味等。

(1)口唇:注意口唇颜色,有无疱疹、口角糜烂及歪斜。健康人口唇红润光泽。唇色苍白见于贫血、休克患者;发绀提示缺氧;口唇疱疹见于大叶性肺炎、感冒等;口角糜烂见于核黄素缺乏;口唇突然发生非炎症性、无痛性肿胀,见于血管神经性水肿;口角歪斜见于面神经麻痹。

(2)口腔黏膜:正常口腔黏膜光洁呈粉红色。斑片状蓝黑色素沉着斑,见于肾上腺皮质功能减退;麻疹早期,存相当于第二磨牙的颊黏膜处可见针头大小的灰白色斑点,周围有红晕,称为麻疹黏膜斑;雪口病(鹅口疮)为白色念珠菌感染,多见于衰弱患者或长期使用广谱抗生素之后。

(3)牙齿及牙龈:检查时应先注意有无龋齿、残根、缺齿、义齿等。正常人牙齿为瓷白色,牙龈呈粉红色,质坚韧与牙颈部紧密贴合。牙龈出血见于牙石、维生素 C 缺乏或出血疾病;牙龈的游离缘出现蓝灰色点线称为铅线,是铅中毒的特征。

(4)舌:正常舌质淡红、湿润、活动自如,伸舌居中。色淡见于贫血;色紫见于心肺功能不全;色红绛见于急性感染性疾病;草莓舌见于猩红热;舌乳头萎缩,舌面光滑如镜称镜面舌,见于缺铁性贫血、慢性萎缩性胃炎;舌下神经麻痹,伸舌时舌尖偏向一侧;甲状腺功能亢进时,伸舌有震颤。

(5)咽及扁桃体:检查时让患者取坐姿,头略后仰,口张大并发"啊"音,此时医师将压舌板置于舌前2/3与后1/3交界处的舌面上并迅速下压,在照明的配合下观察咽部组织。急性咽炎时咽部黏膜充血红肿;慢性咽炎时黏膜充血,咽后壁淋巴滤泡增生呈颗粒状;急性扁桃体炎时,腺体红肿增大,隐窝中有黄门色脓性分泌物。扁桃体肿大分三度:不超过咽腭弓者为Ⅰ度;超过咽腭弓者为Ⅱ度;达到或超过咽后壁中线者为Ⅲ度。

二、颈部

颈部检查应注意颈部的姿势、运动以及颈部血管、甲状腺和气管等情况。检查应在平静、自然的状态下进行,让患者取舒适的坐位或仰卧位,充分暴露颈部和肩部。检查时手法应轻柔。

(一)颈部外形

正常人颈部直立时两侧对称,矮胖者较粗短,瘦长者较细长。男性甲状软骨比较突出,形成喉结,女性不明显。转头时可见胸锁乳肌突起,正常人静坐时颈部血管不显露。

(二)颈部姿势与运动

检查时应注意颈部静态与动态时的改变。正常人颈部活动自如。颈部运动受限并有疼痛者,见于软组织炎症、颈肌扭伤、肥大性脊椎炎、颈部肿瘤或结核等。颈部强直为脑膜受刺激的特征,见于各种脑膜炎、蛛网膜下腔出血等。

(三)颈部包块

颈部包块原因很多,应根据包块的形状、发生和增长的特点以及全身情况来判断。如有淋巴结肿大、质地不硬、轻度压痛时,可能为非特异性淋巴结炎;如质地较硬,且伴有纵隔、胸腔或腹腔的病变,则应考虑恶性肿瘤淋巴结转移;如为全身性、无痛性淋巴结肿大,则多见于血液系统疾病;若包块有弹性,可能为囊肿。

(四)颈鄙血管

1.颈静脉 正常人立位或坐位时颈外静脉常不显露,平卧时可稍见充盈,充盈的水平仅限于锁骨上缘至下颌角距离的下2/3以内。若取30°~45°的半卧位时静脉充盈度超过正常水平,称为颈静脉怒张。见于右心衰竭、缩窄性心包炎、心包积液或上腔静脉阻塞综合征等。

2.颈动脉 正常人颈动脉的搏动不明显,仅见于剧烈运动或心搏出量增加时。如在安静状态下出现颈动脉的明显搏动,多见于主动脉瓣关闭不全、甲状腺功能亢进症及严重贫血患者。

3.颈部血管听诊 在颈部大血管处若听到收缩期杂音,应考虑颈动脉狭窄,多由大动脉炎或动脉硬化引起。若在锁骨上窝处听到杂音,可能为锁骨下动脉狭窄。

(五)甲状腺

甲状腺位于甲状软骨下方,正常时表面光滑柔软,不易触及,做吞咽动作时可随吞咽上下移动,以此可与颈前其他包块区别。检查甲状腺时应注意甲状腺的大小、质地、是否对称、有无结节、压痛及血管杂音。检查时嘱被检者做吞咽动作,可见甲状腺随吞咽动作而上下移动。甲状腺肿大可分三度:不能看出肿大但能触及者为Ⅰ度;能看到肿大又能触及但在胸锁乳突肌外缘以内者为Ⅱ度;超过胸锁乳突肌外缘者为Ⅲ度。甲状腺肿大见于甲状腺功能亢进、单纯性甲状腺肿、甲状腺癌等。

（六）气管

正常人气管位于颈前正中部。检查时让患者取舒适坐位或仰卧位,使颈部处于自然直立状态,医师将食指与无名指分别置于两侧胸锁关节上,然后将中指置于气管之上,观察中指是否在食指与无名指之间。若两侧距离不等则提示有气管移位。根据气管的偏移方向,可判断病变的位置。当大量胸腔积液、气胸、纵隔肿瘤以及单侧甲状腺明显肿大时,可将气管推向健侧;而肺不张、肺纤维化、胸膜粘连肥厚时,可将气管拉向患侧。

第四节　胸部检查

胸部是指颈部以下和腹部以上的区域。主要包括胸廓、胸壁、乳房、肺和胸膜、心脏、血管、纵隔、支气管和淋巴结等。胸部检查除常规视、触、叩、听一般物理检查外,目前已经广泛应用于临床的检查方法还有 X 线榆查、肺功能检查、纤维支气管镜检查、胸腔镜检查、血气分析、病原学、细胞学和组织学检查等。这些检查不仅能提供早期病变图像改变,甚至可作出病因学和病理学的决定性诊断。然而胸部触觉语颤、叩诊音、听诊音的变化,却不能从上述检查中反映出来,因此,肺部的一般物理检查在疾病的早期诊断和治疗过程中仍具有重要的作用,且不能完全被上述检查所替代。

一、体表标志

（一）骨骼标志

1.胸骨角　胸骨角（又称 Louis 角）由胸骨柄与胸骨体的连接处向前突起而成。其两侧分别与左右第 2 肋软骨连接,为计数肋骨和肋间隙顺序的主要标志。

2.肩胛下角　肩胛下角为肩胛骨的最下端。两上肢自然下垂时,肩胛下角平对第 7 或第 8 肋骨水平,或相当于第 8 胸椎的水平,故可作为后胸部计数肋骨的标志。

3.脊柱棘突　脊柱棘突是后正中线的标志,以第 7 颈椎棘突最为突出,其下为胸椎的起点,常以此处作为识别和计数胸椎的标志。

（二）垂直线标志

1.前正中线　前正中线（即胸骨中线）为通过胸骨正中的垂直线（图 3-2）。

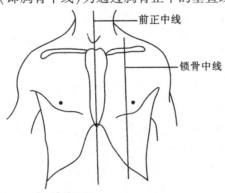

图 3-2　前胸壁垂直标志

2.锁骨中线　锁骨中线为通过锁骨的肩峰端与胸骨端两者中点的垂直线,即通过锁骨中点向下的垂直线（图 3-2）。

3.腋前线　腋前线为通过腋窝前皱襞沿前侧胸壁向下的垂直线（图 3-3）。

4.腋中线　腋中线为自腋窝顶端于腋前线和腋后线之间向下的垂直线（图 3-3）。

5.腋后线　腋后线为通过腋窝后皱襞沿后侧胸壁向下的垂直线（图 3-3）。

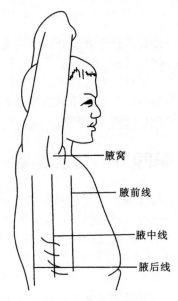

图 3-3 侧胸壁垂直标志

6.肩胛线 肩胛线(又称肩胛下角线)为双臂下垂时通过肩胛下角与后正中线平行的垂直线(图 3-4)。

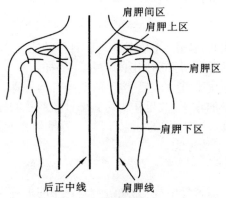

图 3-4 后胸壁垂直标志

7.后正中线 后正中线为通过椎骨脊突或沿脊柱正中下行的垂直线(图 3-4)。

(三)自然陷窝和分区

1.胸骨上窝 胸骨上窝为胸骨柄上方的凹陷部,气管位于其后(图 3-5)。

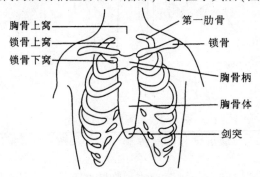

图 3-5 前胸部目然标志

2.锁骨上窝 锁骨上窝为锁骨上方的凹陷部,相当于两肺上叶肺尖的上部(图 3-5)。

3.锁骨下窝　锁骨下窝为锁骨下方的凹陷部,相当于两肺上叶肺尖的下部(图3-5)。

4.腋窝　腋窝为上肢内侧与胸壁相连的凹陷部(图3-3)。

5.肩胛上区　肩胛上区为肩胛冈以上的区域,其外上界为斜方肌的上缘。相当于上肺尖的下部(图3-4)。

6.肩胛下区　肩胛下区为两肩胛下角的连线与第12胸椎水平线之间的区域(图3-4)。

7.肩胛区　肩胛区为肩胛冈以下的区域(图3-4)。

8.肩胛间区　肩胛间区为两肩胛骨内缘之间的区域(图3-4)。

9.腹上角　腹上角(又称胸骨下角)为左右肋弓在胸骨下端汇合处所形成的夹角,相当于横膈的穹隆部。正常为70°~110°,其后为肝脏左叶、胃及胰腺的所在区域。

10.肋脊角　肋脊角为第12肋骨和脊柱构成的夹角,其前为肾脏和输尿管上端所在的区域。

二、胸壁、胸廓与乳房

（一）胸壁

检查胸壁时,除应注意皮肤、营养状况、淋巴结及肌肉等外,还应着重检查以下内容。

1.静脉曲张　正常胸壁静脉不易显现,当上腔或下腔静脉阻塞时,可见胸壁静脉充盈或曲张。当血流方向自下而上时,为下腔静脉阻塞;反之,则为上腔静脉阻塞。

2.皮下气肿　胸部皮下组织有气体积存时称为皮下气肿。以手按压皮下气肿的皮肤,可出现捻发感或握雪感,听诊可闻及类似捻发音。

3.胸壁压痛　正常情况下胸壁无压痛。胸部压痛可见于:①肋间压痛,多为肋间神经炎;②肋软骨压痛,见于肋软骨炎;③胸壁局部压痛,多见于胸壁软组织炎、肋骨骨折等;④胸骨压痛和叩击痛,见于白血病患者。

4.肋间隙　吸气时肋间隙回缩提示呼吸道阻塞。肋间隙膨隆见于大量胸腔积液、张力性气胸、严重肺气肿;亦可见于胸壁肿瘤、主动脉瘤、婴儿和儿童心脏明显增大者。

（二）胸廓

1.正常胸廓　正常胸廓两侧大致对称,呈椭圆形。成年人胸廓前后径较左右径为短,两者比例约为1∶1.5;小儿和老年人胸廓前后径略小于或相等左右径,呈圆柱形。

2.异常胸廓

（1）扁平胸:胸廓前后径不及左右径的一半,呈扁平状。见于慢性消耗性疾病及瘦长体型者。

（2）桶状胸:胸廓前后径增加等于或超过左右径,肋间隙变宽、饱满,呈圆桶状。见于严重肺气肿、老年人或矮胖体型者。

（3）佝偻病胸:多见于儿童。沿胸骨两侧各肋软骨与肋骨交界处常隆起,形成串珠状,谓之佝偻病串珠。下胸部前面的肋骨常外翻,沿膈附着的部位其胸壁向内凹陷形成的沟状带,称为肋膈沟;若胸骨剑突处显著内陷,形似漏斗,谓之漏斗胸。胸廓的前后径略小于左右径,其上下距离较短,胸骨下端常前突,胸廓前侧壁肋骨凹陷,称为鸡胸(图3-6)。

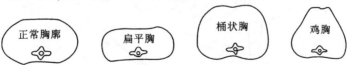

图3-6　几种不同胸廓横断面示意图

（4）胸廓一侧变形:胸廓一侧膨隆多见于大量胸腔积液、气胸或一侧严重代偿性肺气肿。一侧平坦或下陷常见于肺不张、肺纤维化、广泛性胸膜增厚和粘连等。

（5）胸廓局部隆起：胸廓局部隆起多见于心脏明显扩大、心包大量积液、主动脉瘤、胸内或胸壁肿瘤、肋软骨炎和肋骨骨折等。

（6）脊柱畸形引起的胸廓变形：严重的脊柱前凸、后凸或侧凸均能导致胸廓两侧不对称，肋间隙增宽或变窄。常见于脊柱结核、外伤等。

（三）乳房

正常儿童和男性乳房一般不明显，乳头大约位于锁骨中线第4肋间隙。正常女性乳房在青春期逐渐增大，呈半球形，乳头也逐渐长大呈圆柱形。检查乳房时，患者取坐位或仰卧位，充分暴露胸部，并有良好的光线。一般先做视诊，然后再做触诊，左右对比。

1.视诊　注意两侧乳房大小、形态、乳头位置是否对称。乳房局限性隆起或凹陷，皮肤水肿、毛囊下陷呈"桔皮"样，乳头内陷，常为乳腺癌体征。非哺乳期乳头有分泌物，见于乳腺导管病变，如血性分泌物可能为乳腺癌。乳房红、肿、热、痛，见于急性乳腺炎。

2.触诊　触诊乳房时，患者取坐位，先两臂下垂，然后双臂高举或双手叉腰再行检查，先检查健侧，后检查患侧。检查时，以乳头为中心作一水平线和一垂直线，将乳房分成四个象限。医师将手指和手掌平放在乳房上，向胸壁方向轻施加压力，做滑动触诊。检查一般由外上象限开始，左侧沿顺时针，右侧沿逆时针方向进行，最后触诊乳头。并注意乳房的质地、弹性、压痛及包块等。正常乳房柔软有弹性，可有颗粒及坚韧感，妊娠期乳房胀大柔韧，哺乳期有节结样感。乳房硬度增加，弹性减退，提示局部皮下组织浸润，为炎症或肿瘤所致。

三、肺与胸膜

肺和胸膜检查时，患者采取坐位或卧位，充分暴露胸部。室内环境应舒适、温暖，自然光线良好。检查顺序：先上后下，先前胸后侧胸及背部。应注意左右两侧胸部的对称，左右相应部位的对比。

（一）视诊

1.呼吸运动　正常儿童和男性以腹式呼吸为主，女性以胸式呼吸为主。实际上，正常人通常表现为混合式的呼吸运动。

2.呼吸频率、节律和深度的变化　见本章第一节。

（二）触诊

1.胸廓扩张度　医师两手置于患者胸廓下面的前侧部，拇指沿肋缘指向剑突，拇指尖在前正中线两侧对称部位，嘱患者做深呼吸两手随之移动，观察两手拇指分开的距离。正常两侧胸廓扩张度一致，一侧胸廓扩张度受限，见于大量胸腔积液、气胸、胸膜增厚和肺不张等（图3-7）。

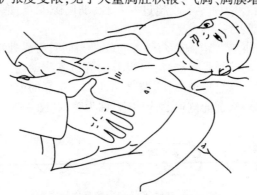

图3-7　检查胸廓呼吸扩张度的方法

2.语音震颤　患者发自声门的语音产生声波振动，沿气管、支气管及肺泡传至胸壁，可用手感知，称为语音震颤。检查方法：医师将双手掌尺侧内缘置于胸壁两侧对称部位，嘱患者用同等强度发长音"衣",手掌能感振动。检查顺序:由上到下,由前到后,双手交换,左右对比。正常人语音震颤的强度受发音的强弱、音调的高低、胸壁的厚薄及支气管至胸壁的距离的差异等因素的影响。

病理情况下,语音震颤的强弱主要取决于气管、支气管是否通畅,胸壁传导是否良好而定。语音震颤减弱或消失,主要见于肺气肿、阻塞性肺不张、大量胸腔积液或气胸。语音震颤增强,主要见于:①肺组织实变,如大叶性肺炎实变期、肺梗塞等;②接近胸膜的肺内巨大空腔,如空洞型肺结核、肺脓肿等。

3.胸膜摩擦感　正常人胸膜光滑,胸膜腔内有少量浆液起润滑作用,呼吸时不产生摩擦感。当胸膜发炎时,因纤维蛋白沉着于两层胸膜,使其表面变为粗糙,呼吸时脏层和壁层胸膜相互摩擦,触诊有似皮革相互摩擦的感觉,称为胸膜摩擦感。该征象常出现在前下侧胸壁,见于纤维素性胸膜炎、渗出性胸膜炎早期或胸腔积液被吸收尚未形成粘连时。

（三）叩诊

1.叩诊方法　患者取坐位,检查前胸时,两臂下垂,胸部稍前挺;检查侧胸时,上肢抱头;检查背部时,上身稍前挺,头略低,双手交叉抱肩或抱肘。患者卧位时,先取仰卧位检查前胸,后侧卧位检查侧胸部及背部。

肺部叩诊有间接叩诊法和直接叩诊法两种,以前者常用。叩诊前胸、侧胸和肩胛下区时,左手中指平置于肋间隙,与肋骨平行;叩诊肩胛间区时,左手中指与脊柱平行。

肺部叩诊顺序,自肺尖开始,自上而下,由外向内,两侧对比,逐个肋间进行叩诊。先叩诊前胸,再侧胸,后背部。

2.胸部叩诊音

（1）正常胸部叩诊音:正常胸部叩诊音为清音,其音响强弱和高低与肺脏的含气量的多少、胸壁的厚薄以及邻近器官的影响有关。

（2）肺界的叩诊:两侧肺下界大致相同,平静呼吸时位于锁骨中线第6肋间隙,腋中线第8肋间隙,肩胛线第10肋间隙。正常肺下界的位置可因体型、发育等情况不同而有别,如矮胖者、妊娠者可上移1肋间隙,瘦长者可下降1肋间隙。病理情况下,如肺不张、肺纤维化、大量腹腔积液等,肺下界上移;气肿、腹腔内脏下垂,肺下界下移。

（四）听诊

肺部听诊时,患者取坐位或卧位。听诊顺序一般由肺尖开始,自上而下分别检查前胸部、侧胸部和背部,而且要在上下、左右对称部位进行对比。听诊内容包括正常呼吸音、异常呼吸音、啰音及胸膜摩擦音。

1.正常呼吸音

（1）支气管呼吸音:由吸入的气流通过狭窄的声门、气管及支气管形成的湍流所产生的声音,类似把舌抬高而呼气所发出"哈"的音。呼气相较吸气相长且音强、调高。正常人于喉部、胸骨上窝、背部第6、7颈椎及第1、2胸椎附近均可闻及。

（2）肺泡呼吸音:吸气时,气流经过支气管进入肺泡,冲击肺泡壁,使肺泡由松弛变为紧张,呼气时肺泡由紧张变为松弛,肺泡弹性变化和气流产生的振动,形成肺泡呼吸音。此音似上牙咬住下唇吸气时发出的"夫"音。吸气相较呼气相长且音强、调高。听诊部位,除支气管呼吸音及支气管肺泡呼吸音分布区域外,均为肺泡呼吸音部位。

（3）支气管肺泡呼吸音:该呼吸音兼有支气管呼吸音和肺泡呼吸音二音的特点。吸气音近似肺泡呼吸音,但音强调高,呼气音近似支气管呼吸音,但音弱调高。吸气相与呼气相大致相等。听诊部位在胸骨角两侧、肩胛间区第3、4胸椎水平以及肺尖前附近(图3-8)。

2.异常呼吸音

（1）异常肺泡呼吸音:进入肺泡的空气量减少或气流速度减慢及呼吸传导障碍引起双侧、

单侧或局部呼吸音减弱或消失。常见于支气管哮喘、肺炎、气胸、胸腔积液等。相反,进入肺泡的空气量增多和(或)进入肺泡的气流速度加快,引起双侧肺泡呼吸音增强。见于发热、运动、代谢亢进、贫血及酸中毒等。

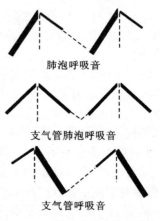

肺泡呼吸音

支气管肺泡呼吸音

支气管呼吸音

图3-8　三种正常呼吸音示意图

(2)异常支气管呼吸音:在正常肺泡呼吸音部位听到支气管呼吸音,则为异常的支气管呼吸音,或称管样呼吸音。常见于肺炎球菌肺炎实变期、结核性空洞、肺脓肿等。

(3)异常支气管肺泡呼吸音:在正常肺泡呼吸音的部位听到的支气管肺泡音。常见于支气管肺炎、肺结核等。

3.啰音　啰音是呼吸音以外的附加音。依据其性质的不同,分为干啰音和湿啰音两种。

(1)干啰音:气流通过狭窄或部分阻塞的支气管管腔时发生的湍流或冲击附着支气管壁的黏稠分泌物或异物,使之振动时发生的音响。其特点为:持续时间长,吸气、呼气相均可听到,以呼气相明显,性质、强度、数量及部位均易变。干啰音可分为高调(哨笛音)和低调(鼾音)两种。①哨笛音:音调高似乐音,根据其性质被描述为哮鸣音、飞箭音等。系因较小支气管或细支气管狭窄或痉挛所致。②鼾音:音调低而粗,呈呻吟声或鼾声,发生于气管或主支气管。发生于双侧肺部的干啰音,见于支气管哮喘、慢性支气管炎等;局限性干啰音,部位固定者,见于支气管内膜结核或肿瘤等。

(2)湿啰音:又称水泡音,系由于吸气时气体通过呼吸道内的分泌物时,形成的水泡破裂所产生的声音;或由于小支气管壁因分泌物黏着而陷闭,当吸气时突然张开重新充气所产生的爆裂音。其特点为:呼吸音外的附加音,断续而短暂,一次连续多个出现,于吸气时或吸气终末较为明显,部位恒定,性质易变性小,咳嗽后可出现或消失。按呼吸道腔径大小和腔内渗出物多少可分为粗、中、细湿啰音和捻发音。①粗湿啰音:又称大水泡音,见于肺水肿、支气管扩张以及危重患者无力将气道内分泌物咳出者,后者有时不用听诊器亦可听到,称为痰鸣。②中湿啰音:又称中水泡音,见于支气管炎、支气管肺炎。③细湿啰音:又称小水泡音,见于支气管肺炎、肺淤血和肺梗死等。④捻发音:见于细支气管和肺泡炎症或充血,如肺淤血、肺炎早期和肺泡炎等。

4.胸膜摩擦音　正常胸膜表面光滑,胸膜腔内有少量浆液润滑,呼吸时不产生音响。当胸膜由于炎症、纤维素渗出而变得粗糙时,随呼吸两层胸膜相互摩擦发出的声音,即胸膜摩擦音。听诊时可闻及如用手背互相摩擦发出的“沙沙”音,一般于吸气末或呼气初较为明显,深呼吸或在听诊器加压时摩擦音增强,屏气时消失。一般胸下部腋中线处最易听到。当胸腔积液多时,因两层胸膜被分开,摩擦音可消失,在积液吸收过程中可再现。见于纤维素性胸膜炎、肺梗塞、胸膜肿瘤及尿毒症等。

四、心脏

心脏在胸腔中纵隔内,位于胸骨体和第2~6肋软骨后方,第5~8胸椎前方,其上方与大血管相连,下方为膈,约2/3居正中线左侧,心尖位于左前下方。心脏的视、触、叩、听检查是诊断心血管疾病的基本手段,对于初步判定有无心脏疾病以及心脏病的病因、性质、部位与程度等具有重要意义。

(一)视诊

医师站在患者右侧,两眼与患者胸廓同高或视线与搏动点呈切线位置。

1.心前区隆起　正常人心前区与右侧相应部位基本对称。儿童时期患心脏疾病伴心脏增大,特别是右心室增大时,发育中的胸壁受挤推而向外隆起。大量心包积液时,心前区外观饱满。

2.心尖搏动 正常成年人心尖搏动位于第 5 肋间左锁骨中线内 0.5~1.0 cm,搏动范围直径为 2.0~2.5 cm。生理情况下肥胖者、小儿及妊娠时,横膈位置较高,使心脏呈横位,心尖搏动向上外移,可在第 4 肋间左锁骨中线外。同样在病理情况下,如腹部疾病有大量腹腔积液、腹腔肿瘤等,以可使心尖搏动向外移。若体型瘦长、严重肺气肿等则横膈下移,心脏呈垂位,心尖搏动向内下移,可达第 6 肋间。一侧胸膜增厚或肺不张等,可使纵隔向患侧移位,心脏也移向患侧,心尖搏动也随之移动。若一侧胸腔积液或气胸等则心脏移向健侧,心尖搏动也随之移向病变对侧。右心室增大时心尖搏动向左移位,左心室增大时心尖搏动向左下移位。

3.心前区异常搏动 剑突下搏动可能是右心室收缩期搏动,也可能为腹主动脉搏动产生;胸骨左缘第 2 肋间收缩期搏动多见于肺动脉扩张或肺动脉高压;胸骨右缘第 2 肋间收缩期搏动多见于升主动脉瘤或升主动脉扩张。

(二)触诊

心脏触诊的主要内容是检查心尖搏动和心前区异常搏动、震颤及心包摩擦感。触诊方法是医师先用右手全手掌开始检查,置于心前区,然后逐渐缩小到用手掌尺侧或食指、中指及环指腹并拢同时触诊,以确定心尖搏动的准确位置、强度和有无抬举性。对于心尖搏动位置甚至可用单指指腹触诊。

1.心尖搏动 触诊确定心尖搏动的位置比视诊更为准确。触诊感知的心尖搏动冲击胸壁的时间即心室收缩期的开始,有助于确定第一心音。左心室肥大时,可感受到触诊的手指被强有力的心尖搏动抬起并停留片刻,称为抬举性搏动,是左心室肥大的可靠体征。

2.震颤 震颤是触诊时手掌感到的一种细小的震动,与在猫喉部摸到的呼吸震颤类似,又称猫喘,为心血管器质性病变的体征。按震颤出现的时期不同分收缩期震颤、舒张期震颤和连续性震颤三种。震颤的时期、部位及其临床意义见表 3-1。

表 3-1 心前区震颤的部位、时期及临床意义

部位	时期	临床意义
胸骨右缘第 2 肋间	收缩期	主动脉瓣狭窄
胸骨左缘第 2 肋间	收缩期	肺动脉瓣狭窄
胸骨左缘 3、4 肋间	收缩期	室间隔缺损
胸骨左缘第 2 肋间	连续性	动脉导管未闭
心尖区	舒张期	二尖瓣狭窄

3.心包摩擦感 心包膜发生炎症时,渗出的纤维蛋白使心包膜粗糙,当心脏跳动时,脏层、壁层心包发生摩擦产生的振动经胸壁传导到体表而被触及,称为心包摩擦感。胸骨左缘第 3、4 肋间或心前区为主,收缩期、前倾体位和呼气末更为明显。

(三)叩诊

正常心脏叩诊呈浊音,心浊音区包括相对浊音区及绝对浊音区两部分。心脏左右缘被肺遮盖的部分,叩诊呈相对浊音,而不被肺所遮盖的部分则叩诊呈绝对浊音。心脏相对浊音界,反映心脏的实际大小。采用间接叩诊法,患者坐位时板指与肋间垂直,卧位时板指与肋间平行,声音由清变浊来确定心浊音界。叩诊顺序:先左后右,由下而上,由外向内。左侧在心尖搏动外 2~3 cm 处开始,逐个肋间向上,直至第 2 肋间;右界先叩出肝浊音界,然后于其上一肋间由外向内,逐一向上叩诊,直至第 2 肋间。

1.正常成人心脏相对浊音界 见表 3-2。

表 3-2　正常成人心脏相对浊音界

右界/cm	肋间	左界/cm
2~3	Ⅱ	2~3
2~3	Ⅲ	3.5~4.5
3~4	Ⅳ	5~6
	Ⅴ	7~9

2.心浊音界改变及其意义　当发现心浊音界扩大时,首先应考虑心脏本身病变的影响。

(1)左心室增大:心浊音界向左下增大,心腰加深,似靴形。常见于主动脉瓣关闭不全或高血压性心脏病。

(2)右心室增大:轻度增大时,相对浊音界无明显改变;显著增大时,心界向左右两侧增大。常见于肺心病或单纯二尖瓣狭窄。

(3)双心室增大:心浊音界向两侧增大,且左界向左下增大,称普大心。常见于扩张型心肌病。

(4)左心房增大合并肺动脉段扩大:心腰丰满或膨出,心界如梨形。常见于二尖瓣狭窄。

(四)听诊

心脏听诊是心脏物理诊断中最重要的组成部分,通过听诊可获得心率、心律、心音、心脏杂音和额外心音等多种信息。因此,心脏听诊非常有助于心血管疾病的诊断与鉴别诊断。

1.心脏瓣膜听诊区　心脏各瓣膜开放与关闭时所产生的声音传导至体表最易听清的部位,称心脏瓣膜听诊区。传统的有五个听诊区(图 3-9)。

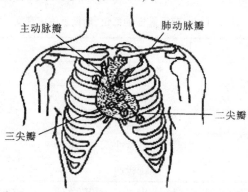

图 3-9　心脏瓣膜解剖部位及瓣膜听诊区

(1)二尖瓣区:位于心尖搏动最强点,又称心尖区。

(2)肺动脉瓣区:在胸骨左缘第 2 肋间。

(3)主动脉瓣区:在胸骨右缘第 2 肋间。

(4)主动脉第二听诊区:在胸骨左缘第 3 肋间,又称 Erh 区。

(5)三尖瓣区:在胸骨下端左缘,即胸骨左缘第 4、5 肋间。

2.听诊顺序　按逆时针方向,从二尖瓣区开始,依次是肺动脉瓣区、主动脉瓣区、主动脉瓣第二听诊区、三尖瓣区。

3.听诊内容　包括心率、心律、心音、额外心音、杂音及心包摩擦音。

(1)心率:每分钟心搏次数。正常成人在安静、清醒状态下心率范围为 60~100 次/分。成人心率超过 100 次/分,婴幼儿超过 150 次/分,称为心动过速。心率低于 60 次/分,称为心动过缓。

(2)心律:心脏跳动的节律。正常人心律规则,部分青年人可出现随呼吸改变的心律,即吸气时心率增快,呼气时减慢,称窦性心律不齐,一般无临床意义。听诊能够确定的心律失常最常见的有以下两种。①期前收缩:在规则心律基础上,突然提前出现一次心跳,其后有一较长间隙。根据期前收缩发生的来源分为房性、交界性和室性三种,在心电图上易于辨认,听诊则难以区分。②心房颤动:听诊特点是心律绝对不规则,第一心音强弱不等和心率快于脉率,称脉搏短绌。常见于二尖瓣狭窄、冠心病、高血压性心脏病和甲状腺功能亢进症等。

(3)心音:按其在心动周期中出现的先后,依次命名为第一心音(S_1)、第二心音(S_2)、第三心音(S_3)和第四心音(S_4)。正常情况下只能听到 S_1 和 S_2,在青少年可闻及 S_3。S_4 一般听不到,如听到多数属病理情况。

①心音的发生机制及听诊特点:a.S_1:标志心室收缩期的开始,主要由于二尖瓣和三尖瓣快速关闭,瓣叶及其附属结构突然紧张产生振动所致。听诊特点:音调较低钝,性质较钝,历时较长,与心尖搏动同时出现,在心尖部最响。b.S_2:标志心室舒张期的开始,主要由于主动脉瓣与肺动脉瓣突然关闭引起瓣膜及血管壁振动所致。听诊特点:音调较高而脆,历时较短,在心底部最响。c.S_3:出现在心室舒张早期,距第二心音后 0.12~0.18 s,主要由于心室快速充盈末,心室肌转为被动舒张时产生紧张性振动所致。听诊特点:音调低钝而短促,在心尖部及其内上方较易听到。正常情况只在部分儿童和青少年中听到。d.S_4:出现在心室舒张末期,约在第一心音前 0.1 s,其产生与心房收缩导致的心肌振动有关。此音很弱,一般听不到,如能听到常为病理性。

②心音改变及其临床意义:a.心音强度的改变:除胸壁厚度、肺含气量多少等心外因素外,影响心音强度主要因素还有心室收缩力、心排血量、瓣膜位置和瓣膜的活动性及其与周围组织的碰击(如人工瓣与瓣环或支架的碰撞)等。S_1 增强常见于二尖瓣狭窄、高热、贫血和甲状腺功能亢进症等;S_1 减弱常见于二尖瓣关闭不全、心肌炎、心肌病、心肌梗死、左心衰竭以及主动脉瓣关闭不全等;S_1 强弱不等,常见于心房颤动。b.心音性质改变:心肌严重病变时,S_1 失去原有的低钝性质且明显减弱,S_2 也弱,S_1 与 S_2 极相似,当心率增快,收缩期与舒张期时限几乎相等,听诊类似钟摆声,又称"钟摆律"或"胎心律",提示心脏病情严重,如大面积急性心肌梗死和重症心肌炎等。c.心音分裂:S_1 或 S_2 的两个主要成分之间的间距延长,导致听诊时闻及其分裂为两个声音即称心音分裂。S_1 分裂常见于完全性右束支阻滞、肺动脉高压等;S_2 分裂完全性右束支阻滞、肺动脉瓣狭窄和二尖瓣狭窄伴肺动脉高压、肺动脉瓣狭窄。

(4)额外心音:在正常心音之外听到的附加心音,与心脏杂音不同。多数为病理性,大部分出现在 S_2 之后即舒张期,与原有的心音 S_1、S_2 构成三音律。系在 S_2 之后出现的响亮额外音,当心率快时与原有的 S_1、S_2 组成类似马奔跑时的蹄声,故称奔马律,是心肌严重损害的体征。

(5)心脏杂音:在心音与额外心音之外,在心脏收缩或舒张时血液在心脏或血管内产生湍流所致的室壁、瓣膜或血管壁振动所产生的异常声音。

①杂音产生的机制:杂音是由有血流加速、瓣膜开放口径或大血管通道狭窄、瓣膜关闭不全、异常血流通道、心腔异物或异常结构和大血管瘤样扩张导致血液产生湍流,使心壁、瓣膜或血管壁产生振动所致。

②杂音的特性与听诊要点:a.最响部位和传导方向:杂音在某瓣膜听诊区最响则提示该瓣膜有病变。杂音常沿血液方向传导,亦可经周围组织扩散。b.心动周期中的时期:不同时期的杂音反映不同的病变。可分为收缩期杂音、舒张期杂音、连续性杂音和双期杂音。c.性质:由于杂音的不同频率而表现出音色与音调的不同。一般而言,功能性杂音较柔和,器质性杂音较粗糙。d.强度:杂音的响度及其在心动周期中的变化。一般采用 Levine6 级分级法(表3-3),主要指收缩期杂音,对舒张期杂音是否分级,目前尚未统一。若分级,其标准与上述 6 级分法相同。

表 3-3　杂音强度分级

级别	响度	听诊特点	震颤
1	最轻	很弱,在安静环境下仔细听诊才能听到	无
2	轻度	较易听到的弱杂音	无
3	中度	明显的杂音,较响亮	无
4	响度	杂音响亮	有
5	很响	杂音很响亮,听诊器体件边缘接触胸壁即可听到	明显
6	最响	杂音极响亮,听诊器体件稍离开胸壁也能听到	强烈

③杂音分级的记录方法:杂音级别为分子,6 为分母。如响度为 2 级的杂音则记为 2/6 级杂音。一般认为 3/6 级或以上的杂音多为器质性病变。

①杂音的临床意义:杂音的听取对心血管疾病的诊断有重要价值,但杂音并非诊断心脏病的必备条件。即有杂音不一定有心脏病,有心脏病也可无杂音。根据产生杂音的部位有无器质性病变可区分为器质性杂音与功能性杂音。由于功能性杂音多见于收缩期杂音,故收缩期功能性杂音与器质性杂音的鉴别具有重要临床意义(表 3-4)。

表 3-4　收缩期功能性杂音与器质性杂音的鉴别

鉴别点	功能性杂音	器质性杂音
年龄	儿童、青少年多见	见于任何年龄
部位	肺动脉瓣区和(或)心尖部	见于任何瓣膜区
性质	柔和、吹风样	粗糙,吹风样或喷射样
持续时间	短	较长,常为全收缩期
强度	一般为 2/6 级或以下	常在 3/6 级以上伴震颤
传导	较局限	较广泛

另一类杂音为相对性杂音,是指在瓣膜听诊区听到的并非由于瓣膜本身的直接器质损害,而是由于继发于其他心脏或大血管病变和血流动力学异常所产生的杂音,也属于病理性杂音。相对性杂音可出现于收缩期或舒张期,强度较弱,多呈递减型。

收缩期杂音.a.二尖瓣区:功能性见于运动、发热、贫血、妊娠与甲状腺功能亢进症等杂音早吹风样,柔和,一股在 2/6 级以下,较局限,原因去除后,杂音消失。相对性见于左心增大引起的二尖瓣相对性关闭不全,如高血压性心脏病、冠心病、贫血性心脏病和扩张型心肌病等。杂音呈吹风样,较柔和,一般不超过 3/6 级。器质性主要见于风湿性二尖瓣关闭不全、二尖瓣脱垂综合征等。杂音呈吹风样,粗糙,多在 3/6 级以上,占据整个收缩期,常向左腋下传导。b.主动脉瓣区:相对性见于升主动脉扩张,如高血压和主动脉粥样硬化。杂音呈喷射性较柔和,常有 A_2 亢进。器质性见于主动脉瓣狭窄。杂音为喷射性,响亮而粗糙,向颈部传导,常伴有震颤,且 A_2 减弱。c.肺动脉瓣区:生理性多见于青少年及儿童。相对性见于肺淤血或肺动脉高压导致肺动脉扩张产生的肺动脉瓣相对狭窄。器质性见于肺动脉瓣狭窄。d.三尖瓣区:相对性多见于右心室扩大的患者如二尖瓣狭窄伴右心衰竭、肺心病心衰。器质性极少见。e.其他部位:常见的有胸骨左缘第 3、4 肋间响亮而粗糙的收缩期杂音伴震颤,提示室间隔缺损或肥厚型梗阻性心肌病。

舒张期杂音:a.二尖瓣区:相对性主要见于较重度主动脉瓣关闭不全,导致左室舒张容量负荷过高,使二尖瓣基本处于半关闭状态,呈现相对狭窄而产生杂音,称 Austin-Flint 杂音。器质性见于风湿性二尖瓣狭窄。杂音在心尖部最响,出现于舒张期隆隆样杂音,较局限,常伴有 S_1

增强、开瓣音和震颤。b.主动脉瓣区:可见主动脉瓣关闭不全,杂音呈舒张期叹气样,常向胸骨左缘及心尖传导。c.肺动脉瓣区:多见于肺动脉扩张导致相对性关闭不全。杂音呈吹风样、柔和常合并 P₂ 亢进,称 Graham-Steell 杂音。常见于二尖瓣狭窄、肺源性心脏病等。d.三尖瓣区:见于三尖瓣狭窄,极少见。

连续性杂音:常见于先心病动脉导管未闭。杂音粗糙、响亮似机器转动样,持续于整个收缩与舒张期,其间不中断。在胸骨左缘第 2 肋间稍外侧,常伴有震颤。

(6)心包摩擦音:脏层与壁层心包由于生物性或理化因素致纤维蛋白沉积而粗糙,以致在心脏搏动时产生摩擦而出现的声音。音质粗糙、音调高、搔抓样、很近耳,与心搏一致。发生在收缩期与舒张期,屏气时仍存在。见于各种感染性心包炎,也可见于风湿性病变、急性心肌梗死、尿毒症、系统性红斑狼疮等。

五、血管

血管检查包括动脉、静脉和毛细血管。许多疾病可使血管发生改变或经血管反映出来,血管检查可为疾病的诊断提供很有价值的资料。

(一)视诊

1.颈静脉 见于第三章第三节。

2.肝-颈静脉回流征 用手按压患者腹部,颈静脉充盈更明显,称为肝-颈静脉回流征阳性,是右心功能不全的重要体征,亦可见于缩窄性心包炎和心包积液。

3.毛细血管搏动征 用手指轻压患者指甲末端或以玻片轻压患者口唇黏膜,可使局部发白,当心脏收缩时则局部又发红,随心动周期局部发生有规律的红、白交替改变即为毛细血管搏动征阳性。见于主动脉瓣关闭不全、甲状腺功能亢进症、严重贫血等。

(二)触诊

脉搏检查在临床疾病诊断中具有重要意义。

(三)听诊

1.动脉听诊

(1)枪击音与 Duroziez 双重杂音:在外周较大动脉表面,常选择股动脉,轻放听诊器膜形体件时可闻及与心跳一致短促如射枪的声音,称枪击音。以听诊器钟形体件稍加压力于股动脉可闻及收缩期与舒张期双期吹风样杂音,即 Duroziez 双重杂音。枪击音与 Duroziez 双重杂音主要见于主动脉瓣关闭不全,亦可见于甲状腺功能亢进症、严重贫血等。与水冲脉、毛细血管搏动征一起,统称周围血管征。

(2)动脉杂音:甲状腺功能亢进时甲状腺侧叶可闻及连续性动脉杂音。多发性大动脉炎的狭窄病变部位可听到收缩期杂音,肾动脉狭窄时在上腹部或腰背部闻及收缩期杂音,肺内动静脉瘘在胸部相应部位有连续性杂音。

2.静脉听诊 颈静脉营营声属无害性杂音,肝硬化门静脉高压引起腹壁静脉曲张时,可在脐周或上腹部闻及连续性静脉营营声。

(四)血压

血压(blood pressure,BP)通常指体循环动脉血压,是重要的生命体征。

1.测量方法 血压测量有两种方法:①直接测压法:经皮穿刺导管送至周围动脉内,导管末端接监护测压系统,自动显示血压值。本法虽然精确、实时,但为有创方式,仅适用于危重患者。②间接测量法:也称袖带加压法,以血压计测量。血压计有汞柱式、弹簧式和电子血压计,诊所医院常用汞柱式血压计测量。间接测量法的优点为简便易行,是目前广泛采用的血压测量方法。

(1)间接测量法:患者在安静环境下休息5~10 min,取仰卧位或坐位。通常测上肢血压,上肢裸露伸直并稍外展,上臂与心脏在同一水平,将气袖均匀紧贴皮肤缠于上臂,使其下缘在肘窝以上约3 cm。将听诊器体件置于肘窝处肱动脉上,然后向袖带的气囊内充气,同时平视血压计的汞柱高度,待肱动脉搏动消失,继续充气使汞柱升高20~30 mmHg,随后以恒定速度缓慢放气,持续地注视汞柱的下降。听到动脉搏动声第一响时的血压值为收缩压,声音消失时的血压值即舒张压。收缩压与舒张压之差值为脉压,舒张压加1/3脉压为平均动脉压。

(2)血压的记录方法:血压的计量单位为mmHg(毫米汞柱)。血压记录以"收缩压/舒张压 mmHg"表示,如140/90 mmHg。

2.血压标准　正常成年人血压标准的制定经历了多次改变,主要根据大规模流行病学资料分忻获得。根据中国高血压防治指南(2010年修订版)的标准规定(表3-5)。

表3-5　血压水平的定义和分类

分类	收缩压/mmHg	舒张压/mmHg
正常血压	<120	<80
正常高值	120~139	80~89
高血压	≥140	≥90
1级高血压(轻度)	140~159	90~99
2级高血压(中度)	160~179	100~109
3级高血压(重度)	≥180	≥110
单纯收缩期高血压	≥140	<90

注:当患者的收缩压与舒张压分属不同级别时,则以较高的分级为准。

3.血压变动的临床意义

(1)高血压:采取用标准测量方法,至少3次非同日血压值达到或超过收缩压140 mmHg和(或)舒张压90 mmHg,即可认为有高血压。高血压绝大多数是原发性高血压,约5%为继发性高血压。

(2)低血压:血压低于90/60 mmHg时称低血压。见于休克、心肌梗死、急性心脏压塞等。

(3)双侧上肢血压差别显著:正常双上肢血压差别达5~10 mmHg,若超过此范围则属异常。见于多发性大动脉炎或先天性动脉畸形等。

(4)上下肢血压差异常:正常下肢血压高于上肢血压达20~40 mmHg,如下肢血压低于上肢,见于主动脉缩窄或胸腹主动脉型大动脉炎等。

(5)脉压改变:当脉压>40 mmHg,为脉压增大。见于甲状腺功能亢进症,主动脉瓣关闭不全等。若脉压<30 mmHg,则为脉压减小,见于主动脉瓣狭窄、心包积液及严重心力衰竭患者。

4.动态血压监测　近年来在血压监测方面除了重危患者的床旁监测外尚有动态血压监测,是高血压诊治中的一项进展。动态血压的国内正常参考标准如下:24 h平均血压值<130/80 mmHg;白昼平均值<135/85 mmHg;夜间平均值<120/70 mmHg。正常情况下,夜间血压较白昼下降10%~20%,称杓型。凡在一次或多次随诊中血压波动很大,疑单纯性诊所高血压(白大衣高血压)者,有提示低血压发作症状者和降压治疗效果差的患者,均应考虑进行动态血压监测作为常规血压测定的补充手段。

第五节　腹部检查

腹部位于胸廓与骨盆之间。包括腹壁、腹腔和腹腔脏器。检查腹部仍沿用视、触、叩、听等检查法,其中以触诊最重要。为便于准确记录腹部症状和体征出现的部位,首先必须熟知腹部脏器的体表标志所在部位。

一、体表标志及分区

（一）体表标志

常见的体表标志有：胸骨剑突、肋弓下缘、耻骨联合、髂前上棘、脐、腹中线、腹直肌外缘、腹股沟韧带、髂嵴、竖脊肌外缘、腰椎棘突、第12肋骨及肋脊角等（图3-10）。记录体征时，应详细描述该体征部位及其与体表标志间的距离。

（二）腹部体表分区

通过脐画一水平线及一垂直线，将腹部分为四个区，即右上腹、右下腹、左上腹和左下腹（图3-11），各区所包含的主要脏器如下。

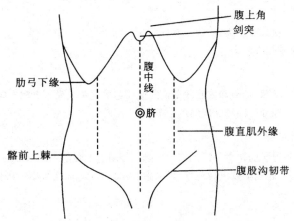

图 3-10　腹部前面体表标志示意图

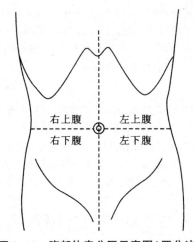

图 3-11　腹部体表分区示意图（四分法）

1.右上腹　肝、胆囊、幽门、十二指肠、小肠、胰头、右肾上腺、右肾、结肠肝曲、部分横结肠、腹主动脉、大网膜。

2.右下腹　盲肠、阑尾、部分升结肠、小肠、右输尿管、膨胀的膀胱、淋巴结、增大的子宫、女性右侧卵巢和输卵管、男性右侧精索。

3.左上腹　肝左叶、脾、胃、小肠、胰体、胰尾、左肾上腺、左肾、结肠脾曲、部分横结肠、腹主动脉、大网膜。

4.左下腹　乙状结肠、部分降结肠、小肠、左输尿管、膨胀的膀胱、淋巴结、增大的子宫、女性左侧卵巢和输卵管、男性左侧精索。

二、视诊

进行腹部视诊时,室内要温暖,腹部要充分暴露。患者取仰卧位双下肢平放于躯体两侧,双下肢屈曲。医师站在患者右侧,在充足的光线下,按一定的顺序观察腹部外形、呼吸运动、腹壁静脉、胃肠型和蠕动波等。

(一)腹部外形

腹部视诊应观察腹部是否对称,有无隆起或凹陷,必要时需进行腹围测量。腹部外形一般描述为平坦、凹陷或膨隆。腹部平坦是指平卧位时,腹前壁大致处于肋缘与耻骨联合同一平面,常见于发育营养良好的青壮年;腹部凹陷是指腹前壁低于肋缘与耻骨联合的平面,见于极度消瘦或严重脱水者;腹部膨隆指腹前壁高于肋缘与耻骨联合的平面,见于腹腔积液、胃肠胀气、巨大腹块、妊娠、肥胖等。

(二)呼吸运动

正常成年男性及小儿以腹式呼吸为主,成年女性以胸式呼吸为主。急性腹膜炎、腹腔积液、剧烈腹痛时腹式呼吸减弱;膈肌麻痹时腹式呼吸消失。

(三)腹壁静脉

正常人腹壁静脉一般不显露,较瘦和皮肤较薄而腹壁松弛的老年人尚可看出。腹壁静脉显露或曲张,是门静脉高压致循环障碍或上下腔静脉回流受阻时的征象。

(四)胃肠型和蠕动波

正常人腹部一般看不到胃肠的轮廓及蠕动波形。幽门梗阻者上腹部可见自左向右缓慢蠕动的较大的胃蠕动波,到达右腹直肌旁消失。随蠕动波进行观察,可大致看出胃轮廓,称之胃型。机械性肠梗阻可见肠型或肠蠕动波。

三、触诊

腹部检查以触诊最重要,患者通常取仰卧位,两下肢屈曲并稍分开,两上肢平放于躯体两侧,做缓慢、较深的腹式呼吸,使腹肌松弛。医师站在患者右侧,面对患者,手掌应与其腹部表面在同一水平。检查时,动作轻柔,由浅入深,根据问诊的提示,先从健康部位开始,逐渐移向病变局部。可与之谈话,转移其注意力而减少反射性腹肌紧张,并观察患者的反应与表情,对精神紧张或有痛苦者给以安慰和解释。触诊内容主要有:腹壁紧张度、压痛与反跳痛、肿块及肝、胆囊、脾、胰、肾重要脏器等。

(一)腹壁紧张度

正常人腹壁有一定张力,但触之柔软,若医师手过凉或患者怕痒,可致反射性腹肌紧张,在适当诱导或转移注意力后可消失,不属异常。某些病理情况可使全腹或局部腹肌紧张度增加或降低。

1.腹壁紧张度增加　腹壁紧张可为局限性或弥漫性。局限性腹壁紧张见于腹部某一脏器炎症波及局部腹膜,如急性阑尾炎出现右下腹肌紧张,急性胆囊炎可发生右上腹肌紧张。弥漫性腹壁紧张常见于胃肠道穿孔所引起的急性弥漫性腹膜炎。此时,腹壁强直,可硬如木板,称板状腹。若全腹紧张度增加,触之犹如揉面团,见于结核性腹膜炎,亦可见于癌性腹膜炎。

2.腹壁紧张度降低　腹壁紧张度降低或消失,多为腹肌张力降低或消失所致。

(二)压痛与反跳痛

正常腹部在浅部触诊时不引起疼痛,重压时也仅有一种压迫感。如按压逐渐加深即发生疼痛,称为压痛。压痛局限于一点,称为压痛点。胆囊点位于右侧腹直肌外缘与肋弓交界处,胆囊病变时,常有压痛。阑尾点位于右髂前上棘至脐部连线的中外1/3交界处,又称麦氏点。在阑尾炎时,用手指触压此点,常有疼痛。此外,在上腹部剑突下正中线偏右或偏左处的压痛点,见于消化性溃疡。

反跳痛系指医师用手指按压患者腹部出现压痛后,稍停片刻,然后突然松开时感觉锐痛者。反跳痛的出现标志着炎症已波及壁层腹膜。腹膜炎三联征包括腹肌紧张度增加、压痛及反跳痛。

(三)肿块

腹部肿块常由某些实质性脏器增大或扩大的空腔脏器、肿瘤、囊肿、炎性组织或增大的淋巴结等引起。腹部触及肿块时,应鉴别其属何种脏器或组织,是炎症性抑或非炎症性,实质性或囊性,良性或恶性,在腹壁上还是腹腔内等。为此,应注意肿块的部位、大小、形态、质地、压痛、活动度及和腹壁的关系等。

（四）肝脏

1.触诊方法 双手触诊法较为常用。医师站在患者右侧,患者取仰位,双下肢屈曲,使腹壁放松,并做较深而慢的腹式呼吸。医师左手自患者右腰部后方向前托起肝脏,拇指固定在右肋缘,右手四指并拢,掌指关节伸直,与肋缘大致平行地放在右腹部估计肝脏下缘的下方,随患者呼气时,手指压向腹壁深部,吸气时手指缓慢抬起朝肋缘向上迎触下移的肝缘,如此反复进行,手指逐渐向肋缘移动,直到触及肝缘或肋缘为止。

2.触诊内容 触及肝脏时,应详细描写其大小、形态、质地、压痛等。

（1）大小:正常成人肝脏右肋缘下不能触及,仅少数可被触及,但在1 cm以内,剑突下多在3 cm以内,质地柔软,表面光滑,无压痛。

（2）形态:肝脏表面是否平滑、有尤结节,边缘的厚薄程度如何。肝淤血、脂肪肝表面平滑;肝癌表面高低不平,呈结节或巨块状,边缘不规则。

（3）质地:肝脏质地一般分为三个等级,即质软(如触口唇)、质中(如触鼻尖)和质硬(如触前额)。肝癌最硬,肝硬化次之,急、慢性肝炎质中,肝囊肿或肝脓肿含有液体呈囊性感,大而表浅者,可触到波动感。

（4）压痛:正常肝脏无压痛,肝包膜紧张或有炎症反应时则多有压痛。急性肝炎、肝淤血常有弥漫性轻度压痛;肝脓肿的压痛较明显,且局限于病变部位。

3.肝脏增大的临床意义 急性肝炎肝脏轻度肿大,表面光滑,边缘较钝,质地软,轻压痛;脂肪肝表面光滑,质地柔软或稍韧,压痛不明显;肝硬化早期肝脏增大,晚期缩小,质地较硬,边缘锐利,表面触及结节,无压痛;肝癌时肝脏明显增大,质地坚硬,表面有大小不等的结节、巨块,边缘不整,压痛明显。

（五）胆囊

正常人不能触及,如在右肋弓下腹直肌外缘触及一梨形或卵圆形张力较高的包块,随呼吸上下移动,即为增大的胆囊,见于胆囊炎、痛及结石。检查时医师用左手掌平放在患者右胸下部,将拇指指腹放在右腹直肌外缘与肋弓交界处,嘱患者缓慢深吸气。患者冈疼痛而吸气终止称墨菲(Murphy)征阳性,见于急性胆囊炎(图3-12)。

（六）脾脏

1.触诊方法 患者取仰卧位,双下肢屈曲。医师站在患者右侧,左手置于患者左胸下部第7~10肋处的侧后方,将脾脏从后向前托起,右手掌平放于腹部与左肋弓垂直,从髂前上棘连线水平开始随患者腹式呼吸自下而上进行触诊(图3-13)。

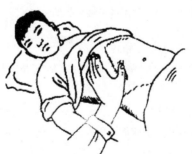

图3-12 胆囊触痛检查示意图

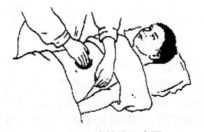

图3-13 脾触诊示意图

2.脾脏大小分度　正常情况脾肋缘下不能触及,如触及到,即为脾肿大。临床上将脾肿大分为轻、中、高三度。脾肋缘下不超过 3 cm 为轻度肿大;超过 3 cm 至脐水平以上为中度肿大;超过脐水平线或前正中线为高度肿大(巨脾症)。

3.脾肿大的临床意义　轻度肿大常见于急慢性肝炎、伤寒、粟粒型肺结核、急性疟疾等。脾脏中度肿大常见于肝硬化、疟疾后遗症、慢性淋巴细胞性白血病、淋巴瘤等。脾脏高度肿大,表面光滑者常见于慢性粒细胞性白血病、慢性疟疾和骨髓纤维化等,表面不光滑有结节者见于淋巴瘤和恶性组织细胞病。

(七)胰腺

正常胰腺质软,位置较深而不能触及。深部触诊若在上腹部中部或左上腹有横行带状压痛和肌紧张,并累及左腰部者,应考虑急性胰腺炎,若同时有肋腰部皮下淤血而发蓝,则提示出血坏死型胰腺炎。

(八)肾脏

正常人肾脏一般不易触及。当肾脏和输尿管疾病特别是急性炎症疾病时,可在相应部位出现压痛点,肾脏、输尿管压痛点如下(图 3-14)。

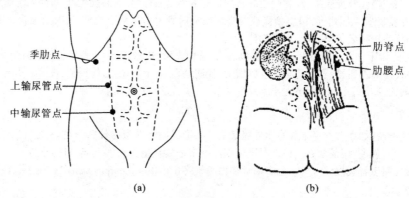

图 3-14　肾脏和输尿管压痛点示意图
(a)腹面;(b)背面

1.季肋点　第 10 肋前端,相当于肾盂位置。
2.上输尿管点　脐水平线上腹直肌外缘。
3.中输尿管点　髂前上棘水平腹直肌外缘,相当于输尿管第二狭窄处。
4.肋脊点　背部第 12 肋骨与脊柱的夹角顶点。
5.肋腰点　背部第 12 肋骨与腰肌外缘的夹角顶点。

肋脊点和肋腰点是肾脏炎症性疾病时的压痛点,如肾盂肾炎、肾脓肿和肾结核等疾病。上输尿管或中输尿管点出现压痛,提示输尿管结石、结核或化脓性炎症。

(九)膀胱

当膀胱充盈时,在下腹正中部可触及呈半球形按压有尿意的囊性肿物,排尿后消失。

四、叩诊

(一)腹部叩诊音

腹部叩诊正常呈鼓音,其程度随胃肠充气多少而不同。明显的鼓音可见于胃肠高度充气、麻痹性肠梗阻和胃肠穿孔等。当腹腔内肿瘤或大量积液时可出现浊音或实音。

(二)肝脏叩诊

肝脏本身不含气,故在不被肺所遮盖的部分,叩诊呈实音,为肝绝对浊音;肝脏上界一部分被肺所遮盖,叩诊呈浊音称为肝相对浊音,为肝脏的真正上界。自肺区开始沿右锁骨中线向下叩至肝区,依次可叩得三个音响,即清音—浊音—实音。确定肝下界时,可由腹部鼓音区向上叩,鼓转为浊音处即为肝下界。正常肝浊音区(右锁骨中线)为 9~11 cm。肝浊音区扩大见于肝炎、肝癌、肝淤血和肝脓肿等。肝浊音区缩小见于急性重症肝炎、肝硬化和胃肠胀气等。肝浊音界消失,代之以鼓音,是急性胃肠穿孔的一个重要征象。肝区叩击痛对于诊断病毒性肝炎、肝脓肿或肝癌有一定意义。

（三）脾脏叩诊

采用轻叩诊法,在腋中线上进行叩诊。正常在左腋中线第9~11肋间为脾浊音区,前缘不超过腋前线,宽度为4~7 cm。脾脏浊音区扩大见于各种原因所致脾肿大。脾脏浊音区缩小见于左侧气胸、胃扩张和肠胀气等。

（四）胃泡鼓音区

胃泡鼓音区又称特劳伯(Traube)区,位于左前胸下部,呈半圆形的鼓音区,为胃内含气所致。此区缩小或消失见于脾肿大、左侧胸腔积液、心包积液、肝左叶增大;此区扩大见于急性胃扩张。

（五）肾脏叩诊

患者取坐位或侧卧位,医师用左手掌平放在肋脊角处,右手握拳用轻至中等强度的力量叩击左手背。正常肾区无叩击痛,当肾炎、肾盂肾炎、肾结石、肾结核及肾周围炎时,可有不同程度叩击痛。

（六）膀胱叩诊

正常膀胱充盈时,在耻骨联合上方叩诊呈浊音,尿液排出后,叩诊呈鼓音。

五、听诊

正常人肠鸣音4~5次/分;超过10次/分为肠鸣音活跃,同时伴响亮、高亢、金属音为肠鸣音亢进;肠鸣音少于正常为肠鸣音减弱;持续听诊3~5 min未听到肠鸣音,且刺激腹部仍无肠鸣音,为肠鸣音消失。肠鸣音活跃或亢进常见于急性肠炎、胃肠道大出血、泻药效应或机械性肠梗阻。肠鸣音减弱或消失见于急性腹膜炎或麻痹性肠梗阻。

第六节　脊柱与四肢检查

一、脊柱

脊柱是支撑体重,维持躯体各种姿势的重要支柱,脊柱椎管可容纳并保护脊髓。脊柱的病变主要表现为疼痛、姿势或形态异常以及活动度受限等,检查时应注意其弯曲度及有无畸形、活动是否受限、有无压痛及叩击痛。

（一）脊柱弯曲度

正常人直立时,脊柱从侧面观察有四个生理弯曲,即颈椎稍向前凸,胸椎稍向后凸,腰椎明显向前凸,骶椎明显向后凸,近似"s"形,称为生理性弯曲;脊柱从后面观察无侧弯。脊柱过度后弯称为脊柱后凸,也称为驼背,脊柱后凸多发生于胸段脊柱,常见原因有佝偻病、脊柱结核病、强直性脊柱炎、脊髓退行性变等。

（二）脊柱的活动度

正常人脊柱有一定活动度,颈椎和腰椎活动范围最大,胸椎活动范围较小,骶椎和尾椎已融合成骨块状,几乎无活动度。脊柱颈椎和腰椎活动受限常见于:颈部、腰部肌纤维组织炎及韧带劳损,颈椎、腰椎骨质增生,椎间盘突出及外伤或骨折等。

（三）脊柱压痛与叩击痛

患者端坐位,身体稍向前倾,医师以右手拇指从枕骨粗隆开始自上而下逐个按压脊椎棘突及椎旁肌肉,正常每个棘突及椎旁肌肉均无压痛。脊柱压痛阳性,提示脊椎结核、椎间盘突出及外伤或骨折。椎旁肌肉压痛阳性,提示腰肌纤维或劳损。

用手指或叩诊锤直接叩击各椎体的棘突,称直接叩击法,叩击痛的部位多示病变部位。叩击痛阳性提示脊椎结核、脊椎骨折及椎间盘突出等。

二、四肢与关节

四肢及其关节的检查常运用视诊与触诊,两者相互配合,观察四肢及其关节的形态,肢体位置、活动度或运动情况等。

（一）四肢

1.匙状甲　又称反甲,其特点为指甲中央凹陷,边缘翘起,指甲变薄、表面粗糙、有条纹(图3-15),多见于缺铁性贫血。

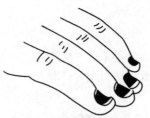

图3-15　匙状指

2.杵状指(趾)　手指或足趾末端增生、肥厚、呈杵状膨大称为杵状指(图3-16)。临床上常见于支气管肺癌、支气管扩张、肺脓肿、发绀型先天性心脏病、亚急性感染性心内膜炎和肝硬化等。

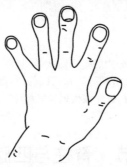

图3-16　杵状指

3.肢端肥大症　软组织、骨骼及韧带增生、肥大,使肢体末端异常粗大。见于成年垂体瘤患者分泌生长激素过多所致。

4.膝内、外翻　正常人双脚并拢直立时,双膝及双踝均能靠拢。如双脚内踝部靠拢时双膝却向外分离,称膝内翻,又称"0"形腿畸形(图3-17)。当两膝靠拢时,双内踝分离,称膝外翻,又称"X"形腿畸形(图3-18)。膝内、外翻畸形见于佝偻病和大骨节病等。

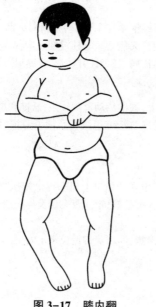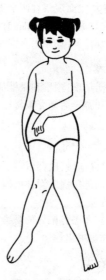

图3-17　膝内翻　　　　**图3-18　膝外翻**

5.足内、外翻　正常人当膝关节固定时,足掌可向内翻、外翻达35°。若足掌部呈固定性内翻、内收畸形,称为足内翻。足掌部呈固定性外翻、外展,称为足外翻。足外翻或内翻畸形,多见于先天性畸形及脊髓灰质炎后遗症。

6.骨折与关节脱位　骨折可使肢体缩短或变形,局部可有红肿、压痛,有时可触及骨擦感或听到骨擦音。关节脱位后可有肢体位置改变、关节活动受限。

7.肌肉萎缩　某一肢体部分或全部肌肉的体积缩小,松弛无力,为肌肉萎缩现象。常见于脊髓灰质炎后遗症、偏瘫、周围神经损伤等。

8.下肢静脉曲张　多见于小腿,主要是下肢的浅静脉血液回流受阻所致。其特点是静脉如蚯蚓状怒张、弯曲,久立者更明显。严重者有小腿肿胀感,局部皮肤暗紫、色素沉着,甚至溃烂。常见于从事站立性工作或栓塞性静脉炎。

(二)关节

关节常由关节面、关节软骨、关节囊、关节腔组成,关节腔内有少量滑液,以利于两骨骼间的活动及各种不同范围的运行功能。关节病变时可有局部红、肿、热、痛,关节畸形及功能障碍,若触之有波动感,提示关节腔积液。

1.形态异常　常见以下疾病。

(1)腱鞘滑膜炎:腕关节背侧或掌侧呈结节状隆起、压痛,见于类风湿性关节炎或关节结核。

(2)腱鞘囊肿:腕关节背侧或桡侧为圆形无痛性隆起,触之坚韧,推之可沿肌腱的垂直方向稍移动。

(3)类风湿性关节炎:近端指间关节呈梭形肿胀。

2.活动受限　关节活动可有主动活动和被动活动两种形式。关节本身的病变及关节周围或邻近受损均可影响关节的活动。

第七节　神经系统检查

神经系统检查包括脑神经、运动神经、感觉神经、神经反射及自主神经等方面。检查时,应使患者充分配合,医师要耐心,尽可能避免遗漏体征,明确神经系统有无损害和受损部位、范围、性质及程度。

一、脑神经检查

1.嗅神经　检查时嘱患者压住一侧鼻孔,然后用醋、酒、香皂等置于另一鼻孔下,要求患者分辨各种气味,同法检查对侧。一侧嗅觉丧失,则为同侧嗅神经损害,见于创伤等。双侧嗅觉丧失常见于感冒或鼻黏膜本身病变。

2.视神经　检查包括视力、视野检查。

(1)视力:分别检查两眼远视力和近视力。视力检查可初步判断有无近视、远视、散光,器质性病变如白内障、眼底病变等。

(2)视野:正视前方,两眼保持不动所能看到的最大范围,称为视野。常用手试对比检查法可粗略地测定视野。检查方法为:医师为视野正常者,然后与患者相对而坐,相距65~100 cm,各自用手遮住相对的一眼,相对凝视以保持不动。医师将手指置于两人中间等距离处,分别自上、下、左、右的周边向中央移动。如视野正常,两人应同时看到移动的手指;如患者视野缩小或异常,应进一步用视野计作精确的测定。

3.动眼、滑车及外展神经　此三对脑神经共同支配眼球运动,合称眼球运动神经。动眼神经支配提上睑肌、上直肌、下直肌、内直肌及下斜肌;滑车神经支配眼球的上斜肌;展神经支配外直肌。检查方法:患者取坐位,医师在其对面将食指置于患者眼前30~40 cm处,嘱患者头部固定,眼球随医师食指方向按左、左上、左下、右、右上、右下六个方向移动。检查时注意观察眼球运动幅度、灵活性、两眼是否同步、有无眼球震颤、斜视、复视等。

4.三叉神经　面部感觉及咀嚼运动由三叉神经支配。

(1)面部感觉:三叉神经的感觉纤维分布在面部皮肤及眼、鼻与口腔黏膜。常用针刺检查痛觉,棉签检查触觉,两侧对比。随时询问患者的感觉反应有无减退、消失或过敏。角膜反射障碍也为三叉神经功能受损的表现。

(2)咀嚼运动:受三叉神经的运动纤维支配。双手触按患者颞肌、咀嚼肌,嘱患者做咀嚼运动,比较两侧肌力强弱;再嘱患者做张口运动,观察张口时下颌有无偏斜。当翼状肌瘫痪时,下颌偏向患侧。

5.面神经　面神经主要支配面部表情肌和具有味觉功能。观察鼻唇沟有无变浅,眼裂有无增宽,口角有无低垂或歪向一侧。能否完成皱额、闭眼、露齿、鼓腮动作。面神经损害时,上述动作均有障碍且伴舌前2/3味觉丧失。

6.听神经　包括前庭及耳蜗神经。检查包括听力及前庭功能检查。

(1)听力检查:检查时在一定的距离内用手表测试其听力,并与正常人作对比。如果患者存在耳聋,精确了解应做音叉试验或电测听仪检查。

(2)前庭神经检查:询问患者有无眩晕、夜行困难、观察患者有无眼球震颤等,若有以上症状需考虑耳蜗及前庭神经病变。

7.舌咽神经、迷走神经　两者在解剖与功能上关系密切,常同时受损。先询问患者有无声音低哑、吞咽困难和饮水呛咳,然后嘱患者张口发"啊"音,观察两侧软腭上抬是否有力、对称,腭垂有无偏斜。一侧神经受损时,该侧软腭上提减弱,腭垂偏向健侧。舌后1/3味觉减退为舌咽神经功能损害。

8.副神经　检查胸锁乳头肌与斜方肌是无萎缩,嘱患者做耸肩及转颈运动,比较两侧肌力是否正常。副神经受损时,可出现一侧异常。

9.舌下神经　观察舌肌有无萎缩及肌束颤动,伸舌有无偏斜。一侧麻痹时伸舌偏向患侧,双侧麻痹者则不能伸舌。

二、运动功能检查

运动包括随意和不随意运动,随意运动由锥体束完成,不随意运动由锥体外系和小脑系支配。

(一)肌力

肌力指肌肉运动时的最大收缩力。检查时嘱患者做肢体伸屈动作,医师从相反方向测试患者对阻力的克服力量,并注意左右对比。肌力的记录采用0~5级的六级分级法。

0级　完全瘫痪。

1级　肌肉可收缩,但不能产生动作。

2级　肢体在床面上能移动,但不能抬离床面。

3级　肢体能抬离床面,但不能抗阻力。

4级　能做抗阻力动作,但较正常差。

5级　正常肌力。

根据病变的部位不同瘫痪分为中枢性瘫痪(上运动神经元性瘫痪)和周围性瘫痪(下运动神经元性瘫痪)。二者鉴别见表3-6。

表3-6　中枢性与周围性瘫痪的鉴别

鉴别点	中枢性瘫痪	周围性瘫痪
范围	一个以上肢体瘫痪	个别或几个肌群受累
肌张力	增强	减弱或消失
肌萎缩	无	有
腱反射	增强或亢进	减弱或消失
病理反射	有	无

根据瘫痪的形式,临床上分为四种类型:①单瘫:单一肢体瘫痪,多见于脊髓灰质炎。②偏瘫:为一侧肢体瘫痪,常伴有同侧脑神经损害,多见于颅脑病变。③交叉性偏瘫:为一侧偏瘫及对侧脑神经损害。④截瘫:为双下肢瘫痪,是脊髓横贯性损伤的结果,见于脊髓外伤、炎症等。

(二)肌张力

肌张力指静息状态下的肌肉紧张度。以触摸肌肉的硬度和伸屈其肢体时感知的阻力作判断。

1.肌张力增高　肌肉坚实,伸屈其肢体时阻力增加。可表现为以下两种。①痉挛性:在被动运动开始时阻力较大,终末时突感减弱,称为折刀现象,见于锥体束损害。②强直性:伸屈肢体时始终阻力增加,称铅管样强直,见于锥体外系损害。

2.肌张力降低 触诊时肌肉松软,被动运动时肌张力减弱,可表现关节过伸,见于周围神经炎、前角灰质炎和小脑病变等。

（三）不随意运动

不随意运动是随意肌不自主收缩所产生的一些无目的的异常动作,多为锥体外系损害的表现。

1.震颤 为两组拮抗肌交替收缩引起的不自主动作。

（1）静止性震颤:静止时表现明显,而在做意向动作时则减轻或消失,常伴肌张力增高,情绪紧张时加重,入睡后消失。见于震颤麻痹。

（2）动作性震颤:动作时发生,越接近目标物越明显,静止时减轻或消失,可伴有肌张力降低,见于小脑病变。

（3）扑翼样震颤:患者双臂向前平举,使其双手和腕部悬空,出现两手快落慢抬的动作,与飞鸟扑翼相似。主要见于肝性脑病早期。

（4）其他:小震颤又称细震颤,系手指的细微震颤,闭目平伸双臂时易检出。见于甲状腺功能亢进症及神经衰弱者。

2.舞蹈样运动 肢体大关节快速、无目的、不对称运动,类似舞蹈,睡眠时可减轻或消失。该运动也可发生在面部,犹如作鬼脸。多见于儿童期脑风湿病变。

3.手足徐动 发生时,手指或足趾的一种缓慢持续的伸展扭曲动作,见于脑性瘫痪、肝豆状核变性和脑基底核变性。

（四）共济运动

机体任一动作的完成均依赖于某组肌群协调一致的运动,称共济运动。这种协调主要靠小脑的功能,前庭神经、视神经、深感觉及锥体外系均参与作用。

1.指鼻试验 患者手臂外展伸直,以食指尖指自己的鼻尖,由慢到快,先睁眼,后闭眼重复进行。小脑半球病变时同侧指鼻不准;如睁眼时指鼻准确,闭眼时出现障碍则为感觉性共济失调。

2.跟-膝-胫试验 患者仰卧,上抬一侧下肢,将足跟置于对侧膝盖,再沿胫骨前缘向下移动。小脑病变时,动作不准。

3.闭目难立征 又称 Romberg 征。患者足跟并拢站立,闭目,双手向前平伸,若出现身体摇晃或倾斜则为阳性,提示小脑病变。若睁眼时能站稳而闭眼时站不稳,则为感觉性共济失调,见于脊髓后索及前庭器官的病变。

三、感觉功能检查

让患者了解检查的目的与方法,以取得配合。检查时要注意左右侧和远近端部位的差别,从感觉缺失区向正常部位逐步检查。检查时患者宜闭目,以避免主观或暗示作用。

（一）浅感觉

1.痛觉 用大头针的针尖轻刺患者皮肤以检查痛觉,两侧对比并记录感觉障碍类型与范围。

2.触觉 用棉签或软纸片轻触患者皮肤或黏膜。触觉障碍见于后索病变。

3.温度觉 用盛有热水（40~50℃）或冷水（5~10℃）的试管测试皮肤温度觉。温度觉障碍见于脊髓丘脑侧束损害。

（二）深感觉

1.运动觉 患者闭目,检查轻轻夹住患者的手指或足趾两侧,上下移动,嘱患者说出"向上"

或"向下"。运动觉障碍见于后索病变。

2.位置觉　患者闭目,医师将其肢体放于某一位置,让患者描述其位置。位置觉障碍见于后索病变。

3.震动觉　用震动着的音叉柄置于骨突起处,询问有无震动感觉,判断左右侧有无差别。震动觉障碍见于后索病变。

（三）复合感觉

复合感觉是指皮肤定位感觉、两点辨别觉和形体觉等,也称皮质感觉。

1.皮肤定位觉　患者闭目,医师以手指或棉签轻触患者皮肤某处,让患者指出被触部位。该功能障碍见于皮质病变。

2.两点辨别觉　以钝脚分规刺激皮肤上的两点,测患者有无能力辨别,再逐渐缩小双脚间距,直到患者感觉为一点时,测其实际间距,与健侧对比。当触觉正常而两点辨别觉障碍时见于额叶病变。

3.形体觉　患者闭目,用单手触摸熟悉的物体,如钢笔、钥匙、硬币等,嘱其说出物体的名称,检查时应先测患侧。功能障碍见于皮质病变。

4.体表图形体觉　患者闭目,在其皮肤上画图形(方、圆、三角形等)或写简单的字(一、二、十等),观察其能否识别。如有障碍,常为丘脑水平以上病变。

四、神经反射检查

反射是通过反射弧完成的,并受高级中枢控制。反射弧中任何一部分或高级中枢有病变,都可导致反射异常,表现为反射亢进、减弱或消失。

（一）浅反射

刺激皮肤或黏膜引起的反应称为浅反射。

1.角膜反射　患者向内上方注视,医师用细棉签毛由角膜外缘轻触患者的角膜。正常时,患者眼睑迅速闭合,称为直接角膜反射。刺激一侧角膜,对侧出现眼睑闭合反应,称为间接角膜反射。凡直接与间接角膜反射皆消失者,见于三叉神经病变(传入障碍);直接反射消失,间接反射存在,见于患侧面神经瘫痪(传出障碍);深昏迷者角膜反射完全消失。

2.腹壁反射　患者仰卧,两下肢稍屈,腹壁放松,然后用钝头竹签分别沿肋缘下(胸髓7、8节)、脐平(胸髓9、10节)及腹股沟上(胸髓11、12节)的平行方向,由外向内轻划腹壁皮肤(图3-19)。正常反应是受刺激的部位可见腹壁肌收缩。双侧上、中、下腹壁反射消失见于昏迷或急腹症者,肥胖者、老年人、经产妇也会出现双侧腹壁反射减弱或消失。一侧上、中、下腹壁反射消失,见于同侧锥体束病损。

3.提睾反射　用钝头竹签由下向上轻划股内侧上方皮肤,可引起同侧提睾肌收缩,睾丸上提。双侧反射消失见于腰髓1、2节病损。一侧反射减弱或消失见于锥体束损害(图3-19)。

4.肛门反射　用大头针轻划肛门周围皮肤,可看到肛门外括约肌收缩。反射障碍为骶髓4、5节或肛尾神经病变。

（二）深反射

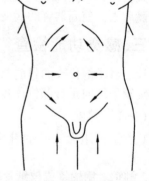

图3-19　腹壁反射和提睾反射

刺激骨膜、肌腱引起的反射是通过深部感觉器完成,称深反射,又称腱反射。检查时患者要合作,肢体应放松。医师叩击力量要均等,两侧对比。腱反射不对称是神经损害的重要定位体征。

1.肱二头肌反射 医师左手托扶患者屈曲的肘部,并将拇指置于肱二头肌肌腱上,然后右手持叩诊锤叩击拇指,正常反应为肱二头肌收缩,前臂快速屈曲(图3-20)。反射中枢为颈髓5、6节。

2.肱三头肌反射 医师左手托扶患者的肘部,嘱患者肘部屈曲,右手持叩诊锤直接叩击鹰嘴突上方的肱三头肌肌腱,正常反应为肱三头肌收缩,前臂稍伸展(图3-21)。反射中枢为颈髓6、7节。

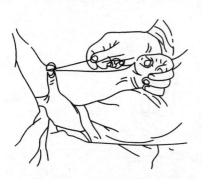 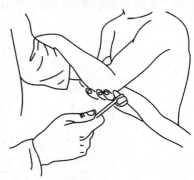

图3-20 肱二头肌反射检查示意图　　图3-21 肱三头肌反射检查示意图

3.桡骨膜反射 医师左手轻托患者腕部,并使腕关节自然下垂,右手持叩诊锤轻叩桡骨茎突,正常反应为前臂旋前,屈肘(图3-22)。反射中枢为颈髓5、6节。

4.膝反射 坐位检查时,患者小腿完全松弛,自然悬垂;卧位时,医师用左手托起其膝关节,使髋、膝关节稍屈,右手持叩诊锤叩击髌骨下方的股四头肌腱。正常反应为小腿伸展(图3-23)。反射中枢在腰髓2~4节。

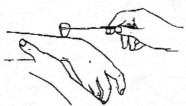

图3-22 桡骨膜反射检查示意图

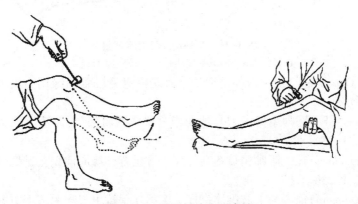

图3-23 膝反射检查示意图

5.跟腱反射 又称踝反射。患者仰卧,髋、膝关节屈曲,下肢外旋外展位,医师左手将患者足部背屈成直角,右手持叩诊锤叩击跟腱。正常反应为腓肠肌收缩,足向跖面屈曲(图3-24)。反射中枢为骶髓1、2节。

（三）病理反射

锥体束病损时,失去了对脑干和脊髓的抑制功能,而出现足和趾背伸的反射,称锥体束征阳性。1岁半以内的婴幼儿由于锥体束尚未发育完善,可以出现锥体束征阳性。成人出现为病理反射,提示锥体束受损。

1.巴宾斯基(Babinski)征　患者仰卧位,髋及膝关节伸直,医师用钝头竹签沿患者足底外侧,由后向前划至小趾足根部并转向内侧,阳性反应为:踇趾背伸,余四趾呈扇形展开(图3-25)。

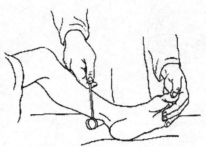

图3-24　跟腱反射检查示意图

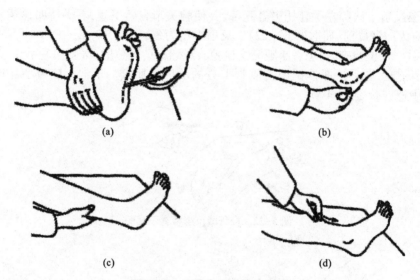

(a)　　　　　　　　　　　　　　　　　　(b)

(c)　　　　　　　　　　　　　　　　　　(d)

图3-25　几种病理反射示意图

(a)巴宾斯基征;(b)奥本海姆征;(c)戈登征;(d)查多克征

2.奥本海姆(Oppenheim)征　医师用拇指及食指沿患者胫骨前缘用力由上向下滑压,阳性反应同Babinski征(图3-25)。

3.戈登(Gordon)征　医师用拇指和其他四指分置腓肠肌部位,以适度的力量捏,阳性反应同Babinski征(图3-25)。

4.查多克(Chaddock)征　医师用竹签在外踝下方足背外缘向前划至趾跖关节处,阳性反应同Babinski征(图3-25)。

5.霍夫曼(HOffmann)征　为上肢锥体束征。医师左手持患者腕关节上方,使其腕关节稍背伸,右手中指及食指夹持患者中指并稍向上提,并用拇指向下弹刮患者中指指甲,引起其余四指轻度掌屈反应则为阳性,较多见于颈髓病变。

6.阵挛　阵挛是在深反射亢进时,用力使相关肌肉处于持续紧张状态,该组肌肉发生节律性收缩,称为阵挛,常有以下两种。

（1）踝阵挛：患者仰卧位，髋与膝关节稍屈，医师一手持患者腘窝部，一手持患者足底前端，用力使踝关节过伸（图3-26）。阳性表现为腓肠肌与比目鱼肌发生连续性节律性收缩，临床意义同深反射亢进。

（2）髌阵挛：患者下肢伸直，医师以拇指与食指捏住其髌骨上缘，用力向远端快速连续推动数次后维持推力。阳性反应为股四头肌发生节律性收缩使髌骨上下移动，意义同上。

（四）脑膜刺激征

脑膜刺激征为膜脑受激惹的体征，见于各种脑膜炎、蛛网膜下腔出血和颅压增高等。

1.颈强直 患者仰卧位，医师以左手托患者枕部做被动屈颈动作，以测试颈肌抵抗力。如抵抗力增强，即为颈强直。

2.克尼格（Kernig）征 患者仰卧，先将一侧髋关节屈成直角，再用手抬高小腿，正常人可将膝关节伸达135°以上，伸膝受限且伴疼痛为阳性（图3-27）。

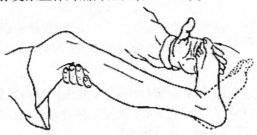

图3-26 踝阵挛检查法示意图

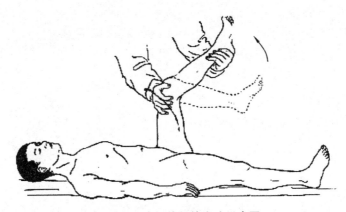

图3-27 克尼格征检查法示意图

3.布鲁津斯基（Brudzinski）征 患者仰卧，下肢自然伸直，医师左手托患者枕部，右手置于患者胸前，然后使头部前屈，两侧膝关节、髋关节屈曲为阳性（图3-28）。

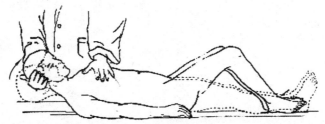

图3-28 布鲁津斯基征检查法示意图

五、自主神经功能检查

自主神经的主要功能是调整内脏、血管与腺体等活动，故又称内脏神经。大部分内脏接受交感和副交感神经纤维的双重支配,它们之间的作用虽是相互抵抗的,但在大脑皮质的调节下,可协调整个机体内、外环境的平衡。临床常用检查方法有以下几种。

（一）眼心反射

患者仰卧闭眼,医师左手中指及食指置于患者眼球两侧,逐渐加压,但不可使患者感到疼痛。加压20~30 s后计数脉率,正常时可减少10~12 次/分,超过12次/分提示副交感神经功能增强,如压迫后脉率不减少甚或增加,则提示交感神经功能亢讲。

（二）卧立位试验

平卧位计数脉率,然后起立站直,再计数脉率。如由卧位到立位脉率增加超过10~12次/分为交感神经兴奋增强。由立位到卧位,脉率减慢超过10~12 次/分则为副交感神经兴奋增强。

（三）竖毛反射

竖毛肌由交感神经支配。将冰块置于患者颈后或腋窝,数秒钟后见竖毛肌收缩,毛囊处隆起如鸡皮。依据竖毛反射障碍的部位来判断交感神经功能障碍的范围。

（四）皮肤划纹试验

用钝头竹签在皮肤上适度加压划线,数秒钟后,皮肤先出现白色划痕高出皮面,以后变红,属正常反应。如白色划痕持续较久,超过5min,提示交感神经兴奋性增高。如红色划痕迅速且出现持续时间较长,提示副交感神经兴奋性增高。

第四章　辅助检查

辅助检查是医务人员进行医疗活动、获得有关资料的方法之一,即通过医学设备进行身体检查,主要包括实验室检查、影像学检查、心电图检查和内镜检查等。临床医师在获得病史和体格检查资料的基础上,合理选择一些必要的辅助检查,无疑会使临床诊断更准确、可靠。

第一节　常用实验室检查

实验诊断学是运用物理、化学、微生物学、细胞学、免疫学及遗传学等技术和方法,对患者的血液、体液、排泄物、分泌物等标本进行检测,以获取疾病的病因、病理变化、器官功能状态等资料,协助临床疾病诊断、鉴别诊断、疗效观察和预后判断的一门学科。学会根据临床诊疗需要,选择相关的实验室检查项目、正确地评价和解释检测结果,掌握常用实验室检查项目的临床意义,为今后从事临床医疗工作奠定基础。

一、血液常规检查

近年来由于血液学分析仪器的广泛应用,血液常规检测的项目增多,包括血红蛋白测定(Hb)、红细胞计数(RBC)、红细胞平均值测定和红细胞形态检测;白细胞计数(WBC)和分类计数;血小板计数(PLT)、血小板平均值测定和血小板形态检测。

（一）红细胞计数和血红蛋白测定

红细胞是血液中数量最多的有形成分,其主要生理功能是作为呼吸载体携带氧气至全身各组织,这一功能是通过其内含的血红蛋白来完成的。红细胞计数和血红蛋白测定是血液常规检查的基本项目,常作为诊断贫血及红细胞增多的主要指标之一。

【参考值】红细胞计数和血红蛋白正常参考值见表4-1。

表4-1　红细胞计数和血红蛋白正常参考值

人群	RBC/L	Hb/(g/L)
成年男性	$(4.00\sim5.50)\times10^{12}$	120~160
成年女性	$(3.50\sim5.00)\times10^{12}$	110~150
新生儿	$(6.00\sim7.00)\times10^{12}$	170~200

【临床意义】1.红细胞及血红蛋白增多　相对性增多见于暂时性血液浓缩如呕吐、高热、腹泻、多尿、多汗、大面积烧伤等;继发性增多见于慢性肺源性心脏病、发绀型先天性心脏病、异常血红蛋白病等;原发性增多见于真性红细胞增多症、良性家族性红细胞增多症等。

2.红细胞及血红蛋白减少　生理性减少见于婴幼儿、15岁以前的儿童、部分老年人、妊娠中晚期。红细胞病理性减少指单位容积血液中红细胞及血红蛋白含量低于正常值,常称贫血。根据贫血产生的病因和发病机制不同,可将贫血分为红细胞生成减少、红细胞破坏增多、红细胞丢失过多。

临床上习惯用血红蛋白作为衡量贫血程度的指标。成年男性 Hb<120 g/L,成年女性 Hb<110 g/L,为轻度贫血;Hb<90 g/L 为中度贫血;Hb<60 g/L 为重度贫血;Hb<30 g/L 为极重度

贫血。

（二）白细胞计数和分类计数

白细胞计数是指测定单位容积的外周血各种白细胞的总数。白细胞分类计数是在显微镜下观察染色后的血涂片上白细胞的形态，并进行分类计数，求得各种白细胞的比值（百分率）和绝对值。由于不同类型的白细胞具有不同的生理功能，不同因素可导致不同类型的白细胞发生变化。因此，直接了解白细胞形态或分类的变化，较了解白细胞总数更能反映机体的生理或病理状态。

【参考值】1.白细胞计数　成人：$(4\sim10)\times10^9/L$；新生儿：$(15\sim20)\times10^9/L$；6个月至2岁：$(11\sim12)\times10^9/L$。

2.白细胞分类计数　如表4-2所示。

表4-2　成人白细胞分类参考值

细胞类型	百分比/（%）	绝对值/（$\times10^9/L$）
中性粒细胞（N）		
杆状核（Nst）	0~5	0.04~0.05
分叶核（Nsg）	50~70	2~7
嗜酸性粒细胞（E）	0.5~5	0.05~0.5
嗜碱性粒细胞（B）	0~1	0~0.1
淋巴细胞（L）	20~40	0.8~4
单核细胞（M）	3~8	0.12~0.8

【临床意义】

白细胞计数高于$10\times10^9/L$，称白细胞增多；低于$4\times10^9/L$，称白细胞减少。因中性粒细胞在白细胞中所占百分比最高，因此它的数值增减是影响白细胞总数的关键，即白细胞总数增减的意义与中性粒细胞增减的意义基本上是一致的。但两者的数量关系也有不一致的情况，此时，需要具体情况具体分析。

1.中性粒细胞　在外周血中可分中性杆状核粒细胞和中性分叶核粒细胞两类。

（1）中性粒细胞生理性增多：新生儿至2岁幼儿均比成人多。妊娠中晚期及分娩时、剧烈运动、情绪激动、严寒、高温等都会引起白细胞暂时性增多。

（2）中性粒细胞病理性增多：①急性感染，特别是急性化脓性感染时，中性粒细胞增高程度取决于感染微生物的种类、感染灶的范围、感染的严重程度、患者的反应能力；②严重的损伤或大量血细胞破坏，如严重烧伤、较大手术后、心肌梗死等均可见白细胞增多，增多的细胞成分以中性粒细胞为主；③急性大出血，在内脏（肝、脾等）破裂或宫外孕破裂所致大出血，此时白细胞数可迅速增高，常出现于血红蛋白降低之前；④急性中毒，如安眠药、敌敌畏等中毒时，常见白细胞数增高；⑤肿瘤性增多，白细胞呈长期持续性增多，最常见于粒细胞性白血病，其次也可见于各种恶性肿瘤的晚期。

（3）中性粒细胞病理性减少：①某些病毒性感染，是引起中性粒细胞减少的常见原因。某些革兰阴性杆菌如伤寒、副伤寒杆菌感染时，白细胞也均减少；②某些血液病，如典型的再生障碍性贫血时，呈三系减少表现；③慢性理化损伤，电离辐射（如X线、放射线等）、长期服用氯霉素后，可致白细胞数减少；④自身免疫性疾病，如系统性红斑狼疮等；⑤脾功能亢进，各种原因所致的脾肿大，如门静脉高压引起的肝硬化等均可见白细胞数减少。

（4）中性粒细胞的核象变化：中性粒细胞的核形标志着它的发育阶段。正常外周血液中的中性粒细胞以2~3叶的分叶核占多数，可见少量杆状核，杆状核与分叶核的正常比值为1：13。

外周血中出现不分叶核粒细胞(包括杆状核粒细胞,晚幼粒、中幼粒或早幼粒细胞)的百分率增高(超过5%)时,称为核左移。常见于急性化脓性细菌所致的感染、急性失血、急性中毒及急性溶血反应等。中性粒细胞增多伴核轻度左移,提示感染轻或处于感染早期;伴核明显左移表示感染加重;核显著左移但中性粒细胞不增高或降低者常提示感染极为严重。外周血液中5叶核及5叶核以上的中性粒细胞超过3%时称核右移。主要见于造血功能减退、巨幼细胞贫血、应用抗代谢药物等。

2.嗜酸性粒细胞　嗜酸性粒细胞增多临床上常见于过敏性疾病及寄生虫感染;亦常见于某些恶性肿瘤、骨髓增值性疾病。嗜酸性粒细胞减少常见于伤寒、副伤寒初期,大手术、大面积烧伤等应激状态,或长期应用肾上腺皮质激素,其临床意义甚小。

3.嗜碱性粒细胞　增多见于慢性粒细胞白血病、嗜碱性粒细胞白血病、某些转移癌及骨髓纤维化。减少无临床意义。

4.淋巴细胞　增多见于病毒感染、淋巴细胞白血病、淋巴瘤等。减少见于长期接触放射物质。

5.单核细胞　增多见于某些感染如活动性结核、某些血液病(如单核细胞白血病)。减少无临床意义。

(三)血小板计数

【参考值】(100~300)×10^9/L。

【临床意义】1.血小板减少　低于100×10^9/L称为血小板减少。根据病因和发病机制不同,血小板减少可分为:①血小板生产障碍:见于再生障碍性贫血、放射性损伤、急性白血病、巨幼细胞贫血、骨髓纤维化晚期等。②血小板破坏或消耗增大:见于原发性血小板减少性紫癜、系统性红斑狼疮、恶性淋巴瘤、新生儿血小板减少症、上呼吸道感染、风疹等。③血小板分布异常:见于脾肿大、血液被稀释等。

2.血小板增大　超过400×10^9/L称为血小板增多。原发性增大见于骨髓增生性疾病,如真性红细胞增多症和原发性血小板增多症、骨髓纤维化早期及慢性粒细胞白血病等。反应性增大见于急性感染、急性溶血、某些癌症患者等。

二、尿液检查

尿液是泌尿系统的终末代谢产物。血液通过。肾小球滤过作用形成原尿,原尿经肾小管重吸收、肾小管和集合管的分泌与排泄作用形成终尿。尿液检查主要用于泌尿系统疾病的筛查与鉴别;其他系统疾病的辅助诊断与观察;安全用药的监护;中毒与职业病的防护;健康体检等。

(一)一般性状检查

1.尿量

【参考值】成人为1000~2000 mL/24 h。

【临床意义】(1)多尿:成人尿量超过2500 mL/24 h,称为多尿。生理性多尿可见于食用水果等含水分高的食物过多或饮水过多、静脉输注液体过多、精神紧张或癔症、服用咖啡因、脱水剂、噻嗪类药物等。病理性多尿常见于慢性肾炎、慢性肾盂肾炎、急性肾衰竭多尿期、慢性肾衰竭早期、尿崩症、糖尿病等。

(2)少尿或无尿:成人尿量低于400 mL/24 h或小于17 mL/h,称为少尿;而低于100 mL/24 h或12 h无尿液排出,则称为无尿。生理性少尿多见于出汗过多或缺水。病理性少尿分为:①肾前性少尿:见于休克、失血过多、心衰、肾血管病变、严重腹泻、呕吐、大面积烧伤等。②肾性少尿:见于急性肾小球肾炎、急性肾盂肾炎、急性肾小管坏死等。③肾后性少尿:见于肾或输尿管损伤、结石和肿瘤等。

2.尿液外观

【参考值】正常新鲜尿液清澈透明。尿液颜色受食物、尿色素、药物等影响，一般呈淡黄色至深黄色。

【临床意义】(1)血尿：当每升尿中含血量超过 1 mL，尿液出现淡红色洗肉水样外观为肉眼血尿。尿液外观无明显变化，标本经离心沉淀后，镜检时红细胞平均大于 3 个/HP，称为镜下血尿。常见泌尿系统炎症、结石、肿瘤、结核、外伤、血液系统疾病等。

(2)血红蛋白尿：尿含游离血红蛋白时，可呈浓茶色或酱油色，称为血红蛋白尿。见于血型不合的输血反应、阵发性睡眠性血红蛋白尿、进食卟啉类食物色素等。

(3)胆红素尿：尿内含有大量的结合胆红素，尿液呈豆油样改变，振荡后出现黄色泡沫且不宜消失，见于胆汁淤积性黄疸和肝细胞性黄疸。尿液浓缩、服用呋喃唑酮、维生素 B_2、大黄等药物后尿色也呈黄色，但尿泡沫不黄，胆红素定性试验阴性。

(4)脓尿或菌尿：当尿内含有大量的脓细胞、炎性渗出物或细菌时，新鲜尿液呈白色混浊(脓尿)或云雾状(菌尿)。加热或加酸均不能使混浊消失。见于泌尿系统感染性如肾盂肾炎、膀胱炎等。

(5)乳糜尿：尿中混有淋巴液血呈稀牛奶状称为乳糜尿，见于丝虫病及肾周围淋巴管梗阻。

3.尿液气味

【参考值】正常新鲜尿气味源自尿巾酯类及挥发性酸；尿标本久置，因尿素分解可出现氨臭味，尿气味可受药物或食物影响。

【临床意义】若新鲜尿液出现氨臭味见于慢性膀胱炎和尿潴留；出现烂苹果样气味见于糖尿病酮症酸中毒；出现大蒜臭味见于有机磷农药中毒；出现鼠臭味见于苯丙酮尿症。

4.尿液 pH 值

【参考值】正常人尿液呈弱酸性，pH 值范围在 4.5~8.0 之间，一般为 6.5 左右，常受膳食结构的影响。

【临床意义】pH 值降低见于代谢性酸中毒、糖尿病酮症酸中毒、痛风等；pH 值增高见于膀胱炎、代谢性碱中毒、严重呕吐及服用碱性药物等。

5.尿液比重

【参考值】成人：1.015~1.025，晨尿最高，一般大于 1.020；婴幼儿尿液比重偏低。

【临床意义】尿液比重降低见于大量饮水、慢性肾小球肾炎、慢性肾衰竭、肾小管间质疾病、尿崩症等。尿液比重增高见于血容量不足导致的肾前性少尿、急性肾小球肾炎、肾病综合征等。

(二)化学成分检查

1.尿蛋白【参考值】定性：阴性；定量：0~80 mg/24 h。

【临床意义】蛋白定性试验呈阳性或尿蛋白超过 150 mg/24 h 或超过 100 mg/L 时，称为蛋白尿。

(1)生理性蛋白尿：泌尿系统无器质性病变，尿中出现一过性蛋白质。见于剧烈活动、发热、受寒或精神紧张等。

(2)病理性蛋白尿：①肾小球性蛋白尿：这是最常见的一种蛋白尿。常见于肾小球肾炎、肾病综合征等，以及糖尿病、系统性红斑狼疮、高血压等引起的继发性肾小球疾病。②肾小管性蛋白尿：常见于肾盂肾炎、间质性肾炎、重金属(如汞、镉、铋)中毒；药物(如庆大霉素、多黏菌素 B)及肾移植术后。③混合性蛋白尿：肾脏病变同时累及肾小球和肾小管的疾病，见于糖尿病、系统性红斑狼疮等。④溢出性蛋白尿：闪血浆中出现大量小分子蛋白质，经肾小球滤出过多，超过肾小管的重吸收能力所致的蛋白尿。见于多发性骨髓瘤、巨球蛋白血症、急性溶血性疾病等。

2.尿糖

【参考值】定性：阴性；定量：0.56~5.0 mmol/24 h。

【临床意义】尿糖定性试验呈阳性，称为糖尿。见于：①代谢性糖尿：由于胰岛素分泌量州对或绝对不足,糖代谢发生紊乱引起血糖升高。常见于糖尿病。②内分泌性糖尿:常见于甲状腺功能亢进症、库欣综合征、肢端肥大症等。③血糖正常性糖尿:见于慢性肾炎、肾病综合征和家族性糖尿等。①暂时性糖尿:短时间内进食大量碳水化合物或静脉注入大量葡萄糖可引起血糖浓度暂时性升高,从而出现尿糖阳性,称摄入性糖尿。应激性糖尿见于颅脑外伤、脑血管意外、急性心肌梗死及精神刺激等,系肾上腺素、肾上腺糖皮质激素等大量分泌所致。

3.尿酮体

【参考值】定性:阴性。

【临床意义】尿酮体是尿中乙酰乙酸、β-羟丁酸及丙酮的总称,是脂肪代谢的中间产物。正常人定性试验为阴性。当各种原因导致脂肪代谢加速时,脂肪酸氧化不全,酮体产生增加,是血酮过多引起尿酮阳性。见于糖尿病酮症酸中毒、长期禁食、妊娠剧吐等。

4.尿胆红素与尿胆原

【参考值】尿胆红素定性为阴性,定量≤2 mg/L;尿胆原定性为阴性或弱阳性,定量≤10 mg/L。

【临床意义】由于肝及胆道内外各种疾病引起胆红素代谢障碍,使非结合胆红素及结合胆红素在血中潴留,后者能溶于水,部分可从尿中排出为尿胆红素;结合胆红素排进入肠道转化为尿胆原,从粪便中排出为粪胆原,大部分尿胆原从肠道被重吸收经肝转化为结合胆红素再排入肠腔,小部分尿胆原则从肾小球滤过和肾小管排出为尿胆原。尿胆原与空气接触变成尿胆素。尿胆红素、尿胆原和尿胆素三者共称尿三胆。尿胆红素阳性或增高见于急性黄疸性肝炎、胆汁淤积性黄疸等。尿胆原阳性或增高见于肝细胞性黄疸和溶血性黄疸。尿胆原减少见于胆汁淤积性黄疸。

（三）显微镜检查

尿沉渣检查是对尿液离心沉淀物中有形成分的鉴定。传统的尿沉渣检查包括用显微镜对尿沉渣进行定性、定量检查以及各种有形成分的计数检测;现在可用尿液分析仪(试纸条法)及尿沉渣自动分析仪,对尿中某些有形成分进行自动检测。主要检测细胞、管型和结晶。

1.细胞

【参考值】红细胞:玻片法平均0~3个/HP;白细胞:玻片法平均0~5个/HP。

【临床意义】每高倍视野中平均见到3个以上红细胞,称为镜下血尿。多形红细胞大于80%,称为肾小球源性血尿,常见于急性肾小球肾炎、急进性肾炎、慢性肾炎、紫癜性肾炎狼疮性肾炎。多形红细胞小于50%,称为非肾小球源性血尿,见于肾结石、泌尿系统肿瘤、肾结核、肾盂肾炎、急性膀胱炎等。如果每个高倍视野见到5个以上白细胞为增多。泌尿系统有炎症时均可见到尿中白细胞增多,尤其在细菌感染时为甚,如急、慢性肾盂肾炎,膀胱炎,尿道炎,前列腺炎,肾结核等。

2.管型

【参考值】管型:0~1个/HP。

【临床意义】管型是蛋白质、细胞及其崩解产物在肾小管、集合管内凝固而成的圆柱形蛋白凝聚体,是尿沉渣中最有诊断价值的成分。常见的管型有透明管型、颗粒管型、细胞管型、蜡样管型、脂肪管型等。管型的出现提示肾脏有器质性的病变。

3.结晶

【参考值】生理性结晶:可见磷酸盐、草酸钙、尿酸等结晶。

【临床意义】生理性结晶多来自食物及机体盐类正常代谢产生的各种酸性产物,与钙、镁、铵等离子结合生成各种无机盐及有机盐,又称代谢性盐类结晶,一般无临床意义。尿液病理性结晶是由于各种疾病因素在尿中出现的或者由于某种药物在体内代谢异常而出现的结晶,如胱氨酸、亮氨酸、酪氨酸、造影剂结晶等。

三、粪便检查

粪便是食物在体内被消化吸收营养成分后剩余的产物。粪便检查包括一般性状、显微镜和化学检查。粪便检查对消化道出血鉴别与肿瘤筛查有重要价值。

（一）一般性状检查

1.量　正常人粪便量与进食食物种类、食量及消化器官的功能状态有关。一般健康成人排便多数为每天1次，每次排便量为100~300 g。当消化道有炎症或功能紊乱时，粪便量和排便次数均有不同程度增加。

2.颜色与性状　正常成人粪便因含粪胆素而呈黄褐色；婴儿粪便因含胆绿素未转变成胆红素而呈黄绿色或金黄色糊状。病理情况下可见鲜血便、黑便、柏油样便、白陶土样便及脓血便等。

（1）水样或糊状便：见于各种原因引起的腹泻，尤其是急性胃肠炎。

（2）黏液、脓样或脓血便：见于痢疾、溃疡性结肠炎、结肠及直肠癌等。

（3）胶冻状便：见于各种肠炎、痢疾。

（4）柏油样便：粪便黑色富有光泽，呈柏油状样，见于上消化道出血。

（5）鲜血便：提示下消化道出血，如结肠及直肠癌、肛裂和痔疮等。

（6）白陶土样便：见于各种原因引起的阻塞性黄疸。

（7）米泔样便：呈白色淘米水样、量多。见于霍乱和副霍乱。

（8）乳凝块便：见于乳儿消化不良。

（9）细条状便：粪便常呈细条状或扁条状，见于直肠癌及肠道狭窄。

3.寄生虫体正常人粪便中无寄生虫。粪便中如存在虫体较大的肠道寄生虫如蛔虫、蛲虫、绦虫等或其片段时，肉眼即可分辨；钩虫虫体，需粪便筛洗后能见。

（二）显微镜检查

粪便直接涂片显微镜检查是临床常规检验项目。可以从中发现病理成分，如各种细胞、寄生虫卵、真菌、细菌、原虫等，并可通过观察各种食物残渣以了解消化吸收功能。正常粪便中不见或偶见白细胞，消化道感染时白细胞增多。正常粪便中无红细胞，痢疾、溃疡性结肠炎、结肠癌、直肠息肉可见红细胞增多。从粪便中检查寄生虫卵，是诊断肠道寄生虫感染的最常用的化验指标。粪便中常见的寄生虫的卵有蛔虫卵、钩虫卵、鞭虫卵、蛲虫卵、华枝睾吸虫卵、血吸虫卵、姜片虫卵、带绦虫卵等。

（三）化学检查

化学检查有酸碱度反应、隐血试验、粪胆素、粪胆原、脂肪测定等，其中隐血试验是最有临床意义的检验项目。当上消化道出血量小于5 mL，粪便中无可见的血液，且红细胞破坏，显微镜检查也未见红细胞，而需用化学法、免疫法等才能证实的出血，称为隐血，检查粪便隐血的试验称为粪便隐血试验。粪便隐血试验主要用于消化道出血、消化道肿瘤筛检和鉴别。

四、肝功能检查

检查肝脏功能状态的实验室检查称为肝功能检查，肝功能检查包括蛋白质代谢检查、胆红素代谢检查、血清酶学检查等。

（一）蛋白质代谢检查

【参考值】正常成人血清总蛋白（STP）：60~80 g/L；清蛋白（A）：40~55 g/L；球蛋白（G）：20~30 g/L。清蛋白与球蛋白的比值（A/G）：（1.5~2.5）：1。

【临床意义】血清总蛋白降低一般与清蛋白减少相平行，总蛋白升高同时有球蛋白升高。

由于肝脏具有很强大的代偿能力,且清蛋白半衰期较长,因此只有当肝脏病变达到一定程度后才出现血清蛋白的改变,急性或局灶性肝损伤时 STP、A、G、A/G 多为正常。因此它常用于慢性肝损伤的检测。①血清总蛋白及清蛋白增高:主要见于各种原因引起的血液浓缩(严重脱水、休克、饮水不足)、肾上腺皮质功能减退等。②血清总蛋白及清蛋白降低:血清总蛋白<60 g/L或清蛋白<30 g/L,称为低蛋白血症。血清总蛋白及清蛋白降低见于肝脏损害、营养不良、蛋白丢失过多、机体消化增加等。③血清总蛋白及球蛋白增高:当血清总蛋白>80 g/L 或球蛋白>35 g/L,分别称为高蛋白血症或高球蛋白血症。总蛋白增高主要是因球蛋白增高,其中又以球蛋白增高为主。球蛋白增高见于慢性肝脏疾病、淋巴瘤、多发性骨髓瘤、原发性巨球蛋白血症等。④A/G 倒置:清蛋白降低和(或)球蛋白增高均可引起 A/G 倒置,见于慢性肝炎、肝硬化、原发性肝癌、多发性骨髓瘤、原发性巨球蛋白血症等。

(二)胆红素代谢检查

【参考值】血清总月日红素(STB):3.4~17.1μmol/L;血清结合胆红素(CB):0~6.8μmol/L;血清非结合胆红素(UCB):1.7~10~μmol/L。

【临床意义】血清总胆红素包括结合胆红素和非结合胆红素。①判断有无黄疸及程度:血清总胆红素在 17.1~34.2μmol/L 时为隐性黄疸;34.2~171μmol/L 为轻度黄疸;171~342μmol/L为中度黄疸;>342μmol/L 为重度黄疸。②根据黄疸程度推断黄疸病因:溶血性黄疸通常总胆红素<85.5μmol/L,肝细胞性黄疸为 17.1~171μmol/L,不完全性梗阻性黄疸为 171~265μmol/L,完全性梗阻性黄疸通常大于 342μmlol/L。③判断黄疸的类型:血清总胆红素及结合胆红素升高提示胆汁淤积性黄疸;总胆红素及非结合胆红素升高提示溶血性黄疸;三者皆升高提示肝细胞性黄疸。

(三)血清酶学检查

1.血清转氨酶测定

【参考值】连续监测法测定(37℃):丙氨酸氨基转移酶(ALT)<35 U/L;天门冬氨酸氨基转移酶(AST)<40 U/L;ALT/AST≤1。

【临床意义】①ALT 与 AST 均增高:ALT 与 AST 均显著增高,以 ALT 增高更明显,ALT/AST>1,见于急性病毒性肝炎。②ALT 增高:ALT 中度增高见于慢性肝炎、脂肪肝、肝硬化、肝癌等,轻度升高见于肝内外胆汁淤积、心肌炎等。③AST 增高:AST 增高主要见于急性心肌梗死、急性肝炎、肌肉挤压伤等。

2.血清碱性磷酸酶测定

【参考值】连续监测法测定(37℃):女性,1~12 岁<500 U/L,>15 岁 40~150 U/L;男性,1~12 岁<500 U/L,12~15 岁<750 U/L,>25 岁 40~150 U/L。

【临床意义】生理情况下,碱性磷酸酶(ALP)活性增高主要与骨生长、妊娠、成长、成熟和脂肪餐后分泌等相关。病理情况下,血清 ALP 测定常用于肝胆疾病和骨骼疾病的临床诊断和鉴别诊断,尤其是黄疸的鉴别诊断。①协助鉴别黄疸,胆汁淤积性黄疸时其增高程度超过肝细胞性黄疸。②肝脏疾病如肝炎、肝硬化和肝癌等,可增高。③骨骼疾病如成骨细胞瘤、佝偻病、骨折恢复期等,也可增高。

3.血清γ-谷氨酰转移酶测定

【参考值】连续监测法:成年男性 11~50 U/L,女性 7~30 U/L。

【临床意义】①原发性或转移性肝癌:γ-谷氨酰转移酶(γ-GT)呈中度或高度增高,且 γ-GT活性与肿瘤大小及病情严重程度呈平行关系。②胆汁淤积性黄疸:持续时间越长,γ-GT 越高。③肝炎、肝硬化、酒精性或药物性肝炎:γ-GT 可增高。

五、肾功能检查

肾脏最重要的功能为肾小球滤过和肾小管重吸收功能。肾功能检查是判断肾脏疾病严重程度和预测预后、确定疗效、调整药物剂量的重要依据,但尚无早期诊断价值。

（一）肾小球功能检查

1.血肌酐测定　　血液中的肌酐(Cr)主要由肾小球滤过排出体外,肾小管基本不重吸收且排泌量也较少,在外源性肌酐摄入量稳定的情况下,血液中的浓度取决于肾小球滤过能力,其灵敏度较血尿素氮(BUN)好,但并非早期诊断指标。

【参考值】全血 Cr 为 $88.4 \sim 176.8 \mu mol/L$;血清或血浆 Cr,男性 $53 \sim 106 \mu mol/L$,女性 $44 \sim 97 \mu mol/L$。

【临床意义】(1)判断肾功能损害的程度:急性肾衰竭,血 Cr 明显的进行性升高为器质性损害的指标,可伴少尿或非少尿。慢性肾衰竭,血 Cr 升高程度与病情严重性一致:肾衰竭代偿期,血 $Cr<178 \mu mol/L$;肾衰竭失代偿期,血 $Cr>178 \mu mol/L$;肾衰竭期,血 $Cr>445 \mu mol/L$。

(2)鉴别肾性和肾前性少尿:肾性少尿,血 $Cr>200 \mu mol/L$,BUN 与 Cr 同时升高,$BUN/Cr \leq 10:1$。肾前性少尿,血 $Cr<200 \mu mol/L$,BUN 升高较快,而 Cr 不相应升高,$BuN/Cr>10:1$。

2.血尿素氮测定　　血尿素氮(BuN)是蛋白质代谢的终末产物,尿素主要经肾小球滤过随尿液排出,正常情况下 $30\% \sim 40\%$ 被肾小管重吸收,肾小管有少量排泌。当肾实质受损害时,肾小球滤过率降低,致使血尿素浓度增加,因此,目前临床上多测定尿素氮,粗略观察。肾小球滤过功能。

【参考值】成人:$3.2 \sim 7.1$ mmol/L,儿童:$1.8 \sim 6.5$ mmol/L。

【临床意义】(1)判断肾功能损害的程度:器质性肾功能损害,特别是慢性肾衰竭时 BUN 明显增高,急性肾衰竭 BUN 可无明显变化,但肾小球滤过率下降至 50% 以下时,BUN 才升高,因此,BUN 不是早期判断肾功能的指标,但对慢性肾衰竭(特别是尿毒症)病情严重程度判断有价值。肾衰竭代偿期 $BUN<9$ mmol/L;肾衰竭失代偿期 $BUN>9$ mmol/L;肾衰竭期 $BUN>20$ mmol/L。

(2)评价蛋白质摄入或分解情况:急性传染病、高热、上消化道大出血、大面积烧伤、大手术和甲状腺功能亢进症、高蛋白饮食等,BUN 均增高,而血 Cr 一般不增高。

3.血 β_2 微球蛋白测定　　β_2 微球蛋白(β_2-MG)广泛存在于血浆、尿、脑脊液、唾液及初乳中。正常人血液 β_2-MG 浓度很低,可自由通过肾小球,然后在近端小管内几乎全部被重吸收。

【参考值】成人血清 $1 \sim 2$ mg/L。

【临床意义】肾小球滤过功能受损,β_2-MG 潴留于血中。在评估肾小球滤过功能上,血 β_2-MG 升高比血肌酐更灵敏。若同时出现血和尿 β_2-MG 升高,血 β_2-MG<5 mg/L,则可能肾小球和肾小管功能均受损。

（二）肾小管功能检查

1.尿 β_2-微球蛋白测定　　β_2-MG 在酸性尿中极易分解破坏,故尿收集后应及时测定。

【参考值】成人尿 <0.3 mg/L,或以尿肌酐校正 <0.2 mg/g 肌酐。

【临床意义】根据 β_2-MG 的。肾排泄过程,尿 β_2-MG 增多较灵敏地反映近端肾小管重吸收功能受损,如肾小管-间质性疾病、药物或毒物所致早期肾小管损伤,以及肾移植后急性排斥反应早期。肾移植后均使用可抑制 β_2-MG 生产的免疫抑制剂,若仍出现尿 β_2-MG 增多,表明排斥反应未能有效控制。同时检测血 β_2-MG、尿 β_2-MG,只有血 β_2-MG<5 mg/L 时,尿 β_2-MG 升高才反映肾小管损伤。

2.尿比密试验

(1)3 h 尿比密试验:试验日患者正常饮食和活动,晨 8 时排尿弃去,此后每隔 3 h 排尿 1 次至次晨8时,分置于8个容器中。分别测定尿量和比密。

　　(2)昼夜尿比密试验:试验日患者三餐如常进食,但每餐含水量控制在500~600 mL,此外不再进餐、饮水。晨8时排尿弃去,上午10时、12时,下午2、4、6、8时及次晨8时各留尿1次,分别测定尿量和比密。

　　【参考值】(1)3 h尿比密试验:昼尿量多于夜尿量,为(3~4):1。其中必有1次尿比密大于1.020,1次小于1.003。

　　(2)昼夜尿比密试验:成人24 h尿总量1000~2000 mL,其中夜尿量小于750 mL,昼尿量与夜尿量比值一般为(3~4):1,夜尿或昼尿液中至少1次尿比密大于1.018,昼尿中最高与最低尿比密差值大于0.009。

　　【临床意义】(1)原发性肾小球疾病:如急性肾小球肾炎时,虽然肾小球滤过率有所下降,但由于肾小管重吸收功能尚正常,常表现为尿量减少且比密增高;慢性肾小球肾炎,当病变累及肾髓质则可影响肾的浓缩稀释功能,出现尿量增多比密降低,最高比密与最低比密之差减少等;晚期肾功能显著下降时,肾小管重吸收功能几乎丧失,所以此时虽然滤过率已明显降低,但尿量减少尚不显著,比密常固定在1.010左右,称为等张尿;进入尿毒症期则尿少且比密固定。

　　(2)肾小管病变:如慢性肾盂肾炎时,肾小管重吸收功能损害早且程度重,常先表现为夜尿量增多,昼夜尿量比值改变,尿比密下降等,以后才逐渐出现尿总量增多,晚期肾功能严重损害时出现少尿、尿比密低且固定的现象。

　　(3)其他:高血压、肾动脉硬化等疾病引起严重。肾功能损害时,可出现多尿、夜尿增多、比密下降等尿浓缩稀释功能减退的表现。

六、血糖及其代谢产物检查

(一)血糖浓度测定

　　空腹血糖(FBG)浓度是诊断糖代谢紊乱最常用和最重要的指标。

　　【参考值】成人3.9~6.1 mmol/L(酶法)。

　　【临床意义】(1)FBG增高:FBG在6.1~7.0 mmol/L时,称为空腹血糖浓度过高;FBG≥7.0 mmol/L时,称为高糖血症。生理性血糖浓度增高:餐后1~2 h、高糖饮食、情绪紧张及剧烈运动后等。病理性血糖浓度增高:①各型糖尿病;②内分泌疾病,如巨人症或肢端肥大症、皮质醇增多症、甲状腺功能亢进症、嗜铬细胞瘤等;③应激性高血糖,如颅脑外伤、脑卒中、心肌梗死、急性感染等;④药物影响,如噻嗪类利尿剂、口服避孕药等。

　　(2)FBG浓度降低:FBG<3.9 mmol/L时为血糖浓度降低,FBG<2.8 mmol/L时称为低糖血症。生理性血糖浓度降低见于饥饿和剧烈运动后。病理性血糖浓度降低见于:①药源性低血糖:如胰岛素用量过多、口服降糖药过量等。②内源性胰岛素分泌过多:如胰岛B细胞瘤、胰腺腺瘤等。③缺乏抗胰岛素激素:如肾上腺皮质激素、生长激素等。④肝糖原储存缺乏性疾病:如重症肝炎、肝硬化、肝癌等。⑤消耗性疾病:如严重营养不良、恶病质等。

(二)口服葡萄糖耐量试验

　　口服葡萄糖耐量试验(oral glucose tolerance,OGTT)是诊断糖尿病的重要指标。临床上对空腹血糖正常或稍高,偶有尿糖,但糖尿病症状尚不明显的患者,常用OGTT试验来明确诊断。现多采用WHO推荐的75 g葡萄糖标准OGTT,分别检测FBG和口服葡萄糖后0.5 h、1 h、2 h及3 h的血糖和尿糖浓度。

　　【参考值】①口服葡萄糖后0.5~1 h,血糖浓度达高峰,一般为7.8~9.0 mmol/L,峰值<11.1mmol/L;②2 h血糖接近正常;3 h血糖浓度恢复至空腹水平。各检测时间点的尿糖均为阴性。

　　【临床意义】凡峰值过高或恢复正常水平迟缓均为糖耐量降低。

　　(1)诊断糖尿病:临床上有以下条件者,即可诊断糖尿病。①具有糖尿病症状,FBG≥7.0

mmol/L;②OGTT 2 h 血糖≥11.1 mmol/L;③具有临床症状,随机血糖≥11.1 mmol/L,且伴有尿糖阳性者。

(2)判断糖耐量异常:FBG<7.0 mmol/L,2 h 血糖浓度在 7.8~11.1 mmol/L,且血糖浓度达到高峰的时间延长至 1 h 后,血糖浓度恢复正常的时间延长至 2~3 h 甚至以后,同时伴有尿糖阳性者为糖耐量异常。常见于 2 型糖尿病、肥胖病、甲状腺功能亢进症、肢端肥大及皮质醇增多症等。

(3)空腹血糖浓度过高:FBG 在 6.1~7.0 mmol/L,2 h 血糖<7.8 mmol/L。

(三)糖化血红蛋白测定

糖化血红蛋白(glycosylated hemoglobin,GHb)是血红蛋白 A(HbA)与葡萄糖缓慢、连续的非酶促反应的产物。

【参考值】HbA 5%~8%。

【临床意义】HbA 水平取决于血糖水平、高血糖持续时间,其生成量与血糖浓度成正比,其水平反映了近 2~3 个月的平均血糖水平。

(1)评价糖尿病控制程度:HbA 值越高,病情越重。

(2)筛检糖尿病:HbA<8%,可排除糖尿病;HbA>9%糖尿病的准确率为 78%;HbA>10%糖尿病的准确率为 89%。

(3)预测血管并发症:HbA>10%,提示并发症严重,预后较差。

(4)鉴别高血糖:糖尿病高血糖 HbA 水平高,而应激性高血糖 HbA 正常。

七、血清脂质和脂蛋白检查

(一)总胆固醇测定

胆固醇是胆固醇酯和游离胆固醇的总称,故称为总胆固醇(total cholesterol,TC),作为早期识别动脉粥样硬化的危险性和使用降脂药物治疗后的监测。

【参考值】①成人合适水平<5.20 mmol/L。②边缘水平 5.23~5.69 mmol/L。③升高>5.72 mmol/L。

【临床意义】(1)TC 增高:①动脉粥样硬化所致心、脑血管疾病;②各种高脂蛋白血症、胆汁淤积性黄疸、甲状腺功能减退症、肾病综合征、糖尿病等;③长期吸烟、饮酒、精神紧张等;④应用某些药物,如环孢素、糖皮质激素、阿司匹林等。

(2)TC 降低:①甲状腺功能亢进症;②严重肝脏疾病,如肝硬化和急性重型肝炎;③贫血、营养不良和恶性肿瘤等;③应用某些药物,如雌激素、甲状腺激素、钙拮抗剂等。

(二)三酰甘油测定

三酯甘油(triglyceride,TG)直接参与胆固醇和胆固醇酯的合成,也是动脉粥样硬化的危险因素之一。

【参考值】0.56~1.70 mmol/L。

【临床意义】(1)TG 升高:见于冠心病、原发性高脂血症、动脉粥样硬化症、肥胖症、糖尿病、肾病综合征、甲状旁腺功能减退症、高脂饮食等。

(2)TG 降低:见于严重肝病、甲状腺功能亢进症、肾上腺皮质功能减退症、营养不良、先天性低(或无)脂蛋白血症等。

(三)血清高密度脂蛋白测定

高密度脂蛋白(high density lipoprotein,HDL)水平增高有利于外周组织清除胆固醇,从而防止动脉粥样硬化的发生,故 HDL 被认为是抗动脉粥样硬化因子。一般检测 HDL 胆固醇(HDL-C)的含量来反映 HDL 水平。

【参考值】1.03~2.07 mmol/L;合适水平>1.04 mmol/L;降低≤0.91 mmol/L。

【临床意义】HDL-C 对诊断冠心病有重要价值,与冠心病分发病呈负相关。HDL-c 降低常见于动脉粥样硬化、糖尿病、肾病综合征等。

(四)血清低密度脂蛋白测定

低密度脂蛋白(low density lipoprotein,LDL)是致动脉粥样硬化的因子。一般检测 LDL 胆固醇(LDL-C)的含量来反映 LDL 水平。

【参考值】合适水平≤3.12 mmol/L;边缘水平 3.15~3.61 mmol/L;升高>3.64 mmol/L。

【临床意义】LDL-C 与冠心病分发病呈正相关,因此,可用于判断发生冠心病的危险性。

八、乙型肝炎病毒标志物检查

病毒性肝炎主要有 7 型,即甲型、乙型、丙型、丁型、戊型、庚型、输血传播病毒肝炎,它们分别由肝炎病毒甲型(HAV)、乙型(HBV)、丙型(HCV)、丁型(HDV)、戊型(HEV)、庚型(HGV)及输血传播病毒(TTV)所引起。乙型肝炎(简称乙肝)病毒标志物共有三对,包括乙型肝炎病毒表面抗原(HBsAg)及表面抗体(抗-HBs)、乙型肝炎病毒 e 抗原(HBeAg)及 e 抗体(抗-HBe)、乙型肝炎病毒核心抗原(HBcAg)及核心抗体(抗-HBc)。其中核心抗原全部存在于肝细胞核中,释放时抗原周围常被 HbsAg 包裹很难直接测定,所以临床只对标志物中的其他两对半进行检查。

【参考值】乙肝各项指标 ELISA 法为阴性,RIA 法为阴性。

【临床意义】(1)HBsAg 阳性:见于急性乙肝的潜伏期,发病时达高峰;如果发病后 3 个月不转阴,则易发展成慢性乙肝或肝硬化。携带者 HBsAg 也呈阳性。HBsAg 本身不具传染性;但因其常与 HBV 同时存在,常被用来作为传染性标志之一。

(2)抗-HBs:一种保护性抗体,抗-HBs 阳性提示机体对乙肝病毒有一定程度的免疫力。抗-HBs 一般在发病后 3~6 个月才出现,可持续多年。注射过乙肝疫苗或抗-HBs 免疫球蛋白者,抗 HBs 可呈现阳性反应。

(3)HBeAg 阳性:表明乙肝处于活动期,并有较强的传染性。孕妇阳性可引起垂直传播。HBeAg 持续阳性,表明肝细胞损害较重,且可转为慢性乙肝或肝硬化。

(4)抗-HBe 阳性:乙肝急性期即出现抗-HBe 阳性者,易进展为慢性乙肝;慢性活动性肝炎出现抗-HBe 阳性者可进展为肝硬化;HBeAg 与抗-HBe 均阳性,且 ALT 升高时可进展为原发性肝癌。抗-HBe 阳性表示大部分乙肝病毒被消除,复制减少,传染性降低,但并非无传染性。

(5)抗-HBc:作为 HBsAg 阴性的 HBV 感染的敏感指标,也可用作乙肝疫苗和血液制品的安全性鉴定和献血员的筛选。抗-HBcIgG 对机体无保护作用,其阳性可持续数十年甚至终身。

九、肿瘤标志物检查

肿瘤标志物是肿瘤细胞本身合成、释放,或是机体对肿瘤细胞反应而产生或升高的一类物质。肿瘤标志物对肿瘤的诊断、疗效和复发的监测、预后的判断具有一定的价值。

(一)甲胎蛋白测定

甲胎蛋白(alpha fetoprotein,AFP)为胎儿特有,出生后不久即转为阴性或含量甚微。测定 AFP 的血浓度对诊断肝癌及滋养细胞恶性肿瘤有重要意义。

【参考值】AFP<25 μg/L。

【临床意义】AFP 升高见于:①原发性肝癌;②生殖腺胚胎瘤(睾丸癌、卵巢癌、畸胎瘤等)、胃癌或胰腺癌;③病毒性肝炎、肝硬化时,通常 AFP<.300μg/L;④妊娠 3~4 个月,孕妇 APF 开始升高,7~8 个月达高峰,但多低于 400μ/L,分娩后 3 周恢复正常。

（二）癌胚抗原测定

癌胚抗原（carcino-embryonic antigen, CEA）是一种糖蛋白,可广泛存在于内胚叶起源的消化系统肿瘤,也存在于正常胚胎的消化管组织中,在正常人血清中也可有微量存在。

【参考值】CEA<5.0μg/L（RIA）。

【临床意义】CEA升高主要见于结肠癌、直肠癌、胰腺癌、胃癌、乳腺癌、肺癌等。一般病情好转时,CEA浓度下降,病情加重时可升高。另外,结肠炎、胰腺炎、肝脏疾病、肺气肿及支气管哮喘等CEA轻度升高。

（三）前列腺特异性抗原测定

前列腺特异性抗原（prostate specific antigen, PSA）主要存在于前列腺上皮组织和精液中,有高度的前列腺组织特异性。

【参考值】血清总PSA（tPSA）<4.0μg/L。

【临床意义】PSA是前列腺癌的特异性标志物。术后可见PSA明显下降,若术后见其升高,提示可能有残存肿瘤或肿瘤转移及复发。因此,PSA是监测前列腺癌病情变化和疗效的重要指标。

第二节　常用医学影像学检查手段

（一）X线成像的基本原理

X线之所以能够在荧光屏或胶片上显示出人体内部的组织影像:一方面是由于X线具有穿透性、荧光效应、摄影作用;另一方面则是基于人体组织之间密度和厚度的差异而具有自然对比。在日常临床工作中,我们常以低密度、中等密度、高密度来描述X线片上组织结构的黑白灰度。当人体组织器官之间缺乏自然对比时,则利用人工对比方法（即造影方法）可以达到诊断目的。

（二）X线常用检查方法

1.普通检查　包括透视和摄片。

（1）透视:X线通过人体被检查部位到达荧光屏后产生的影像,称为透视。其特点是经济、简便,能即时得出诊断结果。X线透视可以用于体格检查、诊断或排除心肺疾病,还常用于胃肠道造影检查、骨折复位及取异物等。透视不足之处:影像对比度及清晰度较差,难以观察密度差别较小病变以及密度和厚度较大的部位,如头颅、脊柱、骨盆等不适合透视;没有客观记录,不利于复查对比。

（2）摄片:X线通过人体被检查部位后使胶片感光,经显影、定影处理后,在胶片上显示被检查部位的影像,称为摄片。摄片通常适用于局部组织厚或病变细小的部位,以及在疾病诊疗过程中需要进行前后对比者。其缺点为费用较大,不能观察器官运动情况及功能改变。

在X线诊断工作中,这两种方法应合理选择,取长补短,以发挥它们的最大作用。在胃肠检查及心脏检查时,透视、摄片两者常常是联合使用。

2.造影检查　造影检查指在人体器官和结构缺乏自然对比的情况下,人为将某种物质（造影剂）注入人体器官内或其周围间隙,产生人工对比,借以成像以达到诊断的目的。造影剂通常分为高密度和低密度两类。高密度造影剂有钡剂和碘剂。低密度造影剂为气体,已少用。钡剂多为医用硫酸钡粉末,主要用于食管和胃肠道造影。碘剂常用水溶性有机碘,主要用于血管造影和血管内介入技术;经肾排出可显示肾盂及尿路。

（三）X线图像的特点

X线图像是前后各个组织结构相互叠加在一起的二维影像,由黑到白的不同灰阶组成,反映人体组织结构的解剖及病理状态。图像上的黑白影像主要反映物质密度的高低,以及人体的厚度。物质密度高,在照片图像上呈白影;物质密度低,在照片图像上呈黑影。

（四）X 线检查中的防护

放射工作者在 X 线检查中的防护应遵循屏蔽防护和距离防护的原则,常用铅或含铅等高密度物质做成屏障进行屏障防护,或通过增加 X 线源与人体间的距离以减少照射量。对患者的防护,应合理选择 X 线检查方法,控制检查次数,准确选择照射部位及范围。

二、CT 检查与临床应用

计算机体层成像(computed tomography,CT)是利用 X 线束对人体层面进行扫描,取得信息,经计算机处理而获得该层面的重建图像,是数字化成像。CT 所显示的是断层解剖图像,其密度分辨率明显优于 X 线图像,使 X 线成像不能显示的解剖结构和病变得以显影,从而显著扩大了人体的检查范围,提高了病变的检出率和诊断的准确率。

（一）CT 诊断的临床应用

1.中枢神经系统　CT 检查对中枢神经系统疾病的诊断价值较高,应用普遍。对颅内肿瘤、脓肿与肉芽肿、外伤性颅内血肿与脑损伤、缺血性脑梗死与脑出血以及椎管内肿瘤与椎间盘突出等病变检出效果好,且诊断结果较为可靠。

2.胸部　CT 对支气管肺癌的早期诊断和显示肺癌的内部结构、观察肺门和纵隔有无淋巴结转移、淋巴结结核以及纵隔肿瘤的准确定位等具有显著的优越性,亦可较好地显示肺间质和肺实质病变。

3.腹部和盆腔　CT 可用于肝、胆、胰腺、脾、肾、肾上腺、膀胱、前列腺、子宫及附件、腹腔及腹膜后病变的诊断,对于明确占位性病变的部位、大小以及与邻近组织结构的关系、淋巴结有无转移等具有重要的作用。

4.脊柱和骨关节　CT 可用于脊柱退形变,如椎管狭窄、椎间盘病变、脊柱外伤和脊柱肿瘤的诊断。对于骨关节病变,可显示骨肿瘤的内部结构和对软组织的侵犯范围。

（二）CT 检查的不足

虽然 CT 检查是安全的,X 线电离辐射对人体有负面影响,CT 的辐射强度比 X 线大;CT 增强检查要使用碘对比剂,对碘剂过敏的患者不能行 CT 增强检查;对脑组织和软组织(如肌肉、肌腱)以及软骨等组织的分辨率不如 MRI;不能任意方位直接成像等。

三、MRI 检查与临床应用

磁共振成像(magnetic resonance imaging,MRI)是利用原子核在磁场内共振所产生信号,经重建成像的一种影像成像技术。MRI 解决了许多 CT 或其他方法感到棘手的问题,起到了取长补短、提高诊断准确性的作用。

（一）MRI 的临床应用

1.神经系统　MRI 已成为颅颈交界区、颅底、后颅窝及椎管内病变的最佳检查方法。对脑瘤、脑血管疾病、颅脑先天发育异常等均具有极高的敏感性。对于脑脱髓鞘疾病、脑与脊髓肿瘤、脊髓空洞症、外伤、先天畸形等,则为首选方法。

2.头颈部　MRI 的应用大大改善了眼、鼻窦、鼻咽腔以及颈部软组织的检出、定位、定量与定性。对显示头颈部血管狭窄、闭塞、畸形以及颅内动脉瘤具有重要价值。

3.肌肉关节系统　MRI 已成为肌肉、肌腱、韧带、软骨病变影像检查的主要手段之一。对关节周围病变、股骨头无菌坏死及骨髓腔内病变均具有重要的诊断价值。

4.心血管系统　MRI 可显示心脏大血管内腔与心壁和血管壁的结构,对主动脉瘤、大动脉炎、肺动脉栓塞以及大血管发育异常等进行诊断,也用于诊断心肌、心包、心腔等病变。

5.纵隔　　MRI 可以直接对纵隔内、肺门区以及大血管周围实质性肿块与血管做出鉴别。

6.腹部与盆腔　　MRI 对腹部与盆腔器官如肝、胰、脾、肾、肾上腺、前列腺病变的发现、诊断与鉴别诊断也具有一定的价值。

7.乳腺　　MRI 对软组织具有极佳的分辨率,使其成为诊断乳腺病变有价值的方法。

MRI 检查费用高,检查所需时间长,噪音大,对某些器官和疾病的诊断还有限度,因此,需要掌握适应证。

（二）MRI 检查的禁忌证

由于 MRI 检查磁场对电子器件及铁磁性物质的作用,有些患者不宜行此项检查:①植入心脏起搏器的患者;②颅脑手术后动脉夹存留的患者;③铁磁性植入物者(如枪炮伤后弹片存留及眼内金属异物);④心脏手术后,换有人工金属瓣膜患者;⑤金属义肢、关节患者;⑥体内有胰岛素泵、神经刺激器患者;⑦妊娠 3 个月以内的早孕患者。

四、超声检查与临床应用

超声检查是运用超声探查将接收到的信息处理形成曲线、图形图像,借此对人体组织的物理特性、形态结构等做出判断的检查方法。超声检查法具有操作简便、无创伤、无痛苦、诊断价值高、重复性强的特点,因此临床广泛应用。

（一）超声检查类型

根据成像的方法可把超声检查分为以下几种类型。

1.A 型超声诊断法　　它将人体组织中各界面的反射信号显示为波形,以振幅的高低和波的密度显示反射回声强弱,属幅度调制型。目前 A 型超声波被 B 型超声检查所取代。

2.M 型超声心动图检查　　将单声束超声波经过人体的各层解剖结构的回声以运动曲线的形式显示出来。图像的纵坐标表示被探测结构所在位置的深度变化;横坐标代表扫描时间。此法主要用于探查心脏不同时相的运动规律,用于诊断心血管疾病。因此又称 M 型超声心动图。

3.B 型超声诊断法　　即辉度调制型。用亮度(灰阶)显示界面反射回声的强弱,反射强则亮,反射弱则暗,称为灰阶成像。B 型超声可显示组织或器官断层切面图像,并能显示脏器的活动状态.故又称为实时显像。B 型超声能较直观地显示出脏器的形状、大小、内部结构,以及可以区别其内容物为实质性、液性还是含气性的,为观察脏器的活动提供了方便,是目前超声诊断最常用的检查方法。三维超声可显示组织器官的立体结构或功能图(三维图),同样是利用亮度来反映回声的强弱度,也属于辉度调制型。

4.D 型超声诊断法　　也称超声多普勒诊断法,是利用多普勒效应对心脏大血管内血流方向、速度及状态以频谱形式或以一定声调的信号显示。D 型超声临床分为频谱多普勒和彩色多普勒血流显像(color Doppler flow imaging,CDFI)。cDFI 将所接收的血流多普勒信号进行彩色编码方式来显示血流的变化,一般朝向探头的血流为红色,背离探头的血流定为蓝色,湍流以绿色或多彩表示。正常血流属于层流,故显示出纯正的红色或蓝色。CDFI 能清楚地显示心脏大血管的形态结构,并且能直观形象地显示血流的方向、速度、性质、分布范围、有无反流及异常分流等,在心血管疾病检查方法中具有重要的临床应用价值。

5.超声(声学)造影法　　在血液中注入声学造影剂,利用超声借以显示血液在心腔和大血管内流动情况的方法,称为超声(声学)造影法。临床上主要用于更准确判断心血管有无分流性或反流性病变的存在。

（二）超声检查前的准备

超声检查的部位、脏器、目的和方法的不同,检查前患者的准备也不同。超声检查前患者应根据小同的要求做相应的准备。

1.上腹部脏器检查　肝脏、胆囊及胰腺检查需于检查前晚进清淡无脂饮食,检查前空腹,以防止肠道内容物和气体的干扰,空腹时使胆囊充盈,以利于显示胆囊胆道内的病变。对有肠胀气或便秘者,应在检查前1天晚上睡前服缓泻剂。必要时需饮水充盈使胃腔作为"透声窗",以便胃后方的胰腺或腹内血管等结构充分显示。

2.盆腔经腹检查　子宫、附件、早孕、妇科肿瘤、前列腺等检查时,患者于检查前1~2 h饮水500~800 mL使膀胱充盈,以推开肠道并以充盈的膀胱作为"透声窗"更清楚显示盆腔深部结构。

3.腔内超声检查　前列腺经直肠超声检查前应让患者排空粪便,经阴道妇产科超声检查前让患者排空尿液。

4.心血管超声检查　心脏、大血管、浅表器官及组织等检查一般无需特殊准备,心脏检查前休息10~15 min。

5.介入超声　穿刺或介入性超声检查前应常规做凝血功能检查及相应的心、肝、肾功能的测定。术前向受检者说明与检查有关的并发症,需征得被检者或亲属的知情,同意签字后方可进行检查。

6.婴幼儿及检查不合作者　可使用镇静剂,待受检者安静或入睡后再进行检查。

(三)超声检查的临床应用

超声检查主要用于:①诊断心脏病变,如心脏瓣膜病和先天性心脏血管病;②诊断腹部脏器疾病,如肝胆脾胰、肾脏等病变;③诊断眼科疾病,如眼内或眶内肿瘤性病变;④甲状腺肿瘤;⑤乳腺癌的普查及对乳腺良性、恶性肿瘤的鉴别;⑥妇产科盆腔脏器检查;⑦浆膜腔积液的检查与定位,如胸腔积液、心包积液及腹腔积液等;⑧介入性超声的应用。

第三节　心电图检查

心脏在机械收缩之前,首先产生电激动,心房和心室在电激动过程中所产生的微小生物电可经人体组织传导至全身各部,使体表的不同部位在每一心动周期都产生相应的电位变化。在体表连接一个具有较大并记录这种微小的心脏生物电流的心电图机,则可将每一个心动周期中所产生的电位变化描记下来,形成一条连续的动态曲线,即为心电图。

一、心电图导联体系

在人体不同部位放置电极,用导联线将心电图机和人体某些部位的电极相连,这种电路连接方法称心电图导联,临床上通常用12导联心电图(图4-1)。

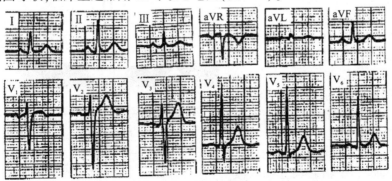

图4-1　正常心电图

（一）肢体导联

1.标准导联 标准导联属双极肢体导联,反映两个肢体之间的电位变化,分别用 Ⅰ 、Ⅱ 、Ⅲ 为标记。

2.加压单极肢体导联 在描记某一个单极肢体导联心电图时,将该肢体与中心电端的连线断开,可使探查电极反映的具体电压升高 50%,波幅增大而便于观察。加压单极肢体导联分别为:加压单极右上肢导联(aVR)、加压单极左上肢导联(aVL)、加压单极左下肢导联(aVF)。

临床实际操作中,连接四肢电极板的导线统一标记为红、黄、绿、黑 4 种颜色,依次将电极板连于右上肢、左上肢、左下肢及右下肢。

（二）胸导联

胸导联又称心前区导联,属单极导联,即将正极(探查电极)分别放置于心前区不同部位,负极则与中心电极端连接。常用胸导联包括 $V_1 \sim V_6$ 导联(表 4-3)。胸导联 $V_1 \sim V_2$ 反映右心室壁的电位变化,$V_3 \sim V_6$ 反映左心室壁的电位变化。

表 4-3 胸导联检测电极的位置

导联符号	正极(探查电极)	负极
V_1	胸骨右缘第 4 肋间	中心电端
V_2	胸骨左缘第 4 肋间	中心电端
V_3	V_2 与 V_4 连线中点	中心电端
V_4	左锁骨中线平第 5 肋间	中心电端
V_5	左腋前线与 V_4 同一水平	中心电端
V_6	左腋中线与 V_4 同一水平	中心电端

二、心电图各波、段、间期的命名

正常情况下,窦房结发生的心电活动,兴奋心房的同时经结间束传导至房室结、左右束支、浦肯野纤维,最后兴奋心室。心电激动通过心脏传导系统先后使心房心室除极及复极。正常心电图每一心动周期中,随时间的变化出现一系列的波段,分别称为 P 波、QRS 波群、T 波、U 波和 PR 段、P-R 间期、ST 段、Q-T 间期,这样每个心动周期都产生一组心电图波群(图4-2)。

1.P 波 最早出现的振幅较小的波,反映左、右心房除极过程,代表左、右心房除极的电位和时间。在多数导联呈一钝圆向上的波形,有时可能有轻微的切迹。

2.P-R 间期 自 P 波起点至 QRS 波群起点间的波段,代表自心房开始除极至心室开始除极的时间,反映了激动经心房、房室结、房室束到达心室所需的时间。

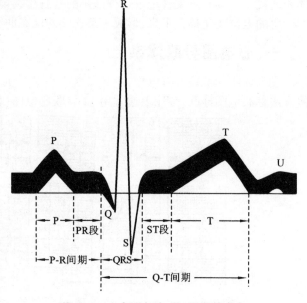

图 4-2 心电图各波、段、间期的命名

3.QRS 波群　为振幅最大的波,代表全部心室肌除极的电位变化。QRS 波群的命名如下：QRS 波群在参考水平线以上第一个向上的波为 R 波,R 波之前向下的波成为 Q 波,R 波之后的第一个向下的波成为 S 波,S 波之后再出现向上的波成为 R′波,R′波之后再出现向下的波称为 S′波。整个 QRS 波群只有向下的波,则称为 QS 波。各波的波幅大小以英文字母的大小写来表示,波幅>0.5 mV 者,常用 Q、R、S 表示;波幅<0.5 mV 者,用 q、r、s 表示;同一导联中,若波幅小于最高波幅的 1/2,也应用小写英文字母表示(图 4-3)。

4.ST 段　QRS 波群终点至 T 波起点的一段水平线,反映心室早期缓慢复极过程的电位变化,常为一等电位线。

5.T 波　为 ST 段后一个从基线开始缓慢上升,然后较快下降,两肢不对称的圆钝较宽大的波形,反映心室快速复极过程的电位变化。

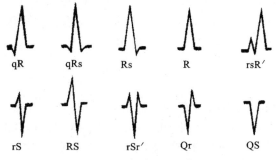

图 4-3　QRS 波群的命名

6.Q-T 间期　从 QRS 波群起点至 T 波终点的水平距离,反映心室除极和复极过程的总时间。

7.U 波　T 波之后出现的振幅很小的波,其方向大体与 T 波一致,反映心室后继电位,其产生机制未清楚。

三、心电图测量方法

1.心电图描记　心电图是直接描记在由纵线与横线交织的小方格纸上。小方格的各边均为 1 mm,纵向距离代表电压,每 1 小格代表 0.1 mV。横向距离代表时间,若按 25 mm/s 的走纸速度来描记心电图时,每 1 小格代表 0.04 s。若改变走纸速度或定准电压,则每小格代表的时间或电压值亦改变。

2.心率的测量　心律规则时,只需测量一个 R-R(或 P-P)间期通过计算即可得出:每分钟心率=60/R-R(或 P-P)(s)。心律不规则时,测量 5 个以上 R-R 或 P-P 间隔,以其平均值去除 60,即得每分钟心室率或心房率。

3.电压的测量　测量正向波的高度时,应自参考水平线的上缘垂直地测量到该波的顶端;测量负向波的深度应自参考水平线的下缘垂直地测量到波的底端;若为双向波,则以正负相加的代数和计算之。

4.时间的测量　12 导联同步心电图仪记录的心电图测量方法:从最早的 P 波起点测量至最晚的 P 波终点,以及最早 QRS 波起点测量至最晚的 QRS 波终点。单导联心电图仪记录的心电图的测量方法:应选择 12 个导联中最宽的 P 波及 QRS 波进行测量。一般规定测量各波时间应自波形起点的内缘测至波形终点的内缘。

四、心电图波形特点与正常值

(一)P 波

1.方向　Ⅰ、Ⅱ、aVF、$V_4 \sim V_6$ 导联直立,aVR 导联倒置,其余各导联可直立、倒置或双向。

2.时间　P 波时间一般小于 0.12 s。

3.振幅　肢体导联振幅一般小于 0.25 mV,胸导联一般小于 0.2 mV。

P 波在 Ⅰ、Ⅱ、V_5、V_6 导联倒置,aVR 导联直立,称逆行 P 波,表示激动起源在房室交界处。左房增大时 P 波时间>0.11 s,右房增大时 P 波振幅≥0.25 mV,P 波高尖。

(二)P-R 间期

正常成人在正常心率范围时,P-R 间期在 0.12~0.20 s 之间。一般年龄越小,心率越快,则 P-R 间期越短;反之则越长,但不大于 0.22 s。P-R 间期延长见于房室传导阻滞,缩短见于预激综合征。

(三)QRS 波群

正常成人 QRS 时间为 0.06~0.10 s,<0.11 s。正常的 Q 波应小于同导联 R 波的 1/4,时间应小于 0.04 s,V_1 导联中不应有 Q 波,但可呈 QS 型,V_5、V_6 常有正常 Q 波,超过正常范围 Q 波,即 Q 波过深或过宽均称为异常 Q 波,常见于心肌梗死。正常人胸导联 QRs 波群自 V_1 至 V_6 导联 R 波逐渐增高,S 波逐渐减小,V_1、V_2z 呈 rS 型,R/S<1,V_3 多呈 RS 型,R/S 接近 1;V_5 呈 RS 型,R/S>1。

(四)ST 段

正常 ST 段为一等电位线,有时可有轻微的偏移,但在任何导联上,ST 段向下偏移<0.05 mV;ST 段上移在肢体导联和 V_4~V_6 导联<0.1 mV,在 V_1~V_2 导联<0.3 mV,在 V_3<0.5 mV。ST 段下移超过正常范围,常提示心肌缺血;ST 段上抬超过正常范围,常提示心肌损伤,多见于变异性心绞痛、急性心肌梗死、急性心包炎等。

(五)T 波

正常情况下,T 波的方向与 QRS 波群主波方向相一致,在 R 波为主的导联中,T 波的振幅一般不低于同导联 R 波的 1/10。T 波低平或倒置见于心肌损伤、缺血、低血钾等。若倒置的深 T 波两肢对称呈 V 形,为冠状动脉供血障碍的表现,称为"冠状 T 波",T 波显著增高可见于心肌梗死超急期或高钾血症。

(六)Q-T 间期

Q-T 间期的长短与心率快慢密切相关,心率越快,Q-T 间期越短,反之则越长。心率在 60~100 次/分时,Q-T 间期为 0.32~0.44 s。Q-T 间期延长见于心肌损害、低钾血症、奎尼丁中毒等。Q-T 间期缩短见于洋地黄效应。

(七)U 波

U 波方向与 T 波一致,在胸前导联特别是 V_2 较易见到。U 波增高常见于低钾血症。

五、心电图的临床应用

心电图的临床应用主要包括以下几个方面:①诊断各种心律失常具有肯定价值;②对心脏梗死的定性、定位、分期诊断具有极其重要的临床价值;③反映心房心室肥大、心肌受损和心肌缺血的情况,为各种心脏疾病的诊断提供有价值的资料;④客观地判断某些药物在应用中对心肌影响的程度,如心律失常治疗效果的观察,为临床用药提供依据;⑤为电解质紊乱的辅助诊断依据,如血钙浓度过低或过高、血钾浓度过低或过高;⑥其他疾病辅助诊断,如心包炎;⑦心电图和心电监护还广泛应用于手术麻醉以及各种危重患者的抢救。

但是,心电图的某些改变并无特异性,同样的心电图改变,可见于多种心脏病;某些较轻的心脏疾病早期,心电图是正常的。对心脏瓣膜活动、心肌功能状态等,心电图不能提供直接判断。

第四节　内镜检查

　　内镜检查是由体外将特制的内窥镜插入人体天然孔道或体腔内观察相应组织、器官病变的一种临床特殊检查方法。可以直接观察到脏器内腔病变,确定病变部位、范围、表面情况,取材活检或刷洗,并可进行照相,大大提高了癌症诊断的准确率,尚可进行镜下疾病的治疗。

　　内镜的真正发展起于近代,一般可将其发展阶段分为:硬管式内镜、可曲式内镜、纤维内镜、电子内镜等阶段。电子内镜图像分辨率高,颜色真实,加上固定画面、摄像、录像的配合,有利于记录及会诊。与计算机及图文处理系统的有机结合,更有利于资料储存、图像采集、便于分析与交流,因而成为现代消化系统疾病诊断、治疗中不可缺少的工具。根据检查部位不同可选用胃镜、结肠镜、小肠镜、十二指肠镜、气管镜、胆道镜、膀胱镜、腹腔镜、胸腔镜等检查,不仅可对胃、大肠、小肠、胆道等部位进行检查治疗,尚可延伸到呼吸系统、泌尿系统、生殖系统、胸腹腔病变进行诊断治疗。

一、上消化道内镜检查

　　上消化道内镜检查包括食管、胃、十二指肠的检查,是应用最早、进展最快的内镜检查,通常亦称胃镜检查。

　　(一)适应证

　　(1)吞咽困难、胸骨后疼痛、烧灼、上腹部疼痛、不适、饱胀、食欲下降等上消化道症状,原因不明者。

　　(2)原因不明的上消化道出血。

　　(3)X线钡餐检查尚不能明确诊断者。

　　(4)需要随访观察的病变。

　　(5)内镜下治疗,如异物取出、止血、食管静脉曲张的硬化剂注射食管与套扎、食管狭窄的扩张、上消化道息肉切除、黏膜切除等。

　　(二)禁忌证

　　(1)严重心肺疾病,如严重心律失常、心力衰竭、心肌梗死急性期、严重呼吸衰竭及支气管哮喘发作期等。

　　(2)休克、昏迷等危重状态。

　　(3)食管、胃、十二指肠穿孔急性期。

　　(4)神志不清、精神失常,不能合作者。

　　(5)严重咽喉疾病、腐蚀性食管炎和胃炎、主动脉瘤及严重颈胸段脊柱畸形者。

　　(6)急性病毒性肝炎或胃肠道传染病一般暂缓检查;慢性乙、丙型肝炎或病原携带者、艾滋病患者应具备特殊的消毒措施。

　　(三)并发症

　　1.一般并发症　喉头痉挛、下颌关节脱臼、咽喉部损伤、腮腺肿大、食管贲门黏膜撕裂等。

　　2.严重并发症　心脏骤停;食管、胃肠穿孔;吸入性肺炎等。

　　(四)注意事项

　　(1)胃镜检查前,要做好患者的思想工作,消除思想顾虑及紧张情绪,以更好地配合胃镜检查,减少不适。

　　(2)检查日晨,告之患者禁食,事先对咽喉部进行喷雾麻醉或口服去泡剂。

　　(3)检查后2 h内,应继续禁食,以避免咽喉部因麻醉作用,吞咽食物时误入气管引起呛咳和肺部感染。已经取组织活检者,检查后 2 h 宜进流质食物或软食。如出现其他并发症时,要及时对症处理。

二、下消化道内镜检查

下消化道内镜检查包括乙状结肠镜、结肠镜和小肠镜检查,以结肠镜应用较多,在此仅介绍结肠镜检查。

（一）适应证

（1）不明原因的便血、大便习惯改变;有腹痛、腹部包块、消瘦、贫血等征象或怀疑有结肠、直肠及末端回肠病变者。

（2）钡剂灌肠有狭窄、溃疡、息肉、癌肿等病变,需进一步确诊者。

（3）转移性腺癌、CEA、CA199 等肿瘤标志物升高,需寻找原发病灶者。

（4）炎症性肠病的诊断与随诊。

（5）结肠癌术前确诊,术后随访,息肉摘除术后随访。

（6）镜下止血、息肉切除、整复肠套叠和肠扭转、扩张肠狭窄及放置支架解除肠梗阻等治疗。

（二）禁忌证

（1）肛门、直肠狭窄。

（2）急性重症结肠炎,如急性细菌性痢疾、急性重度溃疡性结肠炎等。

（3）急性弥漫性腹膜炎、肠穿孔、多次腹腔手术、腹内广泛粘连及大量腹腔积液者。

（4）妊娠期妇女。

（5）严重的心肺功能衰竭、精神失常及昏迷患者。

（三）并发症

1.肠穿孔　可发生剧烈腹痛、腹胀,有急性腹膜炎体征,X 线腹部透视可见膈下游离气体。一经确诊立即手术治疗。

2.肠道出血　多由于插镜损伤、活检过度、电凝止血不足等引起,应予以避免。

3.肠系膜、浆膜撕裂　较罕见。

4.心脑血管意外　由于检查时过度牵拉刺激迷走神经引起反射性心律失常,甚至心跳骤停。高血压患者检查时精神紧张可加重高血压,引起脑血管意外。

（四）注意事项

（1）肠道的清洁度是肠镜检查成功的重要因素,要求肠道准备时达到最后排出清水样便。

（2）检查前 1 日进流质饮食,当日晨禁食。

（3）检查前认真听取医师介绍检查的过程,解除思想顾虑。

（4）结肠镜检查存在一定风险,为了安全,60 岁以上老人应行心电图检查。

（5）结肠镜检查术后如有明显腹痛、腹胀、头晕等症状应及时告诉医师以便进一步处理。

三、纤维支气管镜检查

纤维支气管镜,简称纤支镜,是诊断呼吸系统疾病的重要检查方法,可观察到肺叶、肺段及亚段支气管病变。通过纤支镜可活检采样,行细胞学检查,并可摄影或录像作为科研或教学资料,已成为支气管、肺和胸腔疾病诊断、治疗和抢救上的一项重要手段。

（一）适应证

（1）不明原因的咯血,需明确出血原因及部位者。

（2）原因不明的肺不张、阻塞性肺炎、局限性肺气肿,怀疑肺癌者。

(3)性质不明的弥漫性病变、孤立性结节或肿块,需做活检、刷检或支气管肺泡灌洗者。

(4)收集下呼吸道分泌物做细菌学检查。

(5)用于治疗,如钳取异物、肺脓肿直视下吸痰及局部用药及激光、高频电刀解除气道内梗阻等。

（二）禁忌证

(1)对麻醉药物过敏者以及不能配合检查的患者。

(2)有严重心肺功能不全、严重心律失常、频发心绞痛者。

(3)全身极度衰竭不能耐受检查者。

(4)凝血功能严重障碍以致无法控制出血倾向者。

(5)主动脉瘤有破裂危险者。

（三）并发症

1.喉痉挛　本症多为麻醉药所致的严重并发症,术前一定要详细询问药物过敏史及基础疾病史。

2.出血　通常因插管时损伤支气管黏膜或活检时钳夹组织所致。

3.低氧血症　低氧血症可诱发心律失常、心肌梗死甚至心跳骤停。

4.气胸　本并发症主要由肺活检引起。

5.术后发热　继发肺部细菌感染、菌血症。

（四）注意事项

(1)向患者说明检查目的、重要性、必要性和安全性,消除患者思想顾虑,争取患者最大限度合作。

(2)术前必须禁食4 h以上,以防呕吐或食物反流,引起吸入性肺炎。

(3)老年人纤支镜检查最好在吸氧状态下进行。

(4)每位患者需做心电图、检查血小板、出凝血功能测定。

(5)有慢性呼吸系统疾病者,要做肺功能和血气分析检查。

下篇　各系统常见疾病

第五章 呼吸系统疾病

第一节 概 述

呼吸系统疾病是我国城市和农村的高发疾病之一,同时也是导致死亡的最主要的原因;造成呼吸系统疾病高发尤其是肺癌、支气管哮喘、慢性阻塞性肺疾病高发的主要原因包括大气污染、吸烟、工业化产生的废气及人口老龄化等诸多因素。耐药肺结核、多重耐药细菌导致的肺炎以及艾滋病合并肺部感染同样是导致病死率增加的重要因素。

和其他系统的疾病一样,呼吸系统疾病完整、正确的诊断同样依赖详细的病史询问、细致的体格检查及必要的辅助检查;呼吸系统疾病的主要症状包括咳嗽、咳痰、咯血及呼吸困难和胸痛等。体征主要包括干湿啰音、浅表淋巴结是否肿大、杵状指(趾)的有无等,这些体征有助于疾病的正确诊断。呼吸系统疾病常用的辅助检查包括血液常规检查、某些血清抗体的检查、口Ⅱ培养;痰液病原学检查;胸腔积液常规的检查、病原学培养、酶学检查、细胞学检查等。胸部X线、CT检查及支气管镜、肺功能的测定、动脉血气分析及超声波检查等主要用于胸腔积液的体表定位和贴近胸膜表面的肿物的活检定位。

呼吸系统疾病的预防主要应侧重于减少和避免有害毒物的吸入,同时针对耐药病原体细菌的出现,应该对患者和医院环境按照感染监控的相关要求给予严格的管理,避免抗生素的不规范应用。呼吸系统疾病的治疗应根据疾病的类型和病情程度采取不同的治疗方案。包括感染性疾病的抗感染药物治疗、恶性肿瘤的化学治疗和放射治疗等,同时也包括支气管扩张药物、祛痰药物和糖皮质激素的应用,氧气疗法、雾化治疗和气道湿化等治疗方法也经常用于呼吸系统疾病。某些患者可能需要机械通气治疗和经支气管镜的治疗,部分患者可能需要进行外科手术治疗。

第二节 急性上呼吸道感染和急性气管—支气管炎

一、急性上呼吸道感染

急性上呼吸道感染(acute upper respiratory tract infection)简称上感,是指鼻腔、咽或喉部急性炎症的总称,是人类最常见的传染性疾病之一,易于冬春季散发,多为飞沫传播,可反复发病。

【病因与发病机制】

急性上感70%~80%由病毒导致,20%~30%为细菌直接导致或在病毒感染的基础上继发细菌感染。人类在淋雨、受凉、气候变化等导致机体呼吸道防御机制减退或免疫功能降低时,上呼吸道局部原有的病原体可以迅速繁殖或直接接触病原体可诱发产生上感。

【临床表现】

急性上呼吸道感染有以下几种临床类型,不同类型的上感的临床表现各有其特点。

(一)普通感冒

为病毒感染导致。起病急,以喷嚏、鼻塞、流涕等鼻部症状为主,部分患者有咳嗽、咽部不适。严重者可有发热、头痛等全身表现。体格检查主要可见鼻咽部充血、水肿、分泌物等。一般5~7天痊愈。

（二）急性疱疹性咽峡炎

多为柯萨奇病毒 A 导致，儿童多见。主要症状为发热、咽痛，体格检查主要表现为咽部充血，咽部、扁桃体及腭部白色疱疹及溃疡。病程 7 天左右。

（三）急性咽扁桃体炎

多为溶血性链球菌等细菌导致。起病急骤，主要症状为咽痛、发热、畏寒。体格检查可见咽部充血，扁桃体肿大、充血、表面脓性分泌物，部分患者可伴颌下淋巴结的肿大与压痛。

【辅助检查】

（一）血液常规检查

病毒感染的患者的血白细胞大多正常或偏低，淋巴细胞比例升高。细菌感染者的白细胞总数及中性粒细胞比例常增高。

（二）病原学检查

导致上呼吸道感染的细菌或病毒的种类繁多，加之病原学检查的手段复杂，对治疗的帮助不大，一般无需进行检查。特别需要的患者可以进行相应的病毒或细菌检测、分离，以进一步明确诊断并帮助指导临床用药。

【诊断要点】

根据患者的主要症状和体征，结合血液学、影像学等手段，排除其他疾病后，不难做出诊断。必要时可以进行病毒的分离和细菌培养以进一步确定诊断。注意与过敏性鼻炎、流感、急性气管支气管炎及某些传染病鉴别。

【治疗原则】

（一）对症治疗

针对患者的症状可以采用相应的治疗手段，如应用伪麻黄碱等减轻黏膜充血，必要时应用解热镇痛药等。

（二）抗生素治疗

单纯的由病毒导致的上呼吸道感染不应使用抗生素。但对于有白细胞增高、黄痰、脓涕、咽部脓苔等细菌感染表现的患者可以选用青霉素、一代头孢菌素、大环内酯类或氟喹诺酮类等药物。必要时根据细菌培养的结果选择抗菌药物。

（三）抗病毒治疗

目前尚无特效的抗病毒药物，尤其对于无发热，免疫状态正常的患者，一般不常规给予抗病毒药物治疗。免疫缺陷的患者，可以应用利巴韦林或奥司他韦治疗，这类药物对于流感病毒等具有较强的抑制作用，早期应用可以缩短病程。

（四）中药治疗

可以选择具有抗病毒作用和清热解毒作用的中药，有助于改善症状。

二、急性气管-支气管炎

急性气管-支气管炎（acute tracheobronchitis）在临床上比较常见。多在寒冷及气候变化时散发，无流行倾向，年老体弱者易感。

【病因与发病机制】

大多为病毒导致，少部分为细菌或不典型病原体（如支原体或衣原体）导致，冷空气、粉尘和刺激性气体及花粉、真菌孢子等致敏原也可以导致急性气管—支气管炎。

【临床表现】

（一）症状

起病急，可有发热、咳嗽、咳痰，偶有血性痰，部分患者可出现胸闷、气短等表现。

（二）体征

大部分患者无明显体征，部分患者可出现双肺部散在的、部位不固定的干性哕音或湿性啰音。

【辅助检查】

大部分患者外周血白细胞正常，细菌感染者可有白细胞总数及中性粒细胞比例增加。部分患者痰细菌可培养出致病菌。胸部 X 片检查可见纹理增强或正常。

【诊断要点】

根据病史、症状、体征及胸部 X 线表现，可作出诊断。病毒及细菌学检查有助于病因诊断。注意与流感、急性上呼吸道感染等疾病鉴别。

【治疗原则】

（一）对症治疗

干咳的患者可适当应用止咳药物。咳痰困难者可应用盐酸氨溴索等祛痰药物。喘息的患者可适当应用支气管扩张剂。高热的患者可适当应用解热镇痛药。

（二）抗菌药物治疗

考虑为细菌感染的患者可以应用抗菌药物。首选新大环内酯类或青霉素类，也可选用头孢菌素或呼吸喹诺酮类药物，少数患者需要根据病原学结果选择药物。

（三）一般治疗　注意休息，多饮水。

第三节　肺部感染性疾病

一、肺炎

肺炎（pneumonia）是指终末气道、肺泡和肺间质的炎症。可由病原微生物、理化因素、免疫损伤、过敏和药物导致。细菌性肺炎是最常见的肺炎，也是最常见的感染性疾病之一。

【病因与发病机制】

各种病原体的作用及（或）患者的呼吸道防御机制减退，病原体通过空气吸入、血行播散、临近感染蔓延及上呼吸道定植菌误吸等因素导致肺炎的发生。

【分类】

按照解剖学分为大叶性肺炎、小叶性肺炎和间质性肺炎；按照病因分为细菌性肺炎、非典型病原体肺炎、病毒性肺炎、真菌性肺炎、理化因素导致的肺炎等；按照患病环境分为社区获得性肺炎和医院获得性肺炎。

【临床表现】

由于导致肺炎的原因不同，可有不同的临床表现，但是大部分肺炎症状和体征如下。

（一）症状

多有咳嗽、咳痰和发热，病变累及胸膜可出现胸痛甚至腹痛，重者可有呼吸困难。

（二）体征

早期肺炎的体征不明显，重者可有呼吸频率快，鼻翼扇动、发绀、听诊可有湿哕音，并发胸腔积液者可有相应的体征，如患侧呼吸运动减弱，叩诊浊音等。

【辅助检查】

（一）胸部 X 片或 CT 检查

可发现肺部片状阴影。

（二）血常规

多有白细胞计数升高,可伴有中性粒细胞比例的增加。

（三）细菌培养

部分患者痰液、血液或胸液中可培养出致病菌。

（四）血气分析

重症肺炎可表现为低氧血症甚至呼吸衰竭。

【诊断要点】

（一）确定肺炎的诊断

咳嗽、咳痰、发热,肺部啰音,白细胞增加及影像学改变,是肺炎诊断的重要依据。

（二）与其他疾病鉴别

注意与肺结核、肺癌、肺脓肿、肺血栓栓塞等具有相似症状和体征的疾病鉴别。

（三）评估肺炎的严重程度

如确诊的肺炎患者血流动力学不稳定,需要血管活性药物维持、需要呼吸支持和需要加强监护和治疗,则认为患者为重症肺炎。目前比较公认的重症肺炎的诊断主要标准包括:①需要有创机械通气;②感染性休克需要血管收缩药治疗。

（四）确定病原体

可以通过痰培养、支气管镜或人工气道吸引、活检等获取;也可通过血、胸腔积液培养及尿抗原、血清学检查帮助确定诊断。

【治疗原则】

抗感染治疗是重点,一般根据病情的程度、患病的地点和患者所处地区病原学的特点,尽早经验性选择抗感染药物,待取得病原学证据后及时调整。

青壮年、无基础疾病的社区获得性肺炎患者常选用青霉素类、第一代头孢菌素,不单独应用大环内酯类,耐药的肺炎链球菌可选用呼吸喹诺酮类;老年、有基础疾病的社区获得性肺炎可选用喹诺酮类、第二、三代头孢菌素、β-内酰胺类/β 内酰胺酶抑制剂,或厄他培南,可以联合大环内酯类;医院获得性肺炎可选用第二、三代头孢菌素、β-内酰胺类/β 内酰胺酶抑制剂、喹诺酮类或碳青霉烯类。重症肺炎应选择广谱、强力抗生素,并应足量、联合使用,并根据病原学结果调整;重症社区获得性肺炎常用 β-内酰胺类联合大环内酯类或氟喹诺酮类,医院获得性可用抗假单胞菌的 β-内酰胺类/β 内酰胺酶抑制剂、碳青霉烯联合呼吸氟喹诺酮或氨基糖苷类,必要时联合万古霉素、利奈唑胺等。

其他病原体导致的疾病采用相应的抗感染药物进行治疗。

当抗感染治疗 48~72 小时后,患者仍有发热时,应注意是否药物未能覆盖致病菌,或细菌耐药,有无特殊病原体感染如结核菌、真菌、病毒等,是否出现了并发症或存在影响疗效的宿主因素如免疫抑制等,也要注意非感染性疾病误诊为肺炎及是否存在药物热。

二、肺脓肿

肺脓肿(11ng ahscess)是肺组织坏死形成的脓腔。

【病因与发病机制】

病原体常为上呼吸道、口腔的定植菌(包括需氧、厌氧和兼性厌氧菌)经口、鼻、咽腔吸入致病导致吸入性肺脓肿;细菌性肺炎、支气管扩张、支气管肺癌、肺结核空洞等可导致继发性肺脓肿;皮肤外伤感染等情况下,病原体可经血行播散到肺导致血源性肺脓肿。

【临床表现】

（一）症状

1.吸入性肺脓肿多有牙齿、口腔等感染灶,或劳累、受凉、手术和脑血管病等病史,起病急,畏寒、高热,咳嗽、咳痰,胸痛,气促,全身中毒症状等。若感染不能及时控制,发病的第 10~14 天,可突然咳出大量脓臭痰及坏死组织,可有咯血。咳出大量脓痰后,体温明显下降,全身毒血症状减轻,数周内一般情况逐渐恢复正常。部分患者缓慢发病,有一般的呼吸道感染症状。脓肿溃破可导致脓气胸的出现。

2.血源肺脓肿首先表现为由原发病灶引起的畏寒、高热等全身感染中毒的表现,数日或数周后出现咳嗽、咳痰,痰量不多,极少咯血。

3.慢性肺脓肿有咳嗽、咳脓痰、反复发热和咯血,持续数月到数周,可有贫血、消瘦等慢性消耗症状。

（二）体征

初期肺部无阳性体征,或于患侧出现湿啰音;继续发展,可出现肺部实变体征,累及胸膜可闻及胸膜摩擦音或呈现胸腔积液体征。血源性肺脓肿多无阳性体征,慢性肺脓肿常有杵状指（趾）。

【辅助检查】

（一）血常规

多有白细胞总数及中性粒细胞比例的增加。

（二）细菌学检查

痰液、血液及胸液的需氧和厌氧菌培养有助于抗生素的选择和调整。

（三）影像学检查

胸部 X 线检查在疾病早期只表现为肺部片状阴影,肺组织坏死后可出现空洞和液平面,血源性肺脓肿多表现为多发的小囊腔伴有液平,肺 CT 检查使诊断更加准确。

（四）纤维支气管镜检查

可更加准确地取得病原学证据及发现病因,并可帮助治疗。

【诊断要点】

口腔感染、手术、吸入等因素的病史,高热、寒战,大量脓臭痰等症状,血常规白细胞增加 X 片空洞及液平可帮助确定诊断。但应注意与肺炎、空洞性肺结核继发感染、肺癌、肺囊肿继发感染鉴别。

【治疗原则】

（一）抗生素治疗

吸入性肺脓肿多合并厌氧菌感染,可选择青霉素、林可霉素、甲硝唑等;血源性肺脓肿多为金黄色葡萄球菌、链球菌感染,可选用耐酶的青霉素或头孢菌素,耐甲氧西林的金黄色葡萄球菌可选用万古霉素或利奈唑胺等。如为革兰阴性杆菌感染可选择第二、三代头孢菌素,氟喹诺酮类,可联用氨基糖苷类抗生素。抗生素疗程 6~8 周。

（二）脓液引流

可进行体位引流,痰黏稠者加用祛痰药、雾化吸入生理盐水、支气管舒张药,必要时可经支气管镜冲洗及吸引。

（三）手术治疗

病程超过 3 个月,内科治疗脓腔不缩小,或脓腔过大估计不易愈合;大咯血经内科治疗无效或危及生命等情况;支气管胸膜瘘或脓胸治疗效果不佳等可考虑手术治疗。不能耐受手术者也可以考虑脓腔插管引流。

第四节　肺结核

肺结核(pulmonary tuberculosis)是严重危害人类健康的主要传染病,中国为结核病高负担、高危险性国家,具有高感染率、高患病率高等特点,是我国重点控制的主要疾病之一。

【病因与发病机制】

肺结核的传染源为继发性肺结核患者带菌的痰液。传播途径为飞沫传播,易感人群的自然抵抗力与遗传、贫困、居住、营养等有关,婴幼儿、老年人、HIV 感染者、免疫抑制剂使用者、慢性疾病患者易患。

结核菌首次侵入人体繁殖,产生原发性肺结核,细胞介导的免疫系统产生特异性免疫,使原发病灶、肺门淋巴结核和播散到全身各器官的结核菌停止繁殖,少量结核菌没有被消灭,处于长期休眠期,成为潜在病灶。原发感染遗留潜在病灶重新活动称为内源性复发,再次受到感染发病称为外源性重染,两者均导致产生继发性结核,继发性结核病有明显的临床症状,容易出现空洞和排菌,多有传染性。

【临床表现】

（一）症状

1.呼吸系统症状　包括咳嗽、咳痰,1/3 患者出现咯血,部分患者可有胸痛、呼吸困难。

2.全身症状　午后潮热、倦怠乏力、盗汗、食欲减退、体重减轻。育龄女性可出现月经不调。

（二）体征

病变范围较小时可没有任何体征;渗出性病变范围大或干酪样坏死时,可出现肺实变体征;较大空洞性病变,可出现支气管呼吸音;较大范围的纤维条索形成时,气管向患侧移位,患侧胸廓塌陷,叩诊浊音,听诊呼吸音减弱,可闻及湿啰音;结核性胸膜炎时有胸腔积液体征;支气管结核可有局限性哮鸣音。

【辅助检查】

1.胸部 X 线检查　是诊断肺结核的常规首选方法。可发现早期轻微结核病变,确定病变范围、部位、形态、密度、与周围组织的关系、病变阴影的伴随影像等,帮助判断病变性质、有无活动性、有无空洞、空洞大小和洞壁特点。继发型肺结核病变特点为多发生在上叶尖后段及下叶背段,密度不均匀,边缘较清楚的片状阴影,变化较慢,易形成空洞和播散病灶。

2.肺部 CT 检查　易发现隐蔽的病变而减少漏诊,可清晰显示各型肺结核病变特点和性质,与支气管的关系,有无空洞,及进展恶化和吸收好转的变化,准确显示纵隔淋巴结有无肿大,可用于肺结核的诊断及与其他疾病的鉴别诊断,也可用于引导穿刺、引流和介入性治疗。

3.痰结核分枝杆菌检查　是确诊肺结核的主要方法,也是制订治疗方案和考核疗效的主要依据,包括涂片和培养等方法。

4.纤维支气管镜检查　应用于支气管结核和淋巴结支气管瘘的诊断,可取活体组织行病理检查及进行分枝杆菌培养等。

5.结核菌素试验　只能检出结核分枝杆菌感染,而非检出结核病。对儿童、少年及青年的结核病诊断有参考意义。不能区分自然感染或是卡介苗接种的免疫反应。

6.γ-干扰素释放实验　特异性高于结核菌素试验。

【诊断要点】

（一）诊断方法

根据患者的病史、症状、体征、诊断治疗过程与肺结核患者的接触史等帮助诊断,结合辅助检查可进一步确定诊断。

（二）肺结核的诊断程序

首先对可疑症状患者进行筛选,确定是否为肺结核。其次判断有无活动性。活动性病变在胸片表现边缘模糊不清的斑片状阴影,可有中心溶解及空洞,或出现播散病灶。胸片为钙化、硬结及纤维化,痰检不排菌,无任何症状者为无活动型肺结核。最后判断是否排菌及是否耐药等。

（三）肺结核分类标准

1.原发型肺结核。

2.血行播散型肺结核。

3.继发型肺结核,包括浸润型肺结核、空洞型肺结核、结核球、干酪性肺炎和纤维空洞型肺结核。

4.结核性胸膜炎。

5.其他肺外结核。

6.菌阴肺结核。

【治疗原则】

（一）化学治疗

1.化疗原则 化学治疗是肺结核治疗的主要手段,原则是早期、规律、全程、适量、联合。遵从化疗原则可以提高疗效,减少耐药产生。

2.常用药物

（1）异烟肼（isoniazid,INH,H）,成人每日 300mg 顿服,主要不良反应为周围神经炎及肝功能损害。

（2）利福平（rifampicin,RFP,R）,体重 50kg 以上成人,每日 600mg,顿服,主要不良反应为肝功能损害和过敏反应。

（3）吡嗪酰胺（pyrazinamide,PZA,z）,成人每日 1.5g 口服,主要不良反应为高尿酸血症、肝损害、关节痛和恶心等。

（4）乙胺丁醇（ethambutol,EMB,E）,成人每日 0.75~1.0g 口服,不良反应为视神经炎。

（5）链霉素（streptomycin,SM,S）,成人每周 5 次,每次 0.75g,肌内注射,不良反应为耳毒性、前庭神经损害和肾毒性。

抗结核药物还包括部分其他氨基糖苷类药物、部分氟喹诺酮类药物等,一般不作为一线抗结核药物使用。

3.常用方案 初治涂阳肺结核每日用药方案为 2HRZE/4HR（即前 2 个月应用异烟肼、利福平、吡嗪酰胺和乙胺丁醇,后 4 个月应用异烟肼和利福平,总疗程 6 个月）;复治涂阳肺结核用药方案为 2HRZSE/6~10HR;初治涂阴肺结核每日用药方案为 2HRZ/4HR。根据病情需要还可以采用间歇用药方案。

（二）其他治疗

1.咯血的治疗 肺结核患者中咯血较多见,治疗原则是镇静、止血、患侧卧位。预防和抢救因咯血所致的窒息,防止支气管播散。大咯血时可选用垂体后叶素,但注意高血压、冠状动脉粥样硬化性心脏病、心力衰竭、孕妇禁用。另外可采用支气管动脉栓塞法治疗支气管动脉破坏造成的大咯血。

2.肺结核外科手术治疗 肺结核的外科手术指征为经合理化疗后无效、多重耐药的厚壁空洞、大块干酪灶、结核性脓胸、支气管胸膜瘘、大咯血保守治疗无效者。

第五节　慢性阻塞性肺疾病

慢性阻塞性肺疾病(chronic obstruetive pulmonary disease,COPD)是一种具有气流受限的肺部疾病,气流受限不完全可逆,呈进行性发展。

【病因与发病机制】

COPD 的病因不清,但与吸烟、职业性粉尘及化学物质接触、空气污染、感染、蛋白酶-抗蛋白酶失衡、氧化应激等可能有关。上述因素导致肺实质、气道、肺血管的破坏,进而导致气道阻塞,影响肺功能。

【临床表现】

(一)症状

慢性咳嗽、咳痰、气短或呼吸困难,喘息和胸闷及全身性症状。

(二)体征

可有胸廓形态异常、呼吸浅快、发绀,肺部过清音等过度充气征及肺部的干、湿啰音。

【辅助检查】

(一)肺功能检查

FEV_1(第一秒用力呼气量)下降,FEV_1/FVC(肺总量)下降,FEV_1/预计值%降低等。

(二)影像学检查

胸部 X 线检查显示肺纹理腔等非特异性改变,也可以出现肺气肿表现;CT 可见小气道病变、肺气肿及并发症的表现。

(三)血气检查

可判断有无低氧血症、高碳酸血症及有无呼吸衰竭。

(四)其他

血分析,痰涂片,痰培养等可帮助进一步诊断并协助制订治疗方案。

【诊断要点】

(一)诊断标准

COPD 的主要症状为慢性咳嗽、咳痰和(或)呼吸困难及危险因素接触史;不完全可逆性气流受限是诊断 cOPD 的必备条件。肺功能测定指标是诊断 COPD 的金标准:用支气管舒张剂后 $FEV_1/FVC<70\%$ 可确定为不完全可逆性气流受限。同时根据 FEV_1 占预计值的百分比、症状程度、急性加重风险将 COPD 分为 A、B、C、D 四个组。

(二)分期

1.急性加重期　指患者出现超越日常状况的持续恶化,并需改变基础 COPD 的常规用药者,通常在疾病过程中,患者短期内咳嗽、咳痰、气短和(或)喘息加重,痰量增多,呈脓性或黏液脓性,可伴发热等炎症明显加重的表现。

2.稳定期　患者咳嗽、咳痰、气短等症状稳定或症状轻微。

【治疗原则】

(一)稳定期

包括患者的教育与管理,控制职业性或环境污染;药物治疗包括支气管舒张剂,茶碱类、糖皮质激素及祛痰药等。部分患者可能需要长期家庭氧疗。

1.常用药物　包括短效和长效 β_2 肾上腺素受体激动剂及抗胆碱能药物,一般应用气雾剂或下粉剂,用于缓解症状;茶碱类主要应用缓释或控释的剂型;重度以上的患者还考虑应用吸入糖皮质激素或联合长效 p:肾上腺素受体激动剂。

2.长期家庭氧疗　对存在慢性呼吸衰竭的患者应用长期家庭氧疗可以提高生活质量和生存率,要求氧流量 1.0~2.0L/min,吸氧时间 10~15h/d。

（二）急性加重期

包括控制性氧疗,合理使用抗生素,支气管舒张剂,必要时应用糖皮质激素、机械通气等。

对于喘息严重的患者可采用雾化吸入装置吸入沙丁胺醇或异丙托溴铵等药物快速缓解症状,同时给与低流量吸氧,注意吸氧浓度的掌握,避免氧浓度吸入过高导致二氧化碳潴留,存在感染迹象的患者应根据经验给予抗生素治疗,可应用 β-内酰胺类/β 内酰胺酶抑制剂,二代头孢菌素、大环内酯类或喹诺酮类药物,严重的病例可以应用糖皮质激素口服或静脉点滴。对于出现严重呼吸衰竭、心力衰竭等情况应根据实际病情采取相应的治疗措施,包括应用有创和无创呼吸机支持等。

第六节　支气管哮喘

支气管哮喘(bronchial asthma)是由多种细胞和细胞组分参与的气道慢性炎症性疾病。

【病因与发病机制】

哮喘的病因还不十分清楚,患者个体的过敏体质及外界环境的影响是发病的危险因素,与多基因遗传有关,患者同时受遗传和环境因素影响。环境因素包括室内变应原(尘螨、宠物等)、室外变应原(花粉等)、职业性变应原(油漆等)以及食物、药物、大气污染、吸烟、运动、肥胖等因素。主要发病机制可能包括免疫-炎症反应,神经凶素和气道高反应性等。

【临床表现】

（一）症状

为发作性伴有哮鸣音的呼气性呼吸困难或发作性胸闷和咳嗽。症状可在数分钟内发作,经数小时至数天,用支气管舒张药或自行缓解。某些患者在缓解数小时后可再次发作。夜间及凌晨容易发作。

（二）体征

双肺广布哮鸣音,呼气音延长。但在轻度哮喘或非常严重的哮喘发作,哮鸣音可不出现。非发作期可无异常体征。

【辅助检查】

（一）痰液检查

可见较多的嗜酸细胞。

（二）肺功能检查

典型的表现为阻塞性通气功能障碍,不典型的患者需要进行支气管激发试验、支气管舒张试验或呼气峰流速及其变异率的测定来帮助诊断支气管哮喘。

（三）胸部 X 线或 CT 检查

主要帮助判断是否存在感染及气胸等并发症。

（四）血气分析

判断患者病情轻重。

（五）特异性变应原检测

包括外周血变应原特异性 IgE 及体内变应原试验,有助于诊断及治疗方案的确定。

【诊断要点】

（一）诊断标准

1.反复发作喘息、气急、胸闷或咳嗽，多与接触变应原、冷空气、物理、化学性刺激以及病毒性上呼吸道感染、运动等有关。

2.发作时双肺可闻及散在或弥漫性、以呼气相为主的哮鸣音，呼气相延长。

3.上述症状和体征可经治疗缓解或自行缓解。

4.除外其他疾病所引起的喘息、气急、胸闷和咳嗽。

5.临床表现不典型者（如无明显喘息或体征），应至少具备以下 1 项试验阳性：①支气管激发试验或运动激发试验阳性；②支气管舒张试验阳性 FEV_1 增加≥12%，且 FEV_1 增加绝对值≥200ml；③呼气流量峰值（PEF）日内（或 2 周）变异率≥20%。

符合上述 1~4 条或 4、5 条者可诊断为哮喘。应注意与急性左心功能不全、慢性阻塞型肺疾病、上气道阻塞等鉴别。

（二）分期及控制水平分级

1.急性发作期　指喘息、气促、咳嗽、胸闷等症状突然发生或加重，常有呼吸困难，常因接触变应原、刺激物或治疗不当诱发。根据患者的气急、体位、呼吸频率、哮鸣音、血气、肺功能等将急性发作期分为轻度、中度、重度和危重度四级。

2.非急性发作期　虽不是急性发作，但有不同程度的喘息、咳嗽或胸闷等症状。

3.控制水平分级　根据患者症状的多少、急性发作的次数、肺功能、药物缓解情况等将哮喘的控制程度分为控制、部分控制和未控制。

【治疗原则】

（一）脱离或减少危险因素

（二）药物治疗

根据患者的病情制订个体化的长期治疗方案，根据控制水平进行调整。主要药物有以下几种。

1.常用药物

（1）糖皮质激素是目前控制哮喘最有效的药物，包括吸入、口服和静脉使用三种剂型。吸入型糖皮质激素（ICS）局部抗炎作用强、全身副作用少，是长期控制气道炎症的首选，常用药物有倍氯米松、布地奈德、氟替卡松等；口服剂型常用于吸入治疗无效或需要短期加强治疗的患者，常用药物为泼尼松和泼尼松龙；静脉剂型主要用于重度或严重哮喘发作的患者，常用药物为甲泼尼龙和地塞米松等，在应用糖皮质激素的过程中应密切注意激素的副作用。

（2）β₂受体激动剂是控制哮喘急性发作的首选药物，包括短效 $β_2$ 受体激动剂（SABA）如沙丁胺醇、特布他林等，作用时间 4~6 小时。长效 $β_2$ 受体激动剂（LABA）主要包括福莫特罗和沙美特罗等，作用时间长，一般与吸入性糖皮质激素联合应用。$β_2$ 受体激动剂一般采用吸入给药的方式，可以快速起效，减少不良反应。这类药物的主要副作用为心悸、骨骼肌震颤等。

（3）抗胆碱药：常用药物为异丙托溴铵，一般通过雾化吸入或干粉吸入，主要不良反应为口干、口苦等。

（4）茶碱类药物：重、危患者可以静脉应用茶碱类药物，轻症可以应用缓释或控释剂型口服，主要副作用为胃肠道和心血管系统的反应。在应用茶碱时注意其与喹诺酮及大环内酯类药物之间的相互影响，注意茶碱的剂量，避免中毒。

（5）白三烯调节剂：具有抗炎和舒张支气管平滑肌的作用，常作为轻度哮喘的控制药物，常用药物有孟鲁司特等，不良反应较轻微。

（6）抗 IgE 抗体：主要用于吸入糖皮质激素和联合长效 $β_2$ 受体激动剂后症状不能控制且血

清 IgE 水半增高的重症哮喘患者。

2.急性发作期的治疗治疗原则是尽快缓解症状、解除气流受限和低氧血症,同时还需要制订长期治疗方案以预防再次急性发作。

(1)轻度:每日定时吸人糖皮质激素,出现症状时可间断吸入短效 β_2 受体激动剂,疗效不佳时可加用茶碱及抗胆碱药。

(2)中度:增加吸入糖皮质激素剂量,规律吸入 β_2 受体激动剂或联合抗胆碱药、加用白三烯调节剂,持续吸入 β_2 受体激动剂,必要时口服糖皮质激素、静脉应用茶碱类药物等。

(3)重度至危重度:可持续吸入 β_2 受体激动剂或合并抗胆碱药,静脉应用茶碱、糖皮质激素等,注意纠正缺氧、水电解质平衡,必要时考虑机械通气治疗。

3.慢性持续期的治疗慢性持续期的患者应在评估和监测哮喘控制水平的基础上,定期根据长期治疗分级方案进行调整,以达到最佳控制水平。哮喘的长期治疗方案分为 5 级。第 1 级按需使用 SABA;第 2 级选用低剂量 ICS 或白三烯调节剂;第 3 级选用以下 1 种:低剂量 ICS 加 LABA,中等剂量 ICS 或高剂量 ICS,低剂量 ICS 加白三烯调节剂,低剂量 ICS 加缓释茶碱;第 4 级在第 3 级基础上加用以下 1 种或以上:中等剂量或高剂量 ICS 加 LABA.白三烯调节剂,缓释茶碱;第 5 级在第 4 级基础上加用口服最小剂量糖皮质激素或抗 IgE 治疗。未经治疗的持续性哮喘患者应从第 2 级开始,严重未控制的哮喘患者应从第 3 级开始,每一级的缓解药物都应按需使用,并根据控制的水平降级或升级治疗方案。

应该注意支气管哮喘的患者教育和管理,以提高疗效、减少复发、提高生活质量。

第六章 循环系统疾病

第一节 概 述

心血管系统包括心脏、血管和血液循环的神经体液调节装置。其主要功能是为全身组织器官运输血液，通过血液将氧、营养物质和激素等供给组织，并将组织代谢废物运走，以保证人体正常新陈代谢的进行。

我国每年死于心血管病约350万人，占总死亡原因的41%，居各种疾病之首，每死亡3人就有1人死于心血管疾病。2012年《中国心血管病报告》显示，我国心血管病现患人数为2.9亿，即每5个成人中有1人患心脏病。

常见心血管疾病有：先天性心脏病（结构异常）、风湿性心脏病（瓣膜异常）、冠状动脉粥样硬化性心脏病（血管异常）、心肌病（心肌变性）、高血压病、心力衰竭、心律不齐（神经传导异常）等。

常用的辅助检查方法有：心电图、心脏超声及心功能检查（彩色多普勒）、实验室检查、x线检查、心脏放射性核素显像、冠状动脉造影以及其他心脏电生理检查等相关检查。

心血管疾病的治疗方法有以下几种。

（1）药物治疗：①ARB、ACEI；②β受体拮抗剂；③钙通道阻滞剂；④利尿剂；⑤α-受体拮抗剂；⑥溶栓、调脂、降血压、扩血管、抗心律失常、抗血小板、抗凝血、抗血栓等。

（2）介入治疗：①冠状动脉造影及支架植入术；②临时及永久起搏器植入术；③先心病的介入治疗；④心内电生理学检查及射频消融术。

（3）外科治疗：心脏瓣膜置换术、冠状动脉旁路移植术、心包剥离术、心脏移植等。

（4）其他治疗。

第二节 心力衰竭

心力衰竭（heart failure, HF）指各种心脏结构或功能性疾病导致心室充盈和（或）射血功能受损，心排血量不能满足机体组织代谢需要，以肺循环和（或）体循环淤血，器官、组织血液灌注不足为临床表现的一组综合征，主要表现为呼吸困难、体力活动受限和体液潴留。

【病因与发病机制】

（一）病因

主要由于原发性心肌损害和心脏长期容量和（或）压力负荷过重导致心肌功能由代偿最终发展为失代偿。

（二）诱因

心脏病患者心力衰竭症状往往由一些增加心脏负荷的因素诱发，如感染、心律失常、血容量增加、过度体力消耗或情绪激动、治疗不当、原有心脏病变加重或并发其他疾病等。

（三）发病机制

心力衰竭的主要发病机制之一为心肌病理性重构，导致心力衰竭进展的两个关键过程，一是心肌死亡(坏死、凋亡、自噬等)的发生,如急性心肌梗死、重症心肌炎等,二是神经内分泌系统过度激活所致的系统反应,其中肾素一血管紧张素一醛固酮系统(RAAS)和交感神经系统过度兴奋起着主要作用。切断这两个关键过程是心力衰竭有效预防和治疗的基础。

【类型】

(一)左侧心力衰竭、右侧心力衰竭和全心衰竭。

(二)急性和慢性心力衰竭。

(三)收缩性和舒张性心力衰竭。

(四)心力衰竭的分期与分级。

1.心力衰竭分期

(1)前心力衰竭阶段:患者存在心力衰竭高危因素,但目前尚无心脏结构或功能异常,也无心力衰竭的症状和(或)体征。包括高血压病、冠状动脉粥样硬化性心脏病、糖尿病和肥胖、代谢综合征等最终可累及心脏的疾病以及应用心脏毒性药物史、酗酒史、风湿热史或心肌病家族史等。

(2)前临床心力衰竭阶段:患者无心力衰竭的症状和(或)体征,但已发展为结构性心脏病,如左心室肥厚、无症状瓣膜性心脏病、既往心肌梗死史等。

(3)临床心力衰竭阶段:患者已有基础结构性心脏病,既往或目前有心力衰竭的症状和(或)体征。

(4)难治性终末期心力衰竭阶段:患者虽经严格优化内科治疗,但休息时仍有症状,常伴心源性恶病质,须反复长期住院。

2.心力衰竭分级:NYHA心功能分级

(1)Ⅰ级:心脏病患者日常活动量不受限,一般活动不引起乏力、呼吸困难等心力衰竭症状。

(2)Ⅱ级:心脏病患者体力活动轻度受限,休息时无自觉症状,一般活动下可出现心力衰竭症状。

(3)Ⅲ级:心脏病患者体力活动明显受限,低于平时一般活动即引起心力衰竭症状。

(4)Ⅳ级:心脏病患者不能从事任何体力活动,休息状态下也存在心力衰竭症状,活动加重。

3.6分钟步行试验　通过评定慢性心力衰竭患者的运动耐力评价心力衰竭严重程度和疗效。要求患者在平直走廊里尽快行走,测定6分钟的步行距离,6分钟步行距离<150m为重度心力衰竭;150~450m为中度心力衰竭;>450m为轻度心力衰竭。

一、慢件心力衰竭【临床表现】

(一)左侧心力衰竭

以肺循环淤及血心排出量减低为主要表现。

1.症状

(1)不同程度的呼吸困难:①劳力性呼吸困难;②端坐呼吸;③夜间阵发性呼吸困难:患者入睡后突发憋气而惊醒,被迫取坐位,重者可有哮鸣音,称为"心源性哮喘"。多于端坐后休息后缓解;④急性肺水肿:是"心源性哮喘"的进一步发展,是左侧心力衰竭呼吸困难最严重的形式。

(2)咳嗽、咳痰、咯血:咳嗽、咳痰开始常于夜间发生,坐位或立位减轻,白色浆液性泡沫状痰为其特点。急性左侧心力衰竭发作时可出现粉红色泡沫样痰。长期慢性肺淤血肺静脉压力升高可引起大咯血。

(3)乏力、疲倦、运动耐量减低、头晕、心悸。

(4)少尿及肾功能损害。

2.体征

(1)肺部湿性啰音:随着病情的加重,肺部啰音可从局限于肺底部直至全肺。侧卧位时下垂的一侧啰音较多。

(2)心脏体征:除基础心脏病的固有体征外,一般均有心脏扩大(单纯舒张性心力衰竭除外)及相对性二尖瓣关闭不全的反流性杂音、肺动脉瓣区第二心音亢进及舒张期奔马律。

(二)右侧心力衰竭

以体循环淤血为主要表现。

1.症状

(1)消化道症状:腹胀、食欲缺乏、恶心、呕吐等是右侧心力衰竭最常见的症状。

(2)劳力性呼吸困难:继发于左侧心力衰竭的右侧心力衰竭呼吸困难已存在。单纯性右侧心力衰竭为分流性先天性心脏病或肺部疾患所致,也均有明显的呼吸困难。

2.体征

(1)水肿:表现为始于身体低垂部位的对称性凹陷性水肿。也可表现为胸腔积液,以双侧多见,单侧者以右侧多见。

(2)颈静脉征:颈静脉波动增强、充盈、怒张,肝颈静脉回流征阳性。

(3)肝脏肿大:肝淤血肿大常伴疼痛,持续慢性右侧心力衰竭可导致心源性肝硬化。

(4)心脏体征:除基础心脏病的相应体征外,可出现相对性三尖瓣关闭不全的反流性杂音。

(三)全心衰竭

右侧心力衰竭继发于左侧心力衰竭而形成全心衰竭。右侧心力衰竭时右心排血量减少,呼吸困难等肺淤血症状反而有所减轻。

【辅助检查】

(一)实验室检查

1.利钠肽 临床上常用 B 型利钠肽(BNP)或 N 末端 B 型利钠肽原(NT-proBNP)。可用于冈呼吸困难而疑为心力衰竭患者的诊断和鉴别诊断,BNP<35/L,NT-pmBNP<125n/L 时不支持慢性心力衰竭诊断,其诊断敏感性和特异性低于急性心力衰竭时。利钠肽可用来评估慢性心力衰竭的严重程度和预后,接受治疗者利钠肽水平高则提示预后差。

2.肌钙蛋白 心脏肌钙蛋白(cTn)可用于诊断原发病如急性心肌梗死,也可以对心力衰竭患者作进一步的危险分层。肌钙蛋白升高,特别是同时伴有利钠肽升高,也是心力衰竭预后的强预测因子。

3.常规检查 包括血常规、尿常规、肝肾功能、血糖、血脂、电解质、甲状腺功能等。

(二)心电图

心力衰竭并无特异性心电图表现,但帮助判断心肌缺血、既往心肌梗死、传导阻滞、心律失常等。

(三)影像学检查

1.X 线检查 可提供心脏增大、肺淤血、肺水肿及原有肺部疾病的信息。

2.超声心动图 可评价各心腔大小变化及心脏瓣膜结构和功能,评估心功能和判断病因。

3.放射性核素检查 核素心室造影可准确测定左心室容量、LVEF 及室壁运动。核素心肌灌注和(或)代谢显像可诊断心肌缺血和心肌存活情况,并对鉴别扩张型心肌病或缺血性心肌病有一定帮助。

4.心脏磁共振(CMR) 检测心腔容量、心肌质量和室壁运动准确性和可重复性较好。经超声心动图检查不能做出诊断时,CMR 是最好的替代影像检查。疑诊心肌病、心脏肿瘤(或肿瘤累及心脏)或心包疾病时,CMR 有助于明确诊断,对复杂性先天性心脏病患者则是首选检查。

5.冠状动脉造影　适用于有心绞痛、心肌梗死或心脏停搏史的患者,也可鉴别缺血性或非缺血性心肌病。

(四)有创性血流动力学检查

急性重症心力衰竭患者可采用床边右心漂浮导管(Swan-Ganz 导管)检查测定各部位的压力及血液含氧量,计算心脏指数(CI)及肺小动脉楔压(PCWP),直接反映左心功能,在具备条件的 CCU、ICU 等病房,对危重患者也可采用脉搏指示剂连续心排血量临测(PiCCO)。

【诊断和鉴别诊断】

(一)诊断

心力衰竭须综合病史、症状、体征及辅助检查作出诊断。主要诊断依据为原有基础心脏病的证据及循环淤血的表现。BNP 测定也可作为诊断依据,并能帮助鉴别呼吸困难的病因。

(二)鉴别诊断

1.支气管哮喘　与左侧心力衰竭患者夜间阵发性呼吸困难(心源性哮喘),应与支气管哮喘鉴别。前者多见于器质性心脏病患者,发作时必须坐起,重者肺部有干、湿性啰音,甚至咳粉红色泡沫;后者多见于青少年有过敏史,发作时双肺可闻及典型哮鸣音,咳出白色黏液痰后呼吸困难常可缓解。测定 BNP 水平有较大的参考价值。

2.心包积液、缩窄性心包炎　根据病史、心脏及周围血管体征进行鉴别,超声心动图、CMR 可确诊。

3.肝硬化腹水伴下肢水肿　应与慢性右侧心力衰竭鉴别,除基础心脏体征有助于鉴别外,非心源性肝硬化不会出现颈静脉怒张等上腔静脉回流受阻的体征。

【治疗】

(一)一般治疗

1.生活方式管理

(1)患者教育:心力衰竭患者及家属应得到有关疾病知识和管理的指导。

(2)体重管理:每日测定体质量以早期发现液体潴留非常重要。如在 3 日内体质量突然增加 2kg 以上,应考虑患者已有钠、水潴留(隐性水肿),需要利尿或加大利尿剂的剂量。

(3)饮食管理:对控制 NYHA Ⅲ~Ⅳ级心力衰竭患者的充血症状和体征有帮助。心力衰竭急性发作伴有容量负荷过重的患者,要限制钠摄入<2g/d。一般不主张严格限制钠摄入和将限钠扩大到轻度或稳定期心力衰竭患者。

2.休息与活动　急性期性或病情不稳定者应限制体力活动,卧床休息,多做被动运动以预防深部静脉血栓形成。临床情况改善后在不引起症状的情况下,从床边小坐开始逐步增加有氧运动。

3.病因治疗

(1)病因治疗:对所有可能导致心脏功能受损的常见疾病如高血压、冠状动脉粥样硬化性心脏病、糖尿病、代谢综合征等,在尚未造成心脏器质性改变前即应早期进行有效治疗。对于少数病因未明的疾病如原发性扩张型心肌病等亦应早期积极干预,延缓疾病进展。

(2)消除诱因:应及时处理或纠正诱因,如各种感染(尤其上呼吸道和肺部感染)、心律失常(尤其伴快速心室率的心房颤动)、电解质紊乱和酸碱失衡等。

(二)药物治疗

1.利尿剂　利尿剂是心力衰竭治疗中改善症状的基石,是唯一能够控制液体潴留的药物,但不能作为单一治疗。

适应证:有液体潴留证据的所有心力衰竭患者均应给予利尿剂。

应用方法:从小剂量开始,逐渐增加剂量直至尿量增加,体质量每天减轻 0.5~1.0kg 为宜。一旦症状缓解、病情控制,即以最小有效剂量长期维持,并根据液体潴留的情况随时调整剂量。每天体:重变化是最可靠的监测利尿剂效果和调整利尿剂剂量的指标。

(1)袢利尿剂:以呋塞米(速尿)为代表,须监测血钾。

(2)噻嗪类利尿剂:以氢氯噻嗪(双氢克尿噻)为代表,要注意电解质平衡。长期大剂量应用可影响糖、脂代谢。

(3)保钾利尿剂:利尿作用弱,多与上述两类利尿剂联用以加强利尿效果并预防低钾血症。常用的有螺内酯(安体舒通)、氨苯蝶啶、阿米洛利。

2.RAAS 抑制剂

(1)血管紧张素转换酶抑制剂(ACEI):是被证实能降低心力衰竭患者病死率的第一类药物,是公认的治疗心力衰竭的基石和首选药物。

适应证:所有左心室射血分数(LVEF)下降的心力衰竭患者必须且终身使用,除非有禁忌证或不能耐受;前心力衰竭阶段为心力衰竭高发危险人群,应考虑用 ACEI 预防心力衰竭。

应用方法:从小剂量开始,逐渐递增,直至达到目标剂量,一般每隔 1~2 周剂量倍增 1 次,调整到合适剂量应终生维持使用,避免突然撤药,应监测血压、血钾和。肾功能。

ACEI 有卡托普利、贝那普利、培哚普利、雷米普利、赖诺普利等,各种 ACEI 对心力衰竭患者的症状、死亡率或疾病进展的作用无明显差异。

ACEI 的副作用主要包括低血压、肾功能一过性恶化、高钾血症、干咳、血管神经性水肿。有威胁生命的不良反应(血管性水肿和无尿性肾衰竭)、妊娠期妇女及 ACEl 过敏者应禁用;低血压、双侧肾动脉狭窄、血肌酐明显升高($>265\mu mol/L$)、高钾血症($>5.5mmol/L$)、左心室流出道梗阻(主动脉瓣狭窄,肥厚型梗阻性心肌病)者慎用。非甾体类抗炎药应避免使用。

(2)血管紧张素受体拮抗剂(ARB)

适应证:基本与 ACEI 相同,推荐用于不能耐受 ACEI 的患者。

应用方法:小剂量起用,逐步将剂量增至目标推荐剂量或可耐受的最大剂量。

与 ACEI 相似可引起低血压、肾功能不全和高钾血症等,应监测血压、肾功能和血钾。干咳和血管性水肿的副作用较少见。目前不主张心力衰竭患者 ACEI 及 ARB 联合应用。

(3)醛同酮受体拮抗剂:能抑制心血管重塑,改善心力衰竭的远期预后。

适应证:LVEF≤35%、NYHA Ⅱ~Ⅳ级的患者;已使用 ACEI(或 ARB)和 B 受体阻滞剂治疗,仍持续有症状的患者;急性心肌梗死后、LVEF≤40%,有心力衰竭症状或既往有糖尿病史者。

应用方法:从小剂量起始,逐渐加量。

常用药为依普利酮、螺内酯。必须监测血钾,近期有肾功能不全,血肌酐升高或高钾血症者小宜使用。

(4)肾素抑制剂:有阿利吉仑、雷米吉伦。但有待进一步研究以获得更广泛的循证依据,目前不推荐用于 ACEI/ARB 的替代治疗。

3.β 受体拮抗剂　心力衰竭患者长期应用 β 受体拮抗剂能减轻症状、改善预后、降低死亡率和住院率。

适应证:有症状或曾经有症状的 NYHA Ⅱ~Ⅲ级、LVEF 下降、病情稳定的慢性心力衰竭患者必须终牛应用,除非有禁忌证或不能耐受。

应用方法:推荐用琥珀酸美托洛尔、比索洛尔或卡维地洛,但部分患者治疗开始时可用酒石酸美托洛尔过渡。β 受体阻滞剂治疗心力衰竭要达到目标剂量或最大可耐受剂量。起始剂量宜小,一般为目标剂量的 1/8,每隔 2~4 周剂量递增 1 次。通常静息心率降至 55~60 次/分为其应用的目标剂量或最大耐受量。

4.正性肌力药

(1)洋地黄类药物:地高辛对心力衰竭患者总病死率的影响为中性。

洋地黄制剂:地高辛用维持量口服。毛花苷 C(西地兰)、毒毛花苷 K 均为快速起效的静脉注射制剂,适用于急性心力衰竭或慢性心力衰竭加重时。

洋地黄的临床应用:伴有快速心房颤动/心房扑动的收缩性心力衰竭是应用洋地黄的最佳指征。在利尿剂、ACEI/ARB 和 β 受体拮抗剂治疗过程中仍持续有心力衰竭症状的患者可考虑加用地高辛。但对代谢异常引起的高排血量心力衰竭如贫血性心脏病、甲状腺功能亢进及心肌炎、心肌病等病因所致心力衰竭,洋地黄治疗效果欠佳。肺源性心脏病、心肌梗死、缺血性心肌病均易发在洋地黄中毒,应慎用;肥厚型心肌病、单纯二尖瓣狭窄伴窦性心律、严重窦性心动过缓或房室传导阻滞患者在未植入起搏器前,应禁用洋地黄。

洋地黄中毒表现:①各类心律失常为洋地黄中毒最重要的表现,常见为室性心律失常,多表现为二联律,非阵发性交界性心动过速,房性期前收缩,心房颤动及房室传导阻滞等。快速房性心律失常伴传导阻滞是洋地黄中毒的特征性表现。②胃肠道表现如恶心、呕吐;③神经系统表现如视力模糊、黄视、绿视、定向力障碍、意识障碍。洋地黄中毒表现后两者较少见。

影响洋地黄中毒的因素:心肌缺血、缺氧及低血钾、低血镁、甲状腺功能减退、肾功能不全、低体重以及与其他药物的相互作用也是引起中毒的因素,心血管常用药物如胺碘酮、维拉帕米奎尼丁等均可降低地高辛的经肾排泄率而加重中毒的可能性。

洋地黄中毒的处理:发生洋地黄中毒后应立即停药。单发性室性期前收缩、一度房室传导阻滞等停药后常自行消失;对快速性心律失常者,如血钾浓度低则可静脉补钾,如血钾不低可用利多卡因或苯妥英钠。电复律一般禁用,因易致心室颤动。有传导阻滞及缓慢性心律失常者可予阿托品:阿托品静脉注射,此时异丙肾上腺素易诱发室性心律失常,不宜应用。

(2)非洋地黄正性肌力药

1)β 受体兴奋剂:多巴胺与多巴酚丁胺是常用的静脉制剂,但只能短期静脉应用,在慢性心力衰竭加重时起到帮助患者渡过难关的作用,连续用药超过 72 小时可能出现耐药,长期使用将增加死亡率。

2)磷酸二酯酶抑制剂:包括氨力农、米力农等。静脉滴注短期应用可改善心力衰竭症状,但长期应用可增加患者死亡率。因此,仅对心脏术后急性收缩性心力衰竭、难治性心力衰竭及心脏移植前的终末期心力衰竭的患者短期应用。

5.扩血管药物 慢性心力衰竭的治疗不推荐应用扩血管药物,仅在伴有心绞痛或高血压的患者可考虑联合治疗,对存在心脏流出道或瓣膜狭窄的患者应禁用。

6.抗心力衰竭药物的治疗进展

(1)人重组脑钠肽:奈西立肽,适用于急性失代偿性心力衰竭患者。

(2)左西孟旦:适用于无显著低血压或低血压倾向的急性左心力衰竭患者。

(3)伊伐布雷定:适用于窦性心律的 LVEF 降低的心力衰竭患者。使用 ACEI 或 ARB、β 受体阻滞剂、醛固酮受体拮抗剂,已达到推荐剂量或最大耐受剂量,心率仍然≥70 次/分,并持续有症状的患者。

(4)AVP 受体拮抗剂:托伐普坦,可用于治疗伴有低钠血症的心力衰竭。

(三)非药物治疗

1.心脏再同步化治疗(CRT) CRT 通过改善房室、室间和(或)室内收缩不同步增加心排血量,可改善心力衰竭症状、运动耐量,提高生活质量,减少住院率并明显降低死亡率。慢性心力衰竭患者的 CRT 的 I 类适应证包括:已接受最佳药物治疗仍持续存在心力衰竭症状、LVEF≤35%、心功能 NYHA 分级 III～IV 级、窦性节律时心脏不同步(QRS 间期>120ms)。

2.左室辅助装置(LVAD) 适用于严重心脏事件后或准备行心脏移植术患者的短期过渡治疗和急性心力衰竭的辅助性治疗。

3.心脏移植 是治疗顽固性心力衰竭的最终治疗方法。但因其供体来源及排异反应而难以广泛开展。

（四）舒张性心力衰竭的治疗

治疗的原则与收缩功能不全有所差异，主要措施如下。

1.积极寻找并治疗基础病因　如治疗冠状动脉粥样硬化性心脏病、有效控制血压等。

2.降低肺静脉压　限制钠盐摄入，应用利尿剂；若肺淤血症状明显，可小剂量应用静扩张剂（硝酸盐制剂）。

3.β受体阻滞剂　一般治疗目标为维持基础心率50~60次/分。

4.钙通道拮抗剂　主要用于肥厚型心肌病。

5.ACEI/ARB　最适用于高血压性心脏病和冠状动脉粥样硬化性心脏病。

6.尽量维持窦性心律，保持房室顺序传导，保证心室舒张期充分的容量。

7.在无收缩功能障碍的情况下，禁用正性肌力药物。

二、急性心力衰竭

急性心力衰竭（AHF）是指心力衰竭急性发作和（或）加重的一种临床综合征，可表现为急性新发或慢性心力衰竭急性失代偿。

【类型】

（一）临床分类

1.急性左侧心力衰竭　包括慢性心力衰竭急性失代偿、急性冠状动脉综合征、高血压急症、急性心脏瓣膜功能障碍、急性重症心肌炎、围生期心肌病和严重心律失常。

2.急性右侧心力衰竭　常由于右心室梗死、急性大面积肺栓塞、右心瓣膜病所致。

3.非心源性急性心力衰竭　常由于高心排血量综合征、严重肾脏疾病（心肾综合征）、严重肺动脉高压等所致。

（二）严重程度分类

Killip分级适用于急性心肌梗死是心力衰竭的严重程度。

Ⅰ级：无心力衰竭的临床症状与体征。

Ⅱ级：有心力衰竭症状与体征。肺部50%以下肺野湿性啰音，心脏第三心音奔马律，肺静脉高压，胸片见肺淤血。

Ⅲ级：严重心力衰竭症状与体征。严重肺水肿，肺部50%以上肺野湿性啰音。

Ⅳ级：心源性休克。

【临床表现】

突发严重的呼吸困难、呼吸频率常达每分钟30~40次，强迫坐位、面色苍白、发绀、大汗、烦躁，同时频繁咳嗽，咳粉红色泡沫样痰。极重者可因脑缺氧而致神志模糊。发病伊始可有一过性血压升高，病情如未缓解，血压可持续下降直至休克。听诊两肺布满湿啰音、哮鸣音，心尖部第一心音减弱，心率快，同时有舒张期早期第三心音奔马律，肺动脉瓣第二心音亢进。胸部X线片显示：早起间质性肺水肿时，上肺静脉充盈、肺门血管影模糊、小叶间隔增厚；肺水肿时表现为蝶形肺门；严重肺水肿时，为弥漫全肺的大片阴影。

【诊断和鉴别诊断】

根据典型症状与体征，一般不难作出诊断。急性呼吸困难与支气管哮喘的鉴别前已述及，与肺水肿并存的心源性休克与其他原因所致休克不难鉴别。疑似患者可行BNP/NT-proBNP检测鉴别。

【治疗】

（一）基本处理

1.体位　半卧位或端坐位，双腿下垂，以减少静脉回流。

2.吸氧　立即高流量鼻管给氧,严重采用无创呼吸机持续加压或双水平气道正压给氧。

3.救治准备　静脉通道开放,留置导尿,心电监护及经皮血压饱和度监测等。

4.镇静　吗啡。

5.快速利尿。

6.氨茶碱。

7.洋地黄类药物　毛花苷 C 静脉给药最适合用于有快速心室率的心房颤动并心室扩大伴左心室收缩功能不全。

（二）血管活性药物

1.血管扩张剂　须密切监测血压变化,小剂量慢速给药并合用正性肌力药。常用药物有硝普纳、硝酸酯类、α 受体拮抗剂。

2.正性肌力药

（1）β 受体兴奋剂:多巴胺、多巴酚丁胺。

（2）磷酸二酯酶抑制剂:米力农。

（三）机械辅助治疗

主动脉球囊反搏。

（四）病因治疗

第三节　心律失常

心律失常(cardiac arrhythmia)是指心脏冲动的频率、节律、起源部位、传导速度或激动次序的异常。

【分类】

临床上主要依据发生部位、发生机制、心率快慢进行分类,主要按发生部位进行讲解。

【诊断】

主要从以下方面进行。

（一）病史(心律失常诱因、频度、起止方式)。

（二）体检(心率、节律)。

（三）心电图(最重要的无创检查技术)。

长时间心电图记录、运动试验、食管心电图、心内电生理检查、三维心脏电生理标测及导航系统。

【治疗】

（一）抗心律失常药物

Ⅰ类:阻断快钠通道

ⅠA:奎尼丁、普鲁卡因胺、丙吡胺

ⅠB:美西律、苯妥英钠、利多卡因

ⅠC:氟卡尼、恩卡尼、普罗帕酮、莫雷西嗪

Ⅱ类:β 受体阻滞剂:美托洛尔、阿替洛尔、比索洛尔

Ⅲ类:阻断钾通道:胺碘酮、索他洛尔

Ⅳ类:阻断慢钙通道:维拉帕米、地尔硫卓

（二）电复律和电除颤

同步电复律:放电时电流正好与 R 波同步,避开心室易损期,适用于:除心室颤动以外的快速心律失常。

非同步电除颤:适用于心室颤动。

（三）埋藏式心脏复律除颤器(implantable cardioverter defibrillator,ICD)

植入式心脏复律除颤器可像起搏器一样可埋藏于皮下囊袋中,同时具备抗心动过缓起搏(bradicardia pacing)、抗心动过速起搏(antitachycardia pacing,ATP)和低能电转复(cardiovertion)以及高能电除颤(defibrillation)多种功能。

（四）心脏起搏治疗

心脏起搏器是一种医用电子仪器,它通过发放一定形式的电脉冲,刺激心脏,使之激动和收缩,即模拟正常心脏的冲动形成和传导,通过不同的起搏方式纠正心率和心律的异常,以及左右心室的协调收缩,提高患者的生存质量,减少病死率。

（五）导管射频消融治疗快速性心律失常

射频消融仪通过导管头端的电极释放射频电能,在导管头端与局部心肌内膜之间电能转化为热能,达到一定温度(46~49℃)后,使特定的局部心肌细胞脱水、变性、坏死(损伤直径为7~8mm,深度为3~5mm),自律性和传导性能均发生改变,从而使心律失常得以根治。

（六）快速性心律失常的外科治疗

外科治疗快速性心律失常的目的在于切除、隔置、离断参与心动过速生成、维持与传播的组织,保存或改善心脏功能。外科治疗方法包括直接针对心律失常本身以及各种间接的手术方法,后者包括室壁瘤切除术、冠状动脉旁路移植术和矫正瓣膜关闭不全或狭窄的手术,左侧颈胸交感神经切断术等。

一、病态窦房结综合征

病态窦房结综合征(sick sinus syndrome,SSS)简称病窦综合征,是由窦房结病变导致功能减退,产生多种心律失常的综合表现。患者可在不同时间出现一种以上的心律失常。部分患者同时有房室传导功能障碍。

【病因】

（一）众多病变过程损害窦房结:如淀粉样变性、甲状腺功能减退等。

（二）窦房结周围神经和心房肌的病变。

（三）窦房结动脉供血减少。

（四）迷走神经张力增高。

（五）药物。

【临床表现】

可出现一系列与心动过缓有关的心、脑等重要脏器供血不足的症状。如发作性头晕、黑蒙、乏力、晕厥。严重者可发生 Adams-STokes 综合征,甚至死亡。有心动过速发作时,可出现心悸、心绞痛症状。

【心电图检查】

（一）持续而显著的窦性心动过缓(50 次/分以下),且并非由于药物引起。

（二）窦性停搏与窦房传导阻滞。

（三）窦房传导阻滞与房室传导阻滞同时并存。

（四）心动过缓-心动过速综合征(bradycardia-tachycardia syndrome),这是指心动过缓与房性快速性心律失常(心房扑动、心房颤动或房性心动过速)交替发作。

【治疗原则】

（一）无心动过缓相关的症状:不需治疗,定期观察。

（二）有症状:起搏。

(三)心动过缓-心动过速综合征:起搏+药物。

二、心房颤动

心房颤动(atrial fibrillation,AF)简称房颤,是一种十分常见的心律失常。

【病因】

(一)正常人如情绪激动、手术后、运动、急性酒精中毒。

(二)器质性心血管病:最常见。如风湿性心脏病、冠状动脉粥样硬化性心脏病、高血压性心脏病、甲状腺功能亢进功能亢进、心包炎、心肌病、感染性心内膜炎、肺心病。

孤立性心房颤动——无器质性心脏病的中青年【临床表现】

(一)症状

1.与心室率快慢有关

心室率不快时可无症状,心室率>150次/分时可致心力衰竭。

2.并发体循环栓塞、脑栓塞。

(二)体征

心率快慢不一、第一心音强弱不等,短绌脉。

【心电图检查】

1.P波消失,代之以大小不等、形态不同、间距不一致颤动波(f波)。

2.f波频率350~600次/分。

3.心室率绝对不规则。

4.QRS波群形态正常,当室内差异性传导或合并束支阻滞时QRS波群宽大畸形。

【治疗原则】

(一)抗凝治疗

瓣膜病心房颤动:华法林2~:3mg/d,使INR 2.0~3.0

非瓣膜病心房颤动(表6-1),如CHADS2≥2:华法林

  CHADS2=1:华法林或阿司匹林

  CHADS2=0:不需抗凝

心脏彩超发现心腔内有血栓或有自发超声回声现象,也是抗凝治疗的适应证。

表6-1 非瓣膜病心房颤动脑卒中危险因素(CHADS2)评分

CHADS2危险因素	评分
心力衰竭	1分
高血压	1分
高龄(≥75岁)	1分
糖尿病	1分
既往脑卒中或TIA	2分

(二)复律治疗

复律前3周及后4周需有效抗凝,如心房颤动持续时间<24小时,复律前无需抗凝。

1.药物复律 成功率60%,常用胺碘酮。

2.电转复。

3.导管消融术。

（三）控制室率

1.药物　β受体阻滞剂、钙通道阻滞剂、地高辛。

2.目标　①无器质性心脏病者≤110次/分；②有器质性心脏病者根据情况。

3.控制不佳者　房室结阻断+起搏器植入。

三、阵发性室上性心动过速

阵发性室上性心动过速（paroxysmal supraventricular tachycardia，PSVT）简称室上速。大多数心电图表现为QRS波群形态正常、RR间期规则的快速心律。房室结内折返性心动过速（atrioventricular nodal reentrant tachycardia，AVNRT）是最常见的阵发性室上性心动过速类型。

【病因和发病机制】

多数患者无器质性心脏病，大部分室上速由折返机制引起。

【临床表现】

1.突发突止、时间不一。

2.心悸、胸闷，少有晕厥、心绞痛、心力衰竭及休克。

3.体检：S1强度恒定，心律绝对规则。

【心电图检查】

1.规律出现QRS波群，形态时限正常，节律规则，频率150~250次/分。

2.P波为逆行性（Ⅱ、Ⅲ、aVF倒置），多埋于QRS之内或位于其终末部分。

3.起始突然，通常由一个房性期前收缩触发。

【治疗原则】

（一）急性发作期

1.心功能与血压正常　尝试刺激迷走神经（颈动脉窦按摩、Valsalva动作、诱导恶心等）。

2.腺苷与钙拮抗剂

（1）首选腺苷，6~12mg快速静推，半衰期<6秒；

（2）腺苷无效者使用维拉帕米5mg静脉注射或地尔硫䓬；

（3）尚未明确室上速时，宜选用腺苷，不应使用钙拮抗剂。

3.洋地黄与β受体阻滞剂。

4.普罗帕酮。

5.其他药物　合并低血压者使用升压药物，如间羟胺等。

6.食管心房调搏术。

7.直流电复律。

（二）预防复发

1.是否药物预防需根据发作频繁度和严重性。

2.药物洋地黄、长效CCB、B受体阻滞剂。

（三）射频消融技术成熟，可根治

目前，确诊室上速后，首选采取射频消融治疗。

四、室性心律失常

（一）室性期前收缩

室性期前收缩（premature ventricular beats，PVB）是一种最常见的心律失常。

【病因】

1.正常人。

2.器质性心脏病 冠状动脉粥样硬化性心脏病、心肌病、风湿性心脏病、二尖瓣脱垂。

3.药物 洋地黄、奎尼丁、三环类抗抑郁药。

4.其他 电解质紊乱、过量吸烟、饮酒或咖啡。

【临床表现】

1.多数无症状。

2.心悸、失重感、代偿间期有力的心脏搏动。

【心电图检查】

1.提前出现宽大畸形的 QRS 波,其前无相关 P 波,QRS 时间≥0.12 秒。

2.T 波与 QRS 波群主波方向相反。

3.代偿间歇完全。

【治疗原则】

1.无器质性心脏病患者

(1)无症状不予处理。

(2)有症状控制诱因。

(3)药物选用:β 阻滞剂、美西律、普罗帕酮。

2.急性心肌缺血

(1)AMI 发生窦速或室性期前收缩,早期使用 β 阻滞剂。

(2)有血流动力学障碍并发室性期前收缩,需改善血流动力学障碍。

(3)纠正电解质紊乱。

3.慢性心脏病变

(1)胺碘酮。

(2)β 阻滞剂。

(二)室性心动过速【病因】

1.各种心脏病 最常见为冠状动脉粥样硬化性心脏病;其次为心肌病、心力衰竭、二尖瓣脱垂、瓣膜病。

2.其他 电解质紊乱、长 QT 综合征。

3.偶见于无器质性心脏病者。

【临床表现】

1.症状 与发作的心率、持续时间、基础心脏病变、心功能有关。

非持续性室性心动过速(发作时间<30 秒,能自行终止):通常无症状。

持续性室性心动过速(发作时间>30 秒,需药物或电复律终止):常伴血流动力学障碍与心肌缺血:如低血压、少尿、晕厥、气促、心绞痛。

2.体征 听诊:心律不规则,S1、S2 分裂,颈静脉巨大 α 波。

【心电图】

1.连续出现 3 个或 3 个以上室性期前收缩,QRS 波群宽大畸形,时限>0.12 秒,T 波与主波方向相反

2.心室率 100~250 次/分,节律规则或轻度不齐。

3.存在房室分离、可发现心室夺获及室性融合波。

【治疗原则】

1.有器质性心脏病或有明确诱因:针对病因诱因治疗。

2.无器质性心脏病发生非持续性短阵室性心动过速,如无症状或血流动力学影响,处理原则同室性期前收缩。

3.持续性室性心动过速发作,无论有无器质性心脏病,均应给予治疗。

4.有器质性心脏病的非持续性室性心动过速亦应考虑治疗。

【终止室性心动过速发作】

1.无血流动力学障碍,利多卡因、普罗帕酮有效,但不用于心肌梗死及心力衰竭者,其他药物均无效时,选用胺碘酮(尖端扭转性室性心动过速禁用胺碘酮)。

2.有血流动力学障碍,如低血压、休克、心绞痛、心力衰竭者,应立即直流电复律。

3.洋地黄中毒者不宜直流电复律。

【预防发作】

1.寻找并治疗诱因、病因。

2.QT 延长者优先选用ⅠB 类、β 阻滞剂。

3.心肌梗死者选用 β 阻滞剂。

4.胺碘酮用于心肌梗死后和充血性心力衰竭患者。

5.ICD。

6.射频消融。

五、房室传导阻滞

房室传导阻滞(atrioventrieular block)又称房室阻滞,是指心房冲动传导延迟或不能传导至心室。按阻滞程度分为一度房室传导阻滞、二度房室传导阻滞(二度Ⅰ型房室传导阻滞(文氏阻滞)、二度Ⅱ型房室传导阻滞)、三度房室传导阻滞。

【病因】

1.正常人和心脏病患者。

2.药物中毒。

3.水电解质紊乱。

4.传导系统退行变等。

【临床表现】

轻者无症状、部分患者可有心悸、心搏脱漏感,严重者虚弱、眩晕、黑蒙,甚至发生晕厥(阿-斯综合征)。

【心电图】

(一)第一度房室传导阻滞

P-R 间期>0.20 秒,QRS 波多正常。

(二)第二度房室传导阻滞

1.二度Ⅰ型房室传导阻滞

(1)P-R 间期进行延长、直至一个 P 波脱落,相邻 R-R 进行性缩短,最长的 R-R 间期短于正常窦 R-R 间期的 2 倍。

(2)传导比率多为 3∶2 和 5∶4。

2.二度Ⅱ型房室传导阻滞

(1)P 波规则出现。

(2)P-R 间期固定不变。

(3)QRS 呈周期性脱落。

(4)长 R-R=最短 R-R 的两倍。

3.第三度房室传导阻滞

(1)P 波与 QRS 波群完全无关,各自成节律。

(2)P-R 间期不固定。

(3)P-P 间期<R-R 间期,心房率>心室率。

（4）伴交界性逸搏心律或室性逸搏心律。

【治疗原则】

1.一度房室传导阻滞、二度Ⅰ型房室传导阻滞。

心室率不太慢：无需治疗。

2.二度Ⅱ型房室传导阻滞、三度房室传导阻滞：心室率显著缓慢，伴明显症状或血流动力学障碍。

（1）阿托品：适于阻滞位于房室结者。

（2）异丙肾上腺素：适于任何部位的房室传导阻滞。

（3）药物仅适用于无心脏起搏条件的应急情况。因此，对于症状明显、心室率缓慢者，应及早给予永久性心脏起搏治疗。

第四节 高血压

一、原发性高血压

原发性高血压（primary hypertension），简称高血压，是以体循环动脉血压升高为主要临床表现的心血管综合征。高血压可损伤重要脏器，如心、脑、肾的结构与功能，最终导致这些器官的功能衰竭，高血压与其他心血管危险因素共存，是最重要的心脑血管疾病危险因素。

【血压定义和分类】

目前我国高血压定义（表6-2）：未使用降压药的情况下诊室收缩压≥140mmHg和（或）舒张压≥90mmHg，根据血压升高水平，又进一步将高血压分为1～3级。

表6-2 血压水平和分类（单位 mmHg）

分类	收缩压		舒张压
正常血压	<120	和	80
正常高值血压	120～139	和（或）	80～89
高血压	≥140	和（或）	≥90
1级高血压（轻度）	140～159	和（或）	90～99
2级高血压（中度）	160～179	和（或）	100～109
3级高血压（重度）	≥180	和（或）	≥110
单纯收缩期高血压	≥140	和	<90

【流行病学】

目前我国高血压人群患病率为总体上升趋势，但知晓率、治疗率、控制率依然很低。

【病因】

原发性高血压病因主要是遗传与环境因素相互作用的结果。与高血压有关的因素有以下几种。

1.遗传因素 约60%高血压患者有家族史。

2.环境因素 饮食：如高纳低钾、过量饮酒、高蛋白及高脂肪及缺乏叶酸等；吸烟及从事精神紧张度高的职业。

3.其他因素 如肥胖、药物如服用甘草及避孕药、睡眠呼吸暂停。

【发病机制】

高血压的发病机制至今还没有完全清楚，主要机制有以下几种。

（一）交感神经系统活性亢进

各种病因因素导致交感神经系统活性亢进，血浆儿茶酚胺浓度升高，阻力小动脉收缩增强导致血压升高。

（二）肾性水钠潴留

各种原因引起肾性水钠潴留，通过全身血流自身调节使外周血管阻力和血压升高。

（三）肾素-血管紧张素-醛固酮系统（RAAS）激活

经典的 RAAS 包括：肾小球入球动脉的球旁细胞分泌肾素，激活从肝脏产生的血管紧张素原（AGT），牛成血管紧张素 I（AT I），然后经肺循环的转换酶（ACE）生成血管紧张素 II（AT II）。AT II 作用于血管紧张素 II 受体，使小动脉平滑肌收缩，刺激肾上腺皮质球状带分泌醛固酮，通过交感神经末梢突触前膜的正反馈使去甲肾上腺素分泌增加。这些作用均可使血压升高，参与高血压发病并维持。近年来发现很多组织，例如血管壁、心脏、中枢神经、肾脏及肾上腺，也有 RAAS 各种组成成分。组织 RAAS 对心脏、血管的功能和结构所起的作用，可能在高血压发生和维持中有更大影响。

（四）血管机制

大动脉和小动脉结构和功能的变化在高血压发病中发挥重要作用。

（五）胰岛素抵抗

胰岛素抵抗（insulin resistance，简称 IR）是指必须以高于正常的血胰岛素释放水平来维持正常的糖耐量，表示机体组织对胰岛素处理葡萄糖的能力减退。约 50% 原发性高血压患者存在不同程度的 IR。

【病理】

高血压作用的主要靶器官是心脏和血管。早期无明显病理改变。长期高血压引起：①心脏改变主要是左心室肥厚和扩大；②血管改变主要为全身小动脉病变，引起血管壁腔比值增加和管腔内径缩小，导致重要靶器官如心、脑、肾组织缺血；③长期高血压及伴随的危险因素可促进动脉粥样硬化的形成及发展。

【临床表现】

（一）症状

常见症状有：①头晕、头痛、疲劳、心悸、视力模糊、鼻出血等；②约 1/5 患者无症状，仅在测量血压时或发生心、脑、肾等并发症时才被发现；③出现受累器官的症状，心脏受累：胸闷、气短、心绞痛等，肾脏受累：夜尿、多尿等。

（二）体征

高血压时体征一般较少。除血压高外，心脏听诊可有 A2 亢进，收缩期杂音，有些体征常提示继发性高血压可能，例如：腰部肿块提示多囊肾或嗜铬细胞瘤；下肢血压明显低于上肢，提示主动脉缩窄；向心性肥胖、紫纹与多毛，提示皮质醇增多症。

【并发症】

1.脑血管病　脑梗死、脑出血、短暂性脑缺血发作等。

2.心脏　心力衰竭及冠状动脉粥样硬化性心脏病。

3.肾脏　肾衰竭。

4.血管　主动脉夹层，动脉硬化。

5.眼　眼底出血、渗出、水肿。

【实验室检查】

（一）常规项目

常规检查的项目应包括以下几种。

1.血液生化 电解质、血糖、血胆固醇、血三酰甘油、肾功能、血尿酸。

2.尿液检查。

3.心电图。

这些检查有助于发现相关的危险因素和靶器官损害。

（二）推荐检查项目

可以有目的地选择一些特殊检查：24小时动态血压监测，颈动脉超声，超声心动图，血同型半胱氨酸，眼底，X线胸片，踝臂指数，动态血压等。

（三）选择性检查项目

对怀疑有继发性高血压患者，可选择性检查：①血浆肾素活性，血尿醛固酮及皮质醇，血尿儿茶酚胺。②肾脏及肾上腺B超、CT或MRI，肾动脉CTA或肾动脉造影等。对有并发症患者行相应心脑肾检查：如冠状动脉造影，头颅CT。

【诊断】

高血压诊断要点，分3步。

1.主要根据诊所测量的血压值，采用经核准的水银柱或电子血压计，测量安静休息坐位时上臂肱动脉部位血压。三次非同口血压收缩压≥140mmHg和（或）舒张压≥90mmHg可诊断高血压。

2.鉴别是原发性还是继发性高血压，除外继发性高血压方能诊断原发性高血压。

3.危险分层（表6-3）除了高血压（1~3级）以外，从三个方面进行。

（1）危险因素：①性别：男性>55岁，女性>65岁；②吸烟；③糖耐量受损和（或）空腹血糖受损；④山上脂异常：血胆同醇（TC）>5.7mmol/L（220mg/dl），或低密度脂蛋白胆固醇（LDL-C）>3.3mmol/L（130mg/dl），或高密度脂蛋白胆固醇（HDL-C）<1.0mmol/L（40m/dl）；⑤早发心血管疾病家族史（一级亲属发病年龄男性<55岁，女性<65岁）；⑥腹型肥胖（腹围：男性≥90cm，女性≥85cm），或体重指数（BMI）>28kg/m²；⑦血同型半胱氨酸升高（≥10umol/L）。

（2）靶器官损害：①心脏：左心室肥厚（心电图或超声心动图）；②周围血管：颈动脉超声ITM（内膜中层厚度）≥0.9mm或有动脉粥样硬化斑块；③颈股动脉PwV（脉搏波传导速度）≥12m/s；④ABI（踝臂指数）<0.9；⑤肾脏：血肌酐轻度升高：男性115~133μmol/L（1.3~1.5mg/dl），女性107~124μmol/L（1.2~1.4mg/dl）；⑥微量白蛋白尿30~300mg/24h，或尿白蛋白/肌酐比值：≥30mg/g。

（3）临床伴随疾患：①心脏疾病（心绞痛，心肌梗死，冠状动脉血运重建，心力衰竭）；②脑血管疾病（脑出血，缺血性脑卒中，短暂性脑缺血发作）；③肾脏疾病（糖尿病肾病，血肌酐升高男性超过133μmol/L或女性超过124μmol/L，临床蛋白尿>300mg,/24h）；④血管疾病（主动脉夹层，外周血管病）；⑤高血压性视网膜病变（出血或渗出，视盘水肿）；⑥糖尿病。

表6-3 高血压患者心血管危险分层标准

其他危险因素及病史	高血压		
	1级	2级	3级
无	低危	中危	高危
1~2个危险因素	中危	中危	很高危
≥3个危险因素或靶器官损害	高危	高危	很高危
临床并发症或糖尿病	很高危	很高危	很高危

【治疗】

(一)目的与原则

原发性高血压目前尚无根治方法,降压治疗的最终目的是减少高血压患者心、脑血管病的发生率和死亡率。

高血压治疗原则如下。

1.治疗性生活方式干预　适用于所有高血压患者,包括:①减轻体重:尽量将体重指数(BMI)控制在<24。体重降低对改善胰岛素抵抗、糖尿病、高脂血症和左心室肥厚均有益;②减少钠盐摄入:每人每日食盐量以不超过6g为宜;③补充钾盐:多吃新鲜蔬菜和水果;④减少脂肪摄入:少吃或不吃肥肉和动物内脏;⑤戒烟、限制饮酒;⑥增加运动;⑦保持平和心态,减轻精神压力;⑧必要时补充叶酸:高血压合并血浆同型半胱氨酸增高时补充叶酸获益。

2.降压药治疗对象　①高血压2级或以上患者;②高血压合并糖尿病,或者已经有心、脑、肾靶器官损害和并发症患者;③凡血压持续升高,改善生活行为后血压仍未获得有效控制患者;④高危和极高危患者必须使用降压药物强化治疗。

3.血压控制目标值　目前一般主张血压控制目标值至少<140/90mmHg。糖尿病或慢性肾脏病合并高血压患者,血压控制目标值<130/80mmHg。老年收缩期性高血压的降压目标水平,收缩压(SBP)140~150mmHg,舒张压(DBP)<90mmHg但不低于65~70mmHg,舒张压降得过低可能抵消收缩压下降得到的益处。

4.多重心血管危险因素协同控制　各种心血管危险因素相互之间有关联,因此,降压治疗方案除了必须有效控制血压和依从治疗外,还应兼顾对糖代谢、脂代谢、尿酸代谢等危险因素的控制。

(二)降压药物治疗

1.降压药物种类　目前常用降压药物可归纳为五大类,即利尿剂、β受体阻滞剂、钙通道阻滞剂(CCB)、血管紧张素转换酶抑制剂(ACEI)和血管紧张素Ⅱ受体阻滞剂(ARB)。

2.降压药物应用基本原则　①小剂量:初始治疗用较小的有效治疗剂量;②优先选择长效制剂,以达到平稳控制血压目的;③联合用药:对于2级或高危以上患者,起始即可采用联合用药或复方制剂治疗;④个体化:选择适合患者的降压药。

3.常用降压药物作用特点

(1)利尿剂:有噻嗪类、袢利尿剂和保钾利尿剂三类。①噻嗪类使用最多,常用的有氢氯噻嗪。降压作用主要通过排钠,减少细胞外容量,降低外周血管阻力。降压起效较平稳、缓慢,持续时间相对较长,作用持久。适用于轻、中度高血压,在盐敏感性高血压、合并肥胖或糖尿病、更年期女性和老年人高血压及合并心力衰竭。利尿剂能增强其他降压药的疗效。利尿剂的主要不利作用是:低血钾症和影响血脂、血糖、血尿酸代谢,往往发生在大剂量时,因此现在推荐使用小剂量,以氢氯噻嗪为例,每天剂量不超过25mg。不良反应主要是乏力、尿量增多。痛风患者禁用。②保钾利尿剂可引起高钾血症,不宜与ACEI、ARB合用,。肾功能不全者慎用。③袢利尿剂主要用于肾功能不全时。

(2)β受体阻滞剂:有选择性($β_1$)、非选择性($β_1$与$β_2$)和兼有α受体阻滞三类。常用的有美托洛尔、阿替洛尔、比索洛尔、卡维洛尔、拉贝洛尔。

降压作用机制是:通过抑制中枢和周围的RAAS,抑制心肌收缩力和减慢心率起作用。适用于各种不同严重程度高血压,尤其是心率较快的中、青年患者或合并心绞痛患者,对老年人高血压疗效相对较差。临床上治疗高血压宜使用选择性$β_1$阻滞剂或者兼有α受体阻滞作用的β阻滞剂。

β阻滞剂治疗的主要注意事项:①引起心动过缓和一些影响生活质量的不良反应,较高剂量β阻滞剂治疗时突然停药可导致撤药综合征。②糖尿病患者增加胰岛素抵抗,还可能掩盖和延长降糖治疗过程中的低血糖症。③不良反应主要：心动过缓、乏力、四肢发冷。④禁忌证：急性心力衰竭、支气管哮喘、病态窦房结综合征、房室传导阻滞患者禁用。

（3）钙通道阻滞剂：钙通道阻滞剂分为二氢吡啶类（如硝苯地平）和非二氢吡啶类（如维拉帕米）。根据药物作用持续时间，钙通道阻滞剂又可分为短效和长效。长效钙通道阻滞剂有：氨氯地平、拉西地平、非洛地平缓释片等。

降压作用机制：①主要通过阻滞细胞外钙离子经电压依赖 L 型钙通道进入血管平滑肌细胞内，减弱兴奋—收缩偶联，降低阻力血管的收缩反应性。②钙通道阻滞剂还能减轻血管紧张素 Ⅱ（A Ⅱ）和 α_1 肾上腺素能受体的缩血管效应，减少肾小管钠重吸收。

钙拮抗剂降压特点：①降压起效迅速，降压疗效和降压幅度相对较强，剂量与疗效呈正相关关系，疗效的个体差异性较小，与其他类型降压药物联合治疗能明显增强降压作用。②较少有治疗禁忌证。③对血脂、血糖等代谢无明显影响，长期控制血压的能力和服药依从性较好。④相对于其他种类降压药物，钙拮抗剂还具有以下优势：在老年患者有较好的降压疗效；高钠摄入不影响降压疗效；非甾体类抗炎症药物不干扰降压作用；在嗜酒的患者也有显著降压作用；可用于合并糖尿病、冠状动脉粥样硬化性心脏病或外周血管病患者；长期治疗时还具有抗动脉粥样硬化作用。

主要缺点：是开始治疗阶段有反射性交感活性增强，引起心率增快、面部潮红、头痛、下肢水肿等。

（4）血管紧张素转换酶抑制剂：常用的有卡托普利、依那普利、贝那普利、赖诺普利、西拉普利、培哚普利等。

降压作用机制：主要通过抑制周围和组织的 ACE，使血管紧张素Ⅱ生成减少，同时抑制激肽酶使缓激肽降解减少。

降压特点：①降压起效缓慢，逐渐增强，在 3~4 周时达最大作用，限制钠盐摄入或联合使用利尿剂可使起效迅速和作用增强。②ACE 抑制剂具有改善胰岛素抵抗和减少尿蛋白作用，在肥胖、糖尿病和心脏、肾脏靶器官受损的高血压患者具有相对较好的疗效。③特别适用于伴有心力衰竭、心肌梗死后、糖耐量减退或糖尿病肾病的高血压患者。

不良反廊：主要是刺激性干咳和血管性水肿。干咳发生率为 10%~20%，可能与体内缓激肽增多有关，停用后可消失。

禁忌证：高钾血症症、妊娠妇女和双侧肾动脉狭窄患者禁用。血肌酐超过 3mg/dl 患者使用时需谨慎。

（5）血管紧张素Ⅱ受体阻滞剂：常用制剂：氯沙坦、缬沙坦、厄贝沙坦、替米沙坦、坎地沙坦等。

降压作用主要机制：主要通过阻滞组织的血管紧张素Ⅱ受体亚型 AT1，更充分有效地阻断血管紧张素Ⅱ的水钠潴留、血管收缩与重构作用。

降压作用特点：①起效缓慢，但持久而平稳，一般在 6~8 周时才达最大作用，作用持续时间能达到 24 小时以上。②低盐饮食或与利尿剂联合使用能明显增强疗效，多数 ARB 随剂量增大降压作用增强。③最大的特点是很少引起刺激性干咳，持续治疗的依从性高。④治疗对象和禁忌证方面与 ACEI 相同。

4.降压治疗方案　①大多数无并发症或合并症患者可以单独或者联合使用噻嗪类利尿剂、β 阻滞剂、CCB、ACEI 和 ARB。②临床实际使用时，根据患者心血管危险因素、靶器官损害、并发症、合并症、降压疗效、不良反应具体选择。③2 级高血压（≥160/100mmHg）患者在开始时就可以采用两种降压药物联合治疗。

我国目前推荐优化联合治疗方案是：①ACEI 或 ARB+二氢吡啶类钙拮抗剂。②ACEI 或 ARB+噻嗪类利尿剂。③二氢吡啶类钙拮抗剂+噻嗪类利尿剂。④二氢吡啶类钙拮抗剂+β 阻滞剂。三种降压药合理的联合治疗方案必须包含利尿剂。

【高血压急症的处理】

高血压急症是指:血压突然和明显升高(超过 180/120mmHg),伴有进行性重要器官组织如心脏、脑、肾脏功能不全表现,包括:脑出血、蛛网膜下腔出血、缺血性脑梗死、急性左心室心力衰竭、心绞痛、急性主动脉夹层和急、慢性肾衰竭等情况。

高血压亚急症是指:血压突然和明显升高但不伴有进行性靶器官功能损害及严重临床情况。

(一)治疗原则

1.及时降低血压选择适宜有效的降压药物,静脉滴注给药。如果情况允许,及早开始口服降压药治疗。

2.控制性降压。

3.合理选择降压药。

4.避免使用的药物　如利血平、强力利尿剂。

(二)降压药选择与应用

1.硝普钠　能同时直接扩张动脉和静脉,降低前、后负荷。开始时以 50mg/500ml 浓度每分钟 10~25μg 速率静脉滴注,立即发挥降压作用。注意事项:必须密切观察血压,根据血压水平仔细调节滴注速率,稍有改变就可引起血压较大波动。硝普钠在体内红细胞中代谢产生氰化物,长期或大剂量使用应注意可能发生硫氰酸中毒,尤其是肾功能损害者。注意避光。

2.硝酸甘油　扩张静脉和选择性扩张冠状动脉与大动脉。硝酸甘油主要用于急性心力衰竭或急性冠状动脉综合征时高血压急症。不良反应有:心动过速、颜面潮红、头痛和呕吐等。

3.尼卡地平　二氢吡啶类钙通道阻滞剂,作用迅速,持续时间较短,降压作用同时改善脑血流量。尼卡地平主要用于高血压危象或急性脑血管病时高血压急症。不良作用有心动过速、面部潮红等。

4.拉贝洛尔　兼有 α 受体阻滞作用的 β 阻滞剂。拉贝洛尔主要用于妊娠或肾衰竭时高血压急症。不良反应有头晕、直立性低血压、心脏传导阻滞等。

【争议】

美国 2014 成人高血压管理指南(JNC8):①β 受体阻滞剂不再作为一线用药。②目标血压:≥60 岁的一般人群目标血压为 <150/90mmHg;<60 岁的一般人群目标血压为 <140/90mmHg。③放宽了特殊人群(糖尿病或慢性肾病)血压控制目标:<140/90mmHg。

二、继发性高血压

继发性高血压是指由某些确定的疾病或病因引起的血压升高,占所有高血压的 5%~10%。一些继发性高血压,如原发性醛固酮增多症、嗜铬细胞瘤、肾血管性高血压、肾素分泌瘤等,可通过手术得到根治或改善。

临床上凡遇到以下情况时,要进行全面详尽的筛选检查:①中、重度血压升高的年轻患者;②症状、体征或实验室检查有怀疑线索,例如肢体脉搏搏动不对称性减弱或缺失,腹部听到粗糙的血管杂音,近期明显怕热、多汗、消瘦,血尿或明显蛋白尿等;③降压药联合治疗效果很差,或者治疗过程中血压曾经控制良好但近期内又明显升高;④恶性高血压患者(舒张压持续≥130mmHg,有眼底出血、渗出、水肿,肾脏损害突出)。

继发性高血压的主要疾病和病因有以下几种。

(一)肾实质性高血压

包括急、慢性肾小球肾炎,糖尿病性、肾病、慢性肾盂肾炎等多种肾脏病变引起的高血压,是最常见的继发性高血压。肾实质性高血压往往在发现血压升高时已经有蛋白尿、血尿和贫血,肾小球滤过功能减退,肌酐清除率下降。如果条件允许,肾穿刺组织学检查有助于确立诊断。

（二）肾血管性高血压

肾血管性高血压是单侧或双侧肾动脉主干或分支狭窄引起的高血压。常见病因有多发性大动脉炎、肾动脉纤维肌性发育不良和动脉粥样硬化。

本症大多有舒张压中、重度升高，体检时在上腹部或背部肋脊角处可闻及血管杂音。肾动脉造影和。肾动脉 CTA 可明确诊断。

（三）原发性醛固酮增多症

本症是肾上腺皮质增生或肿瘤分泌过多醛固酮所致。临床上以长期高血压伴低血钾为特征，少数患者血钾正常，本症可有肌无力、周期性麻痹、烦渴、多尿等症状。血压大多为轻、中度升高。实验室检查有低血钾、高血钠、代谢性碱中毒、血浆肾素活性降低、尿醛固酮增多。血浆醛固酮/血浆肾素活性比值增大有较高诊断敏感性和特异性。超声、放射性核素、CT、MRI 可确立病变性质和部位。

（四）嗜铬细胞瘤

嗜铬细胞瘤起源于肾上腺髓质、交感神经节和体内其他部位嗜铬组织，肿瘤间歇或持续释放过多。肾上腺素、去甲肾上腺素与多巴胺。临床表现典型的发作表现为阵发性血压升高伴心动过速、头痛、出汗、面色苍白。在发作期间可测定血或尿儿茶酚胺或其代谢产物 3-甲氧基-4-羟基苦杏仁酸（VMA），如有显著增高，提示嗜铬细胞瘤。超声、放射性核素、CT 或磁共振可作定位诊断。

嗜铬细胞瘤大多为良性，约 10% 嗜铬细胞瘤为恶性，手术切除效果好。

（五）皮质醇增多症

皮质醇增多症主要是由于促肾上腺皮质激素（ACTH）分泌过多导致肾上腺皮质增生或者肾上腺皮质腺瘤，引起糖皮质激素过多所致。80%患者有高血压，同时有向心性肥胖、满月脸、水牛背、皮肤发绀、毛发增多、血糖增高等表现。24 小时尿中 17-羟和 17-酮类固醇增多，地塞米松抑制试验和肾上腺皮质激素兴奋试验有助于诊断。肾上腺 CT 及 MRI，放射性核素肾上腺扫描可确定病变部位。

（六）主动脉缩窄

主动脉缩窄多数为先天性，少数是多发性大动脉炎所致。临床表现为上臂血压增高，而下肢血压不高或降低。在肩胛间区、胸骨旁、腋部有侧支循环的动脉搏动和杂音，腹部听诊有血管杂音。主动脉造影可确定诊断。治疗主要采用介入扩张支架植入或血管手术方法。

第五节　动脉粥样硬化和冠状动脉粥样硬化性心脏病

一、动脉粥样硬化

动脉粥样硬化（atherosclerosis）是动脉硬化（动脉管壁增厚变硬、失去弹性和管腔缩小）中最常见、最重要的一种。其特点是受累动脉的病变从内膜开始，先后有多种病变合并存在，包括局部有脂质和复合糖类积聚、纤维组织增生和钙质沉着形成斑块，并有动脉中层的逐渐退变，继发性病变尚有斑块内出血、斑块破裂及局部血栓形成（称为粥样硬化-血栓形成，atherosclerosis-thrombosis）。由于在动脉内膜积聚的脂质外观呈黄色粥样，因此称为动脉粥样硬化。

【危险因素】

1.主要的独立危险因素　血脂异常、高血压、糖尿病、吸烟、肥胖。

2.新显现的危险因素　脂蛋白升高、高同型半胱氨酸血症、凝血和纤溶功能异常、感染和炎症反应。

3.潜在的危险因素　年龄和性别、遗传因素、不健康的生活方式。

【治疗】

用于防治动脉粥样硬化的药物成为抗动脉粥样硬化药,目前临床常用的主要包括有:调血脂药、抗氧化药、多烯脂肪酸类、保护动脉内皮药。

二、冠状动脉性心脏病

冠状动脉性心脏病(cotonary healt clisease)指冠状动脉(冠脉)血流减少而导致心肌缺血、缺氧、甚至坏死为引起的心脏病,亦称血性心脏病。最常见的病因是冠状动脉粥样硬化,由于冠状动脉粥样硬化而引起的心脏病,称为冠状动脉粥样硬化性心脏病,简称冠心病。除此以外,冠状动脉性心脏病还包括冠状动脉功能性改变即冠状动脉痉挛和冠状动脉微血管病变等。

【分型】

(一)慢性心肌缺血综合征,包括隐匿性冠状动脉粥样硬化性心脏病、稳定型心绞痛和缺血性心肌病等;

(二)急性冠状动脉综合征(acute coronary syndrome,ACS)。包括非 sT 段抬高型 ACS(nonST-segment elevation acute coronary syndrom,NSTE-ACS)和 ST 段抬高型 ACS(ST-segtrlent elevation acute coronary syndrom,STE-ACS)两大类。前者包括不稳定型心绞痛(unstable angina,UA)和非 sT 段抬高型心肌梗死(non-ST-segment elevation myocardial infarction,NSTEMI)。后者主要是 ST 段抬高型心肌梗死(ST-segment elevation myocardial infarction,STEMI)。

【发病机制】

当冠状动脉的供血与心肌的需血之间发生矛盾,如冠状动脉狭窄或痉挛,运动及情绪激动等造成心肌需氧量增加时,冠状动脉血流量不能满足心肌代谢的需要,就可以引起心肌缺血缺氧,导致乳酸多种等代谢产物积聚,刺激相应神经纤维末梢,产生痛感,急剧的、暂时的缺血缺氧引起心绞痛,而持续的、严重的心肌缺血可引起心肌坏死即为心肌梗死。

三、稳定型心绞痛

稳定型心绞痛(stable angina pectoris)也称劳力性心绞痛,是在冠状动脉固定性严重狭窄基础上,由于心肌负荷的增加引起心肌急剧的、暂时的缺血缺氧的临床综合征。

【发病机制】

稳定型心绞痛的发病机制主要是在冠状动脉存在固定狭窄或部分闭塞的基础上发生需氧量的增加,使心肌需氧与供氧之间出现矛盾时,即可发生心绞痛。即当冠状动脉狭窄或部分闭塞但尚能应付心脏平时的需要时,休息时可无症状。一旦出现使心肌氧耗量增加的因素时,冠状动脉的供血不能相应地增加以满足心肌对血液的需求,即可引起心绞痛。

【临床表现】

(一)症状

心绞痛(表 6-4)以发作性胸痛为主要临床表现,特点为胸骨体上段、中段后或心前区压榨样或紧缩窒息感,也可有烧灼感,偶伴濒死感,呈内脏性钝痛,界限不清,可放射至左肩、左臂内侧达无名指和小指,或至颈、咽或下颌部,常发生于劳力负荷增加时,一般持续数分钟至十余分钟,多为 3~5 分钟,停止原来的活动或舌下含服硝酸甘油等硝酸酯类药物后可缓解。

表 6-4　稳定型心绞痛的加拿大心血管病学会(CCS)分级

分级	表现
I 级	一般体力活动(如步行和登楼)不受限,但快速或长时间用力可引起心绞痛发作

分级	表现
Ⅱ级	一般体力活动轻度受限。快步、饭后、寒冷或刮风中、精神应激或醒后数小时内发作心绞痛。一般情况下平地步行 200m 以上或以常速上 3 楼以上的高度时即可诱发心绞痛。
Ⅲ级	一般体力活动明显受限，一般情况下平地步行 200m 内，或以常速上 3 楼以下的高度时即可诱发心绞痛。
Ⅳ级	活动或休息时即可发生心绞痛。

（二）体征

平时一般无异常体征。心绞痛发作时常见心率增快、血压升高、表情焦虑、皮肤冷或出汗，有时出现第四或第三心音奔马律。可有暂时性心尖部收缩期杂音，是乳头肌缺血引起二尖瓣关闭不全所致。

【辅助检查】

（一）实验室检查

血糖、血脂检查可了解冠状动脉粥样硬化性心脏病危险因素；胸痛明显者需查血清心肌损伤标志物，以与 ACS 相鉴别；查血常规注意有无贫血；必要时检查甲状腺功能。

（二）心电图检查

静息时心电图多无特殊改变，部分可有陈旧性心肌梗死、传导阻滞或期前收缩等相应表现。

心绞痛发作时心电图绝大多数患者可出现暂时性心肌缺血引起的 ST 段移位。可有心内膜下心肌缺血的 ST 段压低（≥0.1mV），发作缓解后恢复。有时出现 T 波倒置。平时有 T 波持续倒置者，发作时可变为直立（"假性正常化"）。心电图负荷试验对无禁忌证（心肌梗死急性期、不稳定型心绞痛、明显心力衰竭、严重心律失常或急性疾病等）的患者有一定意义。但有一定比例的假阳性和假阴性，单纯运动心电图阳性或阴性结果不能作为诊断或排除冠状动脉粥样硬化性心脏病的依据。

（三）冠状动脉造影术

冠状动脉造影为目前诊断的"金标准"，且仍是冠状动脉病变并指导治疗策略尤其是血运重建方案的最常用方法。

（四）其他检查

放射性核素检查、多层螺旋 CT 冠状动脉成像（CTA）、冠状动脉造影等有较重要意义，其他检查如超声心动图、胸部 X 线可有助于鉴别诊断。磁共振显像（MRI）冠状动脉造影、冠状动脉内血管镜检查、冠状动脉内超声显像（IVUS）、冠状动脉内光学相干断层显像（OCT）以及冠状动脉血流储备分数测定（FFR）等也可用于冠状动脉粥样硬化性心脏病的诊断并有助于指导介入或药物治疗。

【诊断要点】

根据典型心绞痛的发作特点，结合年龄和存在冠状动脉粥样硬化性心脏病危险因素，除外其他原因所致的心绞痛，一般即可建立诊断。

鉴别诊断：需注意与急性冠状动脉综合征鉴别，后者疼痛更剧烈、持续时间多超过 30 分钟、含用硝酸甘油多不能缓解，心电图常有典型的动态演变过程、心肌坏死标记物（肌红蛋白、肌钙蛋白 I 或 T、CK-MB 等）增高；同时需与其他疾病如主动脉瓣狭窄或关闭不全、风湿性冠状动脉炎、梅毒性主动脉炎引起冠状动脉口狭窄或闭塞、肥厚型心肌病、X 综合征等引起的心绞痛、肋间神经痛和肋软骨炎、心脏神经症、不典型疼痛如反流性食管炎等食管疾病、膈疝、消化性溃疡、肠道疾病、颈椎病等相鉴别。

【治疗原则】

（一）发作时的治疗

1.休息　发作时立刻休息多可缓解。

2.药物治疗　较重的发作,可使用作用较快的硝酸酯制剂如硝酸甘油、硝酸异山梨酯舌下含服,扩冠增加冠状动脉血流,扩张周围血管减低心脏前后负荷和心肌的需氧,从而缓解心绞痛。

（二）缓解期的治疗

1.调节生活方式　尽量避免各种诱因。调节饮食,食不过饱;戒烟限酒;调整日常生活与工作量;减轻精神负担;适量运动;一般不需卧床休息。

2.药物治疗

（1）改善缺血、减轻症状的药物:①β受体拮抗剂;②硝酸酯类药;③钙通道阻滞剂;④其他如曲美他嗪、尼可地尔等;⑤中医中药治疗、理疗等。

（2）预防心肌梗死,改善预后的药物:①阿司匹林;②氯吡格雷;③β受体拮抗剂;④他汀类药物;⑤ACEI或ARB。

3.经皮冠状动脉介入治疗　经皮冠状动脉介入治疗(PCI)包括经皮球囊冠状动脉成形术(PTCA)、冠状动脉支架植入术、冠状动脉高频旋磨术(HFRA)、药物洗脱球囊(DEB)和其他介入治疗术等。

4.外科治疗　冠状动脉旁路移植术(CABG)。

5.康复治疗　有监测的运动训练、心理和营养咨询、教育及危险因素控制等。

四、不稳定型心绞痛和非 ST 段抬高型心肌梗死【病因和发病机制】

UA/NSTEMI 主要是由于动脉粥样硬化斑块破裂或糜烂所致急性血栓形成、伴或不伴血管收缩及微血管栓塞,引起急性心肌缺血所导致的一组临床综合征,合称为非 ST 段抬高型急性冠状动脉综合征。

病理学机制主要为在冠状动脉粥样硬化的基础上,易损斑块发生破裂或糜烂引起急性血栓形成、伴或不伴冠状动脉痉挛收缩及微血管栓塞,导致急性或亚急性心肌供氧减少。

【临床表现】

（一）症状

UA(表6-5)和 NSTEMI 胸部不适性质与典型稳定型心绞痛相似,通常程度更重,持续时间更长,可达30分钟。

表 6-5　UA 的三种临床表现

分型	表现
静息型心绞痛	发作于休息时,持续时间通常>20分钟
初发型心绞痛	通常在首发症状 1~2 个月内、很轻的体力活动可诱发(程度至少达 CCS Ⅲ级)
恶化型心绞痛	相对稳定的劳力性心绞痛基础上心绞痛逐渐增强(疼痛更剧烈、时间更长或更频繁,按 CCS 分级至少增加Ⅰ级水平,程度至 CCS Ⅲ级)

（二）体征

常无特异性,体检可发现一过性第三心音或第四心音以及由于二尖瓣反流引起的一过性收缩期杂音。

【辅助检查】

（一）静息心电图

大多数患者胸痛发作时有一过性 ST 段（抬高或压低）和 T 波（低平或倒置）改变，其中 ST 段的动态改变（≥0.1mV 的抬高或压低）是严重冠状动脉疾病的表现，可能会发生急性心肌梗死或猝死，若心电图改变持续 12 小时以上，则提示 NSTEMI 的可能。不常见的心电图表现为 U 波的倒置。

（二）连续心电监护

连续的心电监测可发现无症状或心绞痛发作时的 ST 段改变。

（三）心电图运动负荷试验

对于存在持续典型缺血性胸痛患者，不宜行此项检查。对于低危患者，此项检查可推荐用于评价预后并指导下一步治疗。

（四）心脏标志物检查

心脏肌钙蛋白(cTn)T 及 I 较传统的 CK 和 CK-MB 更为敏感、更可靠。可从一定程度上判断预后。

（五）冠状动脉造影和其他侵入性检查

考虑行血运重建术的患者，尤其是经积极药物治疗后症状控制不佳或高危患者，应尽早行冠状动脉造影。冠状动脉造影正常或无阻塞性病变者，可能是冠状动脉痉挛、冠状动脉内血栓自发性溶解、微循环灌注障碍或病变遗漏。

【诊断要点】

根据病史典型的心绞痛症状、典型的缺血性心电图改变（新发或一过性 ST 段压低>0.1mV，或 T 波倒置>0.2mV）以及心肌损伤标记物（CTnT、CTnI 或 CK-MB）测定，可以作出 UA/NSTEMI 诊断。诊断未明确的不典型的患者而病情稳定者，可以行负荷心电图或负荷超声心动图、核素心肌灌注显像、冠状动脉造影等检查。冠状动脉造影仍是诊断冠状动脉粥样硬化性心脏病的重要方法，可以直接显示冠状动脉狭窄程度，对决定治疗策略有重要意义。

【治疗原则】

UA/NSTEMI 治疗主要目的：即刻缓解缺血和预防严重不良反应后果（即死亡或心肌梗死或再梗死）。其治疗包括抗缺血治疗、抗血栓治疗和根据危险度分层进行有创治疗。

（一）一般治疗

立即卧床休息，消除紧张情绪和缓解焦，必要时吸氧，积极处理引起心肌耗氧量增加的疾病，如感染、发热、甲状腺功能亢进、贫血、低血压、心力衰竭、低氧血症、心律失常等。

（二）药物治疗

1.抗心肌缺血药物

（1）硝酸酯类药物：心绞痛发作时，可舌下含服硝酸甘油，若仍无效，可静脉应用。常用的口服硝酸酯类药物包括硝酸异山梨酯和 5-单硝酸异山梨酯。

（2）β 受体拮抗剂：应尽早用于所有无禁忌证的 UA/NSTEMI 患者。常用的选择性 $β_1$ 受体阻滞剂有美托洛尔和比索洛尔等。

（3）钙通道阻滞剂：可有效减轻心绞痛症状，可以作为治疗持续性心肌缺血的次选药物。钙通道阻滞剂为血管痉挛性心绞痛的首选药物，能有效降低心绞痛的发生率。

（4）尼可地尔：可用于对硝酸酯类不能耐受患者。

2.抗血小板治疗

（1）阿司匹林：除非有禁忌证，所有 UA/NSTEMI 患者均应尽早使用阿司匹林，首次负荷剂量为 300mg，维持量 75~100mg，每日一次。长期维持。

（2）ADP 受体拮抗剂：氯吡格雷首次负荷剂量为 300~600mg，维持量 75mg，每日一次。接受 PCI 治疗的患者，术后给予维持量氯吡格雷，并维持至少 12 个月。

（3）血小板糖蛋白 Ⅱ b/Ⅲ a（GP Ⅱ b/Ⅲ a）受体拮抗剂：主要用于计划接受 PCI 术的 UA/NSTEMI 患者。

3.抗凝治疗　常规应用于中危和高危的 UA/NSTEMI 患者中，常用药物包括普通肝素、低分子肝素、磺达肝癸钠和比伐卢定。

4.调脂治疗　他汀类药物除具有降脂作用外，尚具有稳定斑块、抗炎及其他非降脂作用，能改善患者预后。UA/NSTEMI 患者均应尽早（24 小时内）开始使用他汀类药物。长期强化他汀治疗的目标是 LDL-C<1.82mmol/L 或降幅>50%。

5.ACEI 或 ARB　对 UA/NSTEMI 患者，长期应用 ACEI 能降低心血管事件发生率，如果无禁忌，应该在第一个 24 小时内给予口服 ACEI，不能耐受 ACEI 者可用 ARB 替代。

（三）冠状动脉血运重建术

包括 PCI 和 CABG。

五、急性 ST 段抬高型心肌梗死

急性 ST 段抬高型心肌梗死 STEMI 主要是由于冠状动脉粥样硬化斑块破裂或糜烂和血栓形成，导致冠状动脉供札急剧中断，使相应供血的心肌持久缺血所致的心肌坏死。在心电图上表现为 ST 段抬高，区别于非 ST 段抬高型急性冠状动脉综合征。不稳定斑块是 STEMI 的病理基础。

【临床表现】

与梗死的面积大小、部位、冠状动脉侧支循环情况密切相关。

（一）先兆

部分患者在发病前数日有乏力，胸部不适，活动时心悸、气急、烦躁、心绞痛等前驱症状，其中以新发生心绞痛（初发型心绞痛）或原有心绞痛加重（恶化型心绞痛）为最突出。

（二）症状

1.胸痛　为最先出现的症状，部位和性质与心绞痛相同，但诱因多不明显，且常发生于安静时，程度较重，持续时间较长，可达数小时或更长，休息和含用硝酸甘油片多不能缓解。患者常烦躁不安、出汗、恐惧，胸闷或有濒死感。少数患者无疼痛，一开始即表现为休克或急性心力衰竭，少数患者表现为急腹症，易被误诊。

2.伴随症状　发热、心动过速、白细胞增高和红细胞沉降率增快等。疼痛剧烈时常伴有频繁的恶心、呕吐和上腹胀痛，肠胀气亦不少见。重症者可发生呃逆。

3.并发症状

（1）心律失常：以室性心律失常最多，应警惕室颤发生，房室传导阻滞和束支传导阻滞也较多见。

（2）低血压和休克、心力衰竭：根据有无心力衰竭表现及其相应的血流动力学改变严重程度，AMI 引起的心力衰竭按 Killip 分级法可分为四级（表 6-6）。

表 6-6　急性心肌梗死后心力衰竭的 Killip 分级

分级	分级依据
Ⅰ级	尚无明显心力衰竭
Ⅱ级	有左侧心力衰竭，肺部啰音<50%肺野
Ⅲ级	有急性肺水肿，全肺大、小、干、湿啰音

续表

分级	分级依据
Ⅳ级	有心源性休克等不同程度或阶段的血流动力学变化

（三）体征

无特异性的体征,体检可正常或非特异性改变。合并心力衰竭的患者可有两肺啰音、可出现第四心音(心房性)奔马律,少数有第三心音(心室性)奔马律、心包摩擦音、心尖区可出现粗糙的收缩期杂音或伴收缩中晚期喀喇音,室间隔穿孔时可在胸骨左缘3~4肋间新出现粗糙的收缩期杂音伴有震颤。起病前有高血压者,血压可降至正常,且可能不再恢复到起病前的水平。其他可有与心律失常、休克或心力衰竭相关的其他体征。

【并发症】

乳头肌功能失调或断裂、室间隔破裂穿孔、室壁瘤、栓塞、心肌梗死后心包炎及梗死后综合征。

【辅助检查】

（一）心电图

1.特征性改变　ST段抬高呈弓背向上型、宽而深的Q波(病理性Q波)、T波倒置。

2.动态性改变

超急性期:起病数小时内,可尚无异常或出现异常高大两肢不对称的T波。

急性期:数小时后,ST段明显抬高,弓背向上,与直立的T波连接,形成单相曲线数小时~2日内出现病理性Q波,同时R波减低。Q波在3~4天内稳定不变,以后70%~80%永久存在。

亚急性期:早期如不进行干预,ST段抬高持续数日至两周左右,逐渐回到基线水平,T波则变为平坦或倒置。

慢性期:数周至数月后,T波呈V形倒置,两肢对称,波谷尖锐。T波倒置可永久存在,也可在数月至数年内逐渐恢复。

3.定位和定范围　STEMI的定位和定范围(表6-7)可根据出现特征性改变的导联数来判断。

表6-7　STEMI的定位和定范围

心肌梗死部位	导联	可能受累的冠状动脉
前间壁	V_1、V_2、V_3	左前降支近端、间隔支
前壁	V_3、V_4、V_5	左前降支及其分支
前侧壁	V_5、V_6、V_7、aVL	左前降支中部或左回旋支
高侧壁	Ⅰ、aVL	左回旋支
广泛前壁	V_1~V_5	左前降支近端
下壁	Ⅱ、Ⅲ、aVF	右侧冠状动脉、回旋支或前降支远端不常见
后壁	V_7、V_8、V_9	后降支

（二）实验室检查

1.白细胞可增高;红细胞沉降率增快;C反应蛋白(CRP)增高。

2.血清心肌坏死标记物增高水平与心肌坏死范围及预后(表6-8)明显相关。

表 6-8　血清心肌坏死标记物增高水平与心肌坏死范围及预后

血清心肌坏死标记物	升高时间	达峰时间	持续时间	特点
肌红蛋白	2 小时内	12 小时内	24~48 小时	出现最早,敏感但特异性不强
cTnI	3~4 小时后	11~24 小时	7~10 天	出现稍迟,特异性高但持续时间长
cTnT	3~4 小时后	24~48 小时	10~14 天	同 cTnI
CK-MB	4 小时内	16~24 小时	3~4 天	较敏感,对早期诊断有较重要价值

（三）超声心动图

有助于了解心室壁的运动和左心室功能,诊断室壁瘤和乳头肌功能失调,检测心包积液及室间隔穿孔等并发症。

【诊断要点】

根据典型的临床表现,特征性的心电图改变及动态演变、心肌标志物的升高以及冠状动脉粥样硬化性心脏病危险因素即可诊断本病。需与心绞痛、主动脉夹层、急性肺动脉栓塞、急腹症、急性心包炎等鉴别。

【治疗原则】

尽快恢复心肌的血液灌注(到达医院后 30 分钟内开始溶栓或 90 分钟内开始介入治疗)以挽救濒死的心肌、防止梗死扩大或缩小心肌缺血范围,保护和维持心脏功能,及时处理严重心律失常、泵衰竭和各种并发症,防止猝死,使患者不但能度过急性期,且康复后还能保持尽可能多的有功能的心肌。

（一）监护和一般治疗

（二）解除疼痛

1.吗啡或哌替啶。

2.硝酸酯类药物。

3.β 受体拮抗剂:无禁忌情况下,应在发病 24 小时内尽早常规口服应用。

（三）抗血小板治疗

各种类型的 ACS 均需要联合应用包括阿司匹林和 ADP 受体拮抗剂在内的口服抗血小板药物,负荷剂量后给予维持剂量。静脉应用 GP Ⅱ b/ Ⅲ a 受体拮抗剂主要用于接受直接 PCI 的患者,术中使用。

（四）抗凝治疗

直接凝血酶抑制剂比伐卢定可用于行直接 PCI 时的术中抗凝,取代肝素和 GP Ⅱ b/ Ⅲ a。

（五）再灌注心肌治疗

起病 3~6 小时最多在 12 小时内,使闭塞的冠状动脉再通,心肌得到再灌注,濒临坏死的心肌可能得以存活或使坏死范围缩小,减轻梗死后心肌重塑,改善预后。

1.经皮冠状动脉介入治疗。

2.溶栓治疗溶栓再通的判断标准如下。

直接标准:冠状动脉造影观察(TIMI 分级达到 2、3 级者表明血管再通)

间接标准:①心电图抬高的 ST 段于 2 小时内回降>50%;②胸痛 2 小时内基本消失;③2 小时内出现再灌注性心律失常;④血清 CK-MB 酶峰值提前出现(14 小时内)等。

3.紧急冠状动脉旁路搭桥术(CABG)。

(六)血管紧张素转换酶抑制剂或血管紧张素受体拮抗剂

(七)调脂治疗

(八)抗心律失常和传导障碍治疗

(九)抗休克治疗

1.补充血容量。

2.应用升压药。

3.应用血管扩张剂。

4.其他治疗休克的其他措施。

(十)抗心力衰竭治疗

主要是治疗急性左侧心力衰竭,洋地黄制剂可能引起室性心律失常宜慎用。

(十一)右心室心肌梗死的处理

右心室心肌梗死引起右侧心力衰竭伴低血压,而无左侧心力衰竭的表现时,宜扩张血容量,低血压仍未能纠正者可用正性肌力药。不宜用利尿药。伴有房室传导阻滞者可予以临时起搏。

(十二)其他治疗

1.钙通道阻滞剂。

2.极化液疗法。

(十三)恢复期的处理

AMI恢复后,进行康复治疗,逐步作适当的体育锻炼,有利于改善体力和工作能力。

六、冠状动脉疾病的其他表现形式

(一)血管痉挛性心绞痛

血管痉挛性心绞痛也称变异型心绞痛,几乎完全都在静息情况下发生,无体力劳动或情绪激动等诱因,常常伴随一过性 ST 段抬高或压低,冠状动脉造影证实一过性冠状动脉痉挛存在。可予钙通道阻滞剂和硝酸酯类药物扩张痉挛的冠状动脉从而改善症状。

(二)无症状性心肌缺血

无症状性心肌缺血也称隐匿型冠状动脉粥样硬化性心脏病,分两种类型:①Ⅰ型无症状性缺血:发生于冠状动脉狭窄的患者,心肌缺血可以很严重甚至发生心肌梗死,但临床上患者无心绞痛症状,可能系患者心绞痛警告系统缺陷,该型较少见;②Ⅱ型无症状性心肌缺血:较常见,发生于存在稳定型心绞痛、UA 或血管痉挛性心绞痛的患者,这些患者存在的无症状心肌缺血常在心电监护时被发现。

有效防止心肌缺血发作的药物(硝酸酯类、β 受体拮抗剂以及钙通道阻滞剂)对减少或消除无症状性心肌缺血的发作有效,联合用药效果更好。血运重建术可减少部分心脏缺血发作。

(三)冠状动脉造影结果正常的胸痛——X 综合征

X 综合征通常指患者具有心绞痛或类似于心绞痛的症状,运动平板试验出现 ST 段下移而冠状动脉造影无异常表现。本病以绝经期前女性多见,预后通常良好,但由于临床症状的存在,会影响患者生活质量,必要时可予 β 受体拮抗剂、钙通道阻滞剂及硝酸甘油改善患者症状。

(四)心肌桥

冠状动脉通常走行于心外膜下的结缔组织中,如果一段冠状动脉走行于心肌内,这束心肌纤维被称为心肌桥,走行于心肌桥下的冠状动脉被称为壁冠状动脉。由于心肌桥存在,导致其近端的收缩期前向血流逆转,而损伤该处的血管内膜,所以该处容易形成动脉粥样硬化斑块,冠状动脉造影显示该节段收缩期血管管腔被挤压,舒张期恢复正常,被称为"挤奶现象"。本病无特异性治疗,β受体拮抗剂及钙通道阻滞剂等降低心肌收缩力的药物可缓解症状,应避免使用硝酸酯类药物及多巴胺等正性肌力药物。

第六节　心肌病

心肌病(cardiomyopathy)是一组异质性心肌疾病,由不同病因(遗传性病因较多见)引起的心肌病变导致心肌机械和(或)心电功能障碍,常表现为心室肥厚或扩张。该病可局限于心脏本身,亦可为系统性疾病的部分表现,最终可导致心脏性死亡或进行性心力衰竭。

【分类】

(一)原发性心肌病

扩张型心肌病、肥厚型心肌病、限制型心肌病、致心律失常性右室心肌病和未分类型。

(二)继发性心肌病

缺血性心肌病、糖尿病性心肌病、酒精性心肌病、围生期心肌病等。

一、扩张型心肌病

扩张型心肌病(dilated cardiomyopathy,DCM)是一类以左心室或双心室扩大,心肌收缩功能受损为特征的心肌病,主要表现为进行性心力衰竭,也可发生心律失常、血栓栓塞及猝死。

【病因和发病机制】

多数病因不清,部分有家族遗传性。可能的病因包括感染、非感染的炎症、中毒(包括酒精等)、内分泌和代谢紊乱、遗传、精神创伤。

【临床表现】

进行性左心功能衰竭,疲劳、乏力常见,也可出现心肌、气促、不能平卧。体格检查常发现不同程度心脏扩大及充血性心力衰竭的体征。心前区视诊可出现左心室搏动,偶尔也可有右心室搏动。心尖冲动的位置常向外侧移位。

【辅助检查】

1.胸部X线检查　心影通常增大,心胸比>50%。可出现肺淤血、肺水肿及肺动脉压力增高的X线表现,有时可见胸腔积液。

2.心电图　缺乏诊断特异性。可为R波递增不良、室内传导阻滞及左束支传导阻滞。常见ST段压低和T波倒置。可见各类心律失常。

3.超声心动图　是诊断及评估DCM最常用的重要检查手段。早期可仅表现为左心室轻度扩大,后期各心腔均扩大,以左心室扩大为著。室壁运动普遍减弱,心肌收缩功能下降,左心室射血分数显著降低。二尖瓣、三尖瓣可因相对性关闭不全而出现反流。

4.其他检查　如心脏磁共振(CMR)、心肌核素显像、冠状动脉CT检查(CTA)、血液和血清学检查、冠状动脉造影和心导管检查、心内膜心肌活检(EMB),对DCM诊断、鉴别诊断、治疗、并发症及预后判断有一定意义。

【诊断要点】

对于有慢性心力衰竭临床表现,超声心动图检查有心腔扩大与心脏收缩功能减低,即应考虑DCM。鉴别诊断主要应该除外引起心脏扩大、收缩功能减低的其他继发原因,包括心脏瓣膜病、高血压性心脏病、冠状动脉粥样硬化性心脏病、先天性心脏病等。

【治疗原则】

1.病因治疗 积极控制感染、严格限酒或戒酒、治疗相应的内分泌疾病或自身免疫病,纠正电解质紊乱,改善营养失衡等。

2.针对心力衰竭及心律失常治疗 在疾病早期,虽然已出现心脏扩大、收缩功能损害,但尚无心力衰竭的临床表现。此阶段应积极地进行早期药物干预治疗,包括β受体拮抗剂、ACEI或ARB,可减缓心室重构及心肌进一步损伤,延缓病变发展。随病程进展,心室收缩功能进一步减低,并出现心力衰竭临床表现。此阶段应按慢性心力衰竭治疗指南进行治疗。

3.猝死的预防 对于猝死风险显著增高的患者,可考虑植入埋藏式心脏复律除颤器(ICD)。

4.抗凝治疗 血栓栓塞是常见的并发症,对于有心房颤动或已经有附壁血栓形成或有血栓栓塞病史的患者须长期华法林等抗凝治疗。

5.干细胞移植、基因治疗。

6.心脏移植。

二、肥厚型心肌病

肥厚型心肌病(hypertrophic cardiomyopathy,HCM)是一种遗传性心肌病,以心室非对称性肥厚为解剖特点。根据左心室流出道有无梗阻又可分为梗阻性和非梗阻性HCM。本病预后差异很大,是青少年和运动猝死的最主要一个原因。

【病因与发病机制】

HCM为常染色体显性遗传,具有遗传异质性。在梗阻性HCM患者,左心室收缩时快速血流通过狭窄的流出道产生负压,引起二尖瓣前叶前向运动,加重梗阻。HCM患者胸闷气短等症状的出现与左心室流出道梗阻、左心室舒张功能下降、小血管病变造成心肌缺血等因素有关。

【临床表现】

1.症状 最常见的症状是劳力性呼吸困难和乏力,夜间阵发性呼吸困难较少见。1/3的患者可有劳力性胸痛。最常见的持续性心律失常是心房颤动。部分患者有晕厥,该病是青少年和运动员猝死的主要原因。

2.体征 体格检查可见心脏轻度增大,可闻及第四心音。流出道梗阻的患者可于胸骨左缘第3~4肋间闻及较粗糙的喷射性收缩期杂音。也可因二尖瓣前叶移向室间隔导致二尖瓣关闭不全而出现心尖部收缩期杂音。

【辅助检查】

1.胸部X线检查 普通胸部X线检查示心影可以正常大小或左心室增大。

2.心电图变化多端。主要表现为QRS波左心室高电压、倒置T波和异常q波。此外,患者同时可伴有室内传导阻滞和其他各类心律失常。

3.超声心动图 是临床最主要的诊断手段。肥厚梗阻性心肌病患者可见室间隔流出道部分向左室内突出、并于M型超声心动图见二尖瓣前叶活动曲线上出现一个向上突起的异常波形(SAN征)。心室不对称肥厚而无心室腔增大为其特征。

4.心脏磁共振。

5.心肌灌注显像。

6.心导管检查。

7.基因诊断。

【诊断要点】

1.诊断标准 根据病史及体格检查,超声心动图示舒张期室间隔厚度达15mm或与后壁厚度之比>1.3。

2.鉴别诊断 鉴别诊断需要除外左心室负荷增加引起的心室肥厚,包括高血压心脏病、主动脉瓣狭窄、先天性心脏病、运动员心脏肥厚等。

【治疗原则】

治疗需要个体化。无症状的患者需进行定期复查及相关专业知识教育。症状明显的患者需进行相关治疗。

1.药物治疗 药物治疗是基础。针对流出道梗阻的药物主要有 β 受体拮抗剂和非二氢吡啶类钙通道阻滞剂。当出现充血性心力衰竭时需要采用针对性处理。对心房颤动患者需要抗凝治疗。

2.非药物治疗 若存在严重流出道梗阻(静息或运动时流出道压力阶差大于 50mmHg),需要考虑行室间隔切除术或消融术。必要时起搏治疗。

3.猝死的风险评估和 ICD 预防 HCM 是青年和运动员心源性猝死最常见的病因。ICD 能有效预防猝死的发生。植入 ICD 的适应证:心脏骤停存活者,有家族成员猝死记录,恶性基因型患者,不能解释的晕厥,反复发作的多形性持续性心动过速,运动时低血压,最大左室壁厚度≥30mm。

三、限制型心肌病

限制型心肌病(restrictive cardiomyopathy,RCM)是以心室壁僵硬增加、舒张功能降低、充盈受限而产生临床右侧心力衰竭症状为特征的一类心肌病。

【病因与发病机制】

RCM 属于混合性心肌病,约一半为特发性,另一半为病因清楚的特殊类型,后者中最多的为淀粉样变。各种病因作用下心肌纤维化、炎性细胞浸润和心内膜面瘢痕形成。这些病理改变使心室壁僵硬、充盈受限,心室舒张功能降低,心房后负荷增加使心房逐渐增大,静脉回流受阻,静脉压升高,从而出现相应临床表现。

【临床表现】

主要表现为活动耐量下降、乏力、呼吸困难,随病程进展,逐渐出现肝大、腹腔积液、全身水肿。右侧心力衰竭较重为本病临床特点。

体格检查可见颈静脉怒张,心脏听诊常可闻及奔马律,血压低常预示预后不良。可有肝大、移动性浊音阳性、下肢可凹性水肿。

【辅助检查】

1.心电图 心肌淀粉样变患者常常为低电压。QRS 波异常和 ST-T 改变在 RCM 较缩窄性心包炎明显。

2.超声心动图 双心房扩大和心室肥厚见于限制型心肌病。心肌呈磨玻璃样改变常常是心肌淀粉样变的特点。心包增厚和室间隔抖动征见于缩窄性心包炎。

3.X 线片、CTA、CMR 对病因及鉴别诊断有一定意义。

4.心导管检查

①肺动脉(收缩期)压明显增高(常>50mmHg);②舒张压的变化较大;③右心室舒张压相对较低(缩窄性心包炎达 1/3 收缩压峰值以上)等。

5.心脏磁共振。

6.心内膜心肌活检 相对正常的病理结果支持心包炎诊断。对于心肌淀粉样变性和高嗜酸细胞综合征等具有确诊的价值。

【诊断要点】

根据运动耐力下降、水肿病史及右侧心力衰竭检查结果,如果患者心电图肢导联低电压、超声心动图见双房大、室壁不厚或增厚、左心室不扩大而充盈受限,应考虑 RCM。

心肌淀粉样变的心脏超声显示心室壁呈磨玻璃样改变。其他引起 RCM 的全身疾病包括血色病、结节病、高嗜酸细胞综合征、系统性硬化症等。病史中需要询问放射、放疗史、药物使用史等。应注意与缩窄性心包炎鉴别。

【治疗原则】

原发性 RCM 无特异性治疗手段,主要为避免劳累、呼吸道感染等加重心力衰竭的诱因。该病引起的心力衰竭对常规治疗反应不佳,往往成为难治性心力衰竭。对于继发性 RCM,部分疾病有针对病因的特异性治疗。

四、心肌炎

心肌炎(myocarditis)是心肌的炎症性疾病。最常见病因为病毒感染,其他病原微生物感染也可引起心肌炎,但相对少见。非感染性心肌炎的病因包括药物、毒物、放射、结缔组织病、血管炎、巨细胞心肌炎、结节病等。本节重点叙述病毒性心肌炎。

【病因及发病机制】

多种病毒都可能引起心肌炎。柯萨奇 B 组病毒,孤儿(Echo)病毒,脊髓灰质炎病毒等为常见病毒,尤其是柯萨奇 B 组病毒是最为常见致病原因。

病毒性心肌炎的发病机制包括:①病毒直接作用;②病毒与机体的免疫反应共同作用。

【临床表现】

1.症状　取决于病变的广泛程度与部位,轻者可完全没有症状,重者甚至出现心源性休克及猝死。多数患者发病前 1~3 周有病毒感染前驱症状。

2.体征　查体常有心律失常,以房性与室性期前收缩及房室传导阻滞最为多见。心率增快与体温不相称。闻及第三、第四心音或奔马律,部分患者可于心尖部闻及收缩期吹风样杂音。部分患者有心力衰竭或休克体征。

【辅助检查】

1.胸部 X 线检查　可见心影扩大,有心包积液时可呈烧瓶样改变。

2.心电图　常见 S-T 改变,包括 ST 段轻度移位和 T 波倒置。合并急性心包炎的患者可有 aVR 导联以外 ST 段广泛抬高,少数可出现病理性 Q 波。可出现各型心律失常,特别是室性心律失常和房室传导阻滞等。

3.超声心动图检查　可正常,也可显示左心室增大,室壁运动减低,左心室收缩功能减低,附壁血栓等。合并心包炎者可有心包积液。

4.心脏磁共振　对心肌炎诊断有较大价值。典型表现为钆延迟增强扫描可见心肌片状强化。心肌损伤标志物检查可有心肌肌酸激酶(CK-MB)及肌钙蛋白(T 或 I)增高。

5.非特异性炎症指标检测　红细胞沉降率加快,C 反应蛋白等非特异性炎症指标常升高。

6.病毒血清学检测　仅对病因有提示作用,不能作为诊断依据。确诊有赖于心内膜、心肌或心包组织内病毒、病毒抗原、病毒基因片段或病毒蛋白的检出。

7.心内膜心肌活检　除本病诊断外还有助于病情及预后的判断。

【诊断要点】

1.诊断标准　病毒性心肌炎的诊断主要为临床诊断。根据典型的前驱感染史、相应的临床表现及体征、心电图、心肌酶学检查或超声心动图、CMR 显示的心肌损伤证据,应考虑此诊断。确诊有赖于 EMB。

2.鉴别诊断　应注意排除甲状腺功能亢进、二尖瓣脱垂综合征以及影响心功能的其他疾患如结缔组织病血管炎、药物及毒物等引起的心肌炎。

【治疗原则】

病毒性心肌炎尚无特异性治疗,应该以针对左心功能不全的支持治疗为主。患者应避免劳累,适当休息。针对心力衰竭及心律失常情况对症处理。必要时予糖皮质激素,酌情予促进心肌代谢的药物治疗。

第七章　消化系统疾病

消化系统疾病包括食管、胃、肠、肝、胆、胰以及腹膜、肠系膜、网膜等脏器的疾病,临床上十分常见。每个人一生中可能都会患某种消化系统疾病,给社会造成了极大的负担。据统计,我国胃肠病和肝病引起的疾病负担占所有疾病的十分之~,我国胃癌和肝癌的病死率在恶性肿瘤中分别位于第二位和第三位。因此,如何积极防治消化系统疾病,对改善人民的生活质量,延长寿命具有重大意义。本章主要介绍胃炎、消化性溃疡、肝硬化和急性胰腺炎。

第一节　胃　　炎

胃炎是指任何病因引起的胃黏膜的炎症性病变,常伴有上皮损伤和细胞再生。胃炎是最常见的消化道疾病之一。按临床发病的急缓和病程的长短,一般将胃炎分为急性胃炎和慢性胃炎。

一、急性胃炎

急性胃炎是由各种病因引起的胃黏膜的急性炎症性病变。临床上急性发病,常表现为上腹部症状。内镜检查胃黏膜充血、水肿、出血、糜烂(可伴浅表溃疡)等一过性病变。病理组织学特征为胃黏膜固有层见到以中性粒细胞为主的炎症细胞浸润。急性胃炎的分类方法众多,按病因分类临床常见的主要包括:急性药物性胃炎、急性应激性胃炎、急性酒精性胃炎、急性感染性胃炎和急性食物中毒性胃炎等。

【病因和发病机制】

1.药物　临床最为常见的是水杨酸盐类等非甾体抗炎药(NSAID),其他还有抗肿瘤药、口服氯化钾、铁剂、碘剂、洋地黄、肾上腺皮质激素等。这些药物直接损伤胃黏膜上皮层。

2.应激　严重创伤、大手术、大面积烧伤、脑血管意外、严重败血症、休克及其他严重脏器病变或多器官功能衰竭等均可引起胃黏膜多发糜烂和浅溃疡(若病变累及黏膜肌层以下则称为应激性溃疡)形成,常有出血灶,以胃体为主,可累及全胃,甚至可延伸到食管或十二指肠。一般认为应激状态下胃黏膜微循环不能止常运行而造成黏膜缺血、缺氧是发病的重要环节,由此可导致胃黏液和碳酸氢盐分泌不足、局部前列腺素合成小足、上皮再生能力减弱等改变,胃黏膜屏障因而受损。

3.高浓度乙醇　乙醇具亲脂性和溶脂能力,高浓度乙醇因而可直接破坏胃黏膜屏障。当上述因素及其他各种因素导致胃黏膜屏障破坏,则胃腔内氢离子便会反弥散进入胃黏膜内,引起以胃黏膜多发性糜烂为特征的急性胃黏膜病变,常伴有胃黏膜出血,可伴有一过性浅溃疡形成。因为这种急性胃黏膜病变炎症很轻或缺如,因此严格来说应称为急性糜烂出血性胃病。但临床习惯上仍将本疾病归人"胃炎"中。急性糜烂出血性胃炎临床上常见,应予以重视。

4.感染及其毒素　不洁饮食引起的急性胃炎常同时伴有肠炎,故称急性胃肠炎,也称食物中毒。致病菌以沙门菌属及副溶血弧菌最为常见,毒素以金黄色葡萄球菌毒素最多见,幽门螺杆菌感染也可以引起本病,但临床上很难诊断,因为一过性的上腹部症状多不为患者注意。对吞服幽门螺杆菌的志愿者随访研究证明,如不予抗菌治疗,幽门螺杆菌感染可长期存在并发展为慢性胃炎。

5.其他因素　过冷或过热饮食、粗糙饮食、暴饮暴食、浓茶、咖啡等均会损伤胃黏膜,引起炎症性改变。

【临床表现】

临床上,急性糜烂出血性胃炎患者多以突然发生呕血和(或)黑便症状而就诊。出血量过多时,可发生低血容量休克。不洁食物所引起的急性胃炎,通常在进食不洁后数小时至 24 h 内发病,可有上腹部疼痛不适,甚至剧痛,常伴有恶心、呕吐,食欲不振,严重者有发热、脱水、酸中毒甚至休克等。如伴有肠炎可出现脐周疼痛和水样腹泻,称为急性胃肠炎。如集体单位同时进食不洁食物且有多数人发病则称为食物中毒。由于酗酒、刺激性食物等引起者,临床表现多较轻。体格检查时,可发现上腹或脐周有压痛,肠鸣音多亢进。

【诊断要点】

依据病前饮食史,服药史、酗酒或急性应激状态等明确病史,结合本病临床表现,诊断一般不难。少数病例,特别是症状很不明显而有上消化道大出血者,宜做急诊胃镜检查,一般在出血发生后 24~48 h 内进行。凡有近期服用 NSAID 史、严重疾病状态或大量饮酒患者,如发生呕血和(或)黑便,应考虑急性糜烂出血性胃炎的可能。

【治疗要点】

(一)一般治疗

去除病因,卧床休息。病情重者及上消化道大出血者应禁食;病情轻者可进流质或半流质易消化食物。

(二)对症、补液支持治疗

腹痛者可给解痉剂,腹胀者可给促胃肠动力药,呕吐剧烈者应注意纠正水、电解质、酸碱平衡紊乱。伴有肠炎性腹泻时,可选用喹诺酮类及复方新诺明等抗菌药物。

(三)对急性糜烂出血性胃炎应针对原发病和病因采取防治措施

对处于急性应激状态的上述严重疾病患者,除积极治疗原发病外,应常规给予抑酸剂,或具有黏膜保护作用的硫糖铝作为预防措施;对服用 NSAID 的患者应视情况应用 H_2 受体拮抗剂、质子泵抑制剂或米索前列醇预防。对已发生上消化道大出血者,按上消化道出血治疗原则采取综合措施进行治疗,质子泵抑制剂或 H_2 受体拮抗剂静脉给药有助止血,为常规应用药物。

二、慢性胃炎

慢性胃炎是由各种病因引起的胃黏膜慢性炎症性病变。慢性胃炎的分类方法很多,根据胃镜检查分为慢性浅表性胃炎和慢性萎缩性胃炎。慢性浅表性胃炎是指胃黏膜层见淋巴细胞和浆细胞为主要的慢性炎症细胞浸润的慢性胃炎,幽门螺杆菌感染是这类慢性胃炎的主要病因;慢性萎缩性胃炎是指胃黏膜已发生了萎缩性改变的慢性胃炎,常伴有肠上皮化生。慢性萎缩性胃炎又可再分为多灶萎缩性胃炎和自身免疫性胃炎两大类。前者表现为萎缩性改变在胃内呈多灶性分布,以胃窦为主,多由幽门螺杆菌感染引起的慢性浅表胃炎发展而来。慢性胃炎临床很常见,发病率随年龄增长而增加。

【病因和发病机制】

1.幽门螺杆菌感染　幽门螺杆菌感染是慢性浅表性胃炎最主要病因。

2.理化因素　长期饮食浓茶、咖啡、烈酒、过冷、过于粗糙的食物及过度吸烟、长期服用 NSAID 等,均可造成胃黏膜的慢性炎症。

3.自身免疫　自身免疫性胃炎以富含壁细胞的胃体黏膜萎缩为主;患者血液中存在自身抗体如壁细胞抗体(PCA),伴恶性贫血者还可查到内因子抗体(IFA)。

4.十二指肠液反流　幽门括约肌功能不全时或胃肠吻合术后,含胆汁和胰液的十二指肠液常反流入胃,可削弱胃黏膜屏障功能。

5.其他　急性胃炎迁延不愈、其他脏器疾病、营养不良、年龄因素、遗传因素等均与慢性胃炎的发生有关。

【临床表现】

慢性胃炎病程较长,症状缺乏特异性。约半数患者表现为上腹胀痛或不适,缺乏节律性,餐后可加重,另有食欲减退、早饱、嗳气、反酸、胃灼热、恶心等消化不良症状,伴出血者可有黑便。自身免疫性胃炎患者可伴有贫血、消瘦、舌炎、腹泻等。体检可有上腹压痛,少数患者有贫血貌。

【辅助检查】

(一)胃镜及活组织检查

胃镜检查并同时取活组织做组织病理学检查是最可靠的诊断方法。内镜下慢性浅表性胃炎可见黏膜充血、水肿,色泽较红,充血区和水肿区相间(红白相间),有灰白色、淡黄色分泌物附着,可见小片糜烂和出血点/斑;慢性萎缩性胃炎黏膜多呈苍白色或灰白色,可有红白相间,但以白为主,黏膜血管显露、色泽灰暗、皱襞细小,可有上皮增生或肠化生形成的细小颗粒或较大结节,散在糜烂灶,黏膜易出血,黏液量极少或无。内镜下两种胃炎皆可见伴有胆汁反流。

(二)幽门螺杆菌检测

已成为消化性溃疡的常规检测项目。检测方法分为侵入性检查和非侵入性检查两类。快速尿素酶试验是侵入性检查的首选方法,操作简便,费用低。^{13}C 或^{14}C 尿素呼气试验检测 Hp 的敏感性及特异性高且无需胃镜检查,可作为根除后复查的首选方法。

(三)自身免疫性胃炎的相关检查

疑为自身免疫性胃炎者应检测血 PCA 和 IFA,如为该病 PCA 多呈阳性,伴恶性贫血时 IFA 多呈阳性。血清维生素 B_{12} 浓度测定及维生素 B_{12} 吸收试验有助恶性贫血性诊断。

【诊断要点】

病史不典型,症状无特异性,确诊必须依靠胃镜检查及胃黏膜活组织病理学检查。幽门螺杆菌检测有助于病因诊断。怀疑自身免疫性胃炎应检测相关自身抗体等。

【治疗要点】

目前尚无特效治疗,无症状者无需治疗。

(一)一般治疗

戒烟酒,避免使用对胃黏膜有损害的药物。饮食规律、清淡,细嚼慢咽,避免暴饮暴食及粗糙刺激性食物。

(二)根除幽门螺杆菌

对于幽门螺杆菌阳性的慢性胃炎根除幽门螺杆菌适用于下列患者:①有明显异常的慢性胃炎(胃黏膜有糜烂、中至重度萎缩及肠化生、异型增生);②有胃癌家族史;③伴糜烂性十二指肠炎;④消化不良症状经常规治疗疗效差者。

(三)对症治疗

反酸或糜烂、出血者,可给予抑酸和胃黏膜保护药(如硫糖铝兼有黏膜保护及吸附胆汁作用);腹胀、恶心、呕吐者,可给予促胃肠动力药;胃痉挛者,可给予解痉剂。有恶性贫血时注射维生素 B_{12} 后贫血可获纠正。

第二节　消化性溃疡

消化性溃疡主要指发生于胃、十二指肠的慢性溃疡,即胃溃疡(GU)和十二指肠溃疡(DU),因溃疡的形成与胃酸和胃蛋白酶的消化作用有关,故称消化性溃疡。消化性溃疡是常见病。其中男性多于女性,以 40 岁以下的青壮年多见。十二指肠溃疡的发病率明显高于胃溃疡,约为 3

：1，胃溃疡发病年龄较迟，平均较十二指肠溃疡晚十年。

【病因和发病机制】

近年来的研究表明，幽门螺杆菌和非甾体抗炎药是导致消化性溃疡的最常见病因，其损害胃卜二指肠黏膜屏障导致溃疡形成。胃酸分泌过多超过黏膜防御和修复作用也可导致溃疡的发生。

1.幽门螺杆菌感染 幽门螺杆菌感染通过直接或间接（炎症细胞因子）作用，导致胃酸分泌增加，从而使十二指肠的酸负荷增加。

2.非甾体类抗炎药 非甾体类抗炎药如阿司匹林、吲哚美辛、布洛芬等除直接损伤胃黏膜外，还能抑制前列腺素的合成，从而损伤黏膜的保护作用。

3.胃酸和胃蛋白酶 胃酸、胃蛋白酶在消化性溃疡发病中起决定作用。尤其是胃酸的作用占主导地位。胃蛋白酶的蛋白水解作用在 pH>4 时便失去活性。胃酸加胃蛋白酶更具侵袭力。

4.其他因素 如遗传、吸烟、长期精神紧张、情绪激动、过度疲劳等均与溃疡的发生有关，且诱发或加重溃疡。

【病理】

胃溃疡多发生在胃小弯处和胃窦部，十二指肠溃疡好发于十二指肠球部。溃疡多为单发，少数为两个以上的多发性溃疡。如果胃和十二指肠同时存在溃疡，称为"复合性溃疡"。溃疡一般呈圆形或椭圆形，直径常小于 2.0 cm，底部洁净，覆盖有白色或灰黄色纤维渗出物。可侵犯胃壁各层，引起出血、穿孔。活动性溃疡周围黏膜常有充血、水肿。治愈后可形成瘢痕。

【临床表现】

1.症状 临床上以慢性病程、周期性发作、节律性腹痛为特点，常在秋末、春初时发作。上腹痛是消化性溃疡的主要症状，临床上依据病变部位不同，疼痛的性质、持续时间、缓解方式也不同（表7-1）。部分病例无上述典型的疼痛，仅表现为腹胀、厌食、反酸、嗳气等消化不良症状。

表7-1 消化性溃疡的疼痛特点

项目	胃溃疡	十二指肠溃疡
疼痛性质	烧灼或痉挛感	灼痛、胀痛、剧痛、钝痛、饥饿样不适
疼痛部位	剑突下正中或偏左	上腹正中或稍偏右
发作时间	进食后 30~60 min	进食后 2~4 h，午夜或凌晨 3 点常被疼醒，称为空腹痛、午夜痛或夜间痛
持续时间	1~2 h，胃排空后缓解	直到下次进餐或服制酸药后缓解
疼痛规律	进食—疼痛—缓解	疼痛—进食—缓解

2.体征 缓解期多无明显体征，发作期于上腹部有轻压痛点。

【并发症】

1.出血 多有精神紧张、过度劳累、饮食不当、吸烟过多或服用刺激性药物及饮酒等诱因，是消化型溃疡最常见的并发症。有 10%~25% 的患者以上消化道出血为首发症状。主要表现为呕血和（或）黑粪。

2.穿孔 急性穿孔是消化性溃疡最严重的并发症。主要表现为突然剧烈腹痛，甚至休克、高度腹肌紧张伴有压痛及反跳痛、肝浊音界缩小或消失、肠鸣音减弱或消失，X 线检查可见膈下游离气体。

3.幽门梗阻 主要由十二指肠溃疡或幽门管溃疡引起。暂时性幽门梗阻系幽门平滑肌痉挛、溃疡周围组织炎性水肿所致，炎症好转即可消失，称为功能性梗阻。器质性幽门梗阻系溃疡愈合过程中瘢痕收缩或与周围组织粘连，使幽门通道狭窄引起。表现为餐后上腹部饱胀、频繁呕吐出大量酸臭气味的隔夜食物，呕吐后感到轻松。严重时出现脱水和低钾、低氯性碱中毒。

体检时可见胃型、胃蠕动波及振水音。

4.癌变　少数胃溃疡可发生癌变。对于溃疡病史长,年龄在 40 岁以上,症状顽固,疼痛持久,失去原有的规律性、短期内明显消瘦、厌食、大便隐血试验持续阳性,经严格内科治疗无效者,均应考虑有癌变的可能,需做进一步检查确诊。

【辅助检查】

（一）胃镜检查与黏膜活检

堨消化性溃疡有确诊价值,是确诊消化性溃疡的首选方法。镜下可见溃疡呈圆形或椭圆形,边缘完整,底部充满灰黄色或白色渗出物,周围黏膜充血水肿,有时可见黏膜襞向溃疡集中,对溃疡边缘及邻近黏膜做多点活检,借以鉴别良、恶性溃疡,并可同时检测幽门螺杆菌。

（二）X 线钡餐检查

适用于对胃镜检查有禁忌或不愿接受胃镜检查者。溃疡的 X 线直接征象是龛影,对溃疡有确诊价值。

（三）幽门螺杆菌检查

已成为消化性溃疡的常规检测项目,有无感染决定治疗方案的选择。

（四）粪便隐血试验

活动性十二指肠溃疡或胃溃疡常有少量渗血使粪便隐血试验阳性,经治疗 1~2 周内转阴性。若胃溃疡患者粪便隐血试验持续两周以上阳性,应怀疑有癌变可能。

【诊断要点】

根据慢性、周期性、节律性上腹痛史,一般可作出初步诊断。确诊需做胃镜检查和（或）X 线钡餐检查。

【治疗要点】

（一）一般治疗

生活要有规律,工作劳逸结合,避免过度劳累和精神紧张。注意饮食规律,戒烟、戒酒。禁用损害胃黏膜和促进胃酸分泌的药物,如阿司匹林、利血平、糖皮质激素等。

（二）药物治疗

1.根除幽门螺杆菌治疗　目前推荐以 PPI 或胶体铋为基础加上两种抗生素（常用的有克拉霉素、阿莫西林、甲硝唑、四环素、呋喃唑酮等）的三联治疗方案。治疗失败后的再治疗比较困难。可换用另外两种抗生素,或采用 PPI、胶体铋合用两种抗生素的四联疗法。

2.抑制胃酸药物　①H_2 受体拮抗剂:H_2 受体拮抗剂（H_2RA）可抑制基础及刺激的胃酸分泌,以前一作用为佳,而后一作用不如 PPI 充分。常用药物有西咪替丁、雷尼替丁和法莫替丁。②质子泵阻滞剂:质子泵阻滞剂（PPI）作用于壁细胞胃酸分泌终末步骤中的关键酶 H^+-K^+-ATP 酶,使其不可逆失活,因此抑酸作用比 H_2RA 更强且作用持久。与 H_2RA 相比,PPI 促进溃疡愈合的速度较快,溃疡愈合率较高。

3.保护胃黏膜药物　常用的有:硫糖铝、枸橼酸铋钾、米索前列醇。

（三）手术治疗

适应证:①大量出血经内科紧急处理无效时;②急性穿孔;③瘢痕性幽门梗阻;④内科治疗无效的顽固性溃疡;⑤胃溃疡疑有癌变。

第三节　肝硬化

肝硬化是由于一种或多种病因引起的以肝组织弥漫性纤维化、假小叶和再生结节形成为特征的慢性、进行性肝病。临床上以肝功能损害和门静脉高压为主要表现,晚期常出现消化道出血、肝性昏迷、继发感染等严重并发症。发病年龄多在 30~50 岁,男性多于女性,男女比例为 (3.6~8)∶1。

【病因和发病机制】

在我国,目前引起肝硬化的病因以病毒性肝炎为主;在欧美国家,酒精性肝硬化占全部肝硬化的 50%~90%。

1.病毒性肝炎　在我国以病毒性肝炎为主要病因,占肝硬化病因的 60%~80%。可由乙肝病毒(HBV)、丙肝病毒(HCV)或丁肝病毒(HDV)与 HBV 重叠感染所致的慢性肝炎演变而成,即肝炎后肝硬化。

2.酒精　长期大量饮酒(每日摄入乙醇 80 g 达 10 年以上)时,引起酒精性肝炎,继而发展为肝硬化。

3.胆汁淤积　持续肝内淤胆或肝外胆管阻塞时,可引起原发性或继发性胆汁性肝硬化。

4.循环障碍　慢性右心衰竭,缩窄性心包炎等,使肝脏长期淤血、缺氧,肝细胞变性坏死,结缔组织增生,可发展为心源性肝硬化。

5.药物或毒物　长期服用甲基多巴、四环素等药物或长期接触四氯化碳、磷、砷等,可引起中毒性肝炎,最终可发展为肝硬化。

6.血吸虫病　血吸虫感染在我国南方依然存在,成熟虫卵被肝内巨噬细胞吞噬后演变为成纤维细胞,形成纤维性结节。由于虫卵在肝内主要沉积在门静脉分支附近,纤维化常使门静脉灌注障碍,所导致的肝硬化常以门静脉高压为突出特征。

7.其他　如肝豆状核变性(铜沉积)、血色病(铁质沉着)、α_1-抗胰蛋白酶缺乏症和半乳糖血症等亦可导致肝硬化。

【临床表现】

肝硬化通常起病隐匿,病程发展缓慢,临床上将肝硬化大致分为肝功能代偿期和失代偿期。

（一）代偿期

症状轻,缺乏特异性。常以疲乏无力、食欲减退为主要表现,可伴恶心、腹胀不适、上腹隐痛、轻微腹泻等。症状多呈间歇性,劳累或发生其他疾病时出现,休息或治疗后可缓解。肝轻度肿大,质偏硬,脾轻度肿大。肝功能多正常或轻度异常。

（二）失代偿期

主要为肝功能减退和门静脉高压症两类临床表现。

1.肝功能减退的表现

（1）全身症状:患者一般情况及营养状况差,消瘦乏力,精神不振,皮肤粗糙,面色黝暗无光泽(肝病面容),常有不规则低热、水肿及缺乏维生素所致的舌炎、口角炎、多发性神经炎、夜盲等。

（2）消化道症状:食欲明显减退,甚至厌食。进食后常感上腹饱胀不适、恶心、呕吐,稍进油腻肉食,可引起腹泻。半数以上患者有轻度黄疸,少数可有中度或重度黄疸,提示肝细胞有进行性或广泛坏死。

（3）出血倾向和贫血:轻者可有鼻出血、牙龈出血、皮肤紫癜;重者胃肠道出血引起呕血、黑便等,与肝合成凝血因子减少、脾功能亢进等有关。患者常有不同程度的贫血.是由营养不良、肠道吸收障碍、胃肠道失血和脾功能亢进等因素引起。

（4）内分泌功能失调:男性患者表现为乳房发育、毛发脱落、性欲减退、睾丸萎缩等;女性患者有月经失调、闭经、不孕等。此外,还可出现蜘蛛痣(患者面部、颈、上胸、肩背和上肢区域多见)、肝掌(在手掌大鱼际、小鱼际和指端腹侧部位有红斑)、色素沉着(患者面部,尤其眼眶周围和其他暴露部位多见)。上述表现与雌激素增多,雄性激素、肾上腺皮质激素减少有关。

2.门静脉高压症　　门静脉系统阻力增加和门静脉血流量增多,形成门静脉高压,主要表现为:脾肿大、侧支循环的建立和开放、腹腔积液。

(1)脾肿大:多为轻、中度增大。晚期脾脏大常伴有脾功能亢进,即表现为白细胞、血小板和红细胞计数减少。

(2)侧支循环的建立和开放:由于门静脉高压,门静脉与腔静脉之间的吻合支逐渐扩张,形成侧支循环。临床上有三支重要的侧支开放:①食管和胃底静脉曲张,常由于饮食不当,腹内压升高时发生上消化道出血,出现呕血、黑便;②腹壁静脉曲张,在脐周与腹壁可见迂曲的静脉;③痔静脉扩张(形成内痔),破裂时出现便血。

(3)腹腔积液:肝硬化最突出的表现,肝硬化失代偿期患者 75% 以上有腹腔积液。腹腔积液出现时常有腹胀,大量腹腔积液使腹部膨隆、腹壁绷紧发亮,状如蛙腹,患者行走困难,有时膈显著抬高,出现端坐呼吸和脐疝。

【并发症】

1.上消化道出血　　本病最常见的并发症。门静脉高压是导致食管、胃底静脉曲张破裂出血的主要原因,诱因多为粗糙食物、化学性刺激和腹内压增高等。临床表现为突发大量呕血或柏油样便,伴出血性休克,并诱发肝性脑病,病死率很高。

2.感染　　由于机体抵抗力下降可引起各种感染,如自发性腹膜炎、支气管肺炎、胆道感染、泌尿系感染等。自发性腹膜炎的致病菌多为革兰阴性杆菌,一般起病较急,表现为腹痛、腹腔积液增长迅速。

3.肝性脑病　　晚期肝硬化最严重的并发症,也是本病最常见的死因,为严重肝病引起全身代谢紊乱进而导致的中枢神经系统功能失调,主要表现为意识障碍、行为失常和昏迷。

4.肝肾综合征(功能性肾衰竭)　　肝硬化大量腹腔积液时导致有效循环血量减少,使肾血管收缩,肾皮质血流量和肾小球滤过率持续降低。表现为自发性少尿或无尿、氮质血症、稀释性低钠血症和低尿钠,但肾却无重要病理改变。

5.原发性肝癌　　如肝硬化患者在短期内出现肝脏迅速增大、持续性肝区疼痛、肝脏表面发现肿块、腹腔积液呈血性、无其他原因可解释的发热,虽经积极治疗而病情仍迅速恶化时,常提示有恶变可能,应进一步检查确诊。

6.电解质和酸碱平衡紊乱　　长期摄入不足及利尿、大量释放腹腔积液、腹泻和继发性醛固酮增多均是导致电解质紊乱的常见原因。低钾、低氯血症与代谢性碱中毒,容易诱发肝性脑病。

7.肝肺综合征　　严重肝病、肺血管扩张和低氧血症组成的三联征。临床上表现为呼吸困难及低氧症,特殊检查显示肺血管扩张。内科治疗多无效,吸氧只能暂时改善症状但不能逆转病程。

【辅助检查】

(一)实验室检查

1.肝功能　　代偿期的肝功能试验大多正常或轻度异常,失代偿期则多有全面的损害,如血浆白蛋白降低,球蛋白升高,白蛋白与球蛋白比例降低或倒置,凝血酶原时间则有不同程度延长。转氨酶常有轻、中度增高,血清胆红素有不同程度增高。

2.腹腔积液检查　　常为漏出液。如并发自发性腹膜炎,可由原来的漏出液变为渗出液,白细胞数增多,其中以中性粒细胞增多为主。

3.免疫学检查　　免疫球蛋白 IgG 多数增高,由病毒性肝炎引起者,尚可出现相应的肝炎病毒标记物。

(二)影像学检查

1.B 超检查　　对门静脉高压诊断较为准确。可显示肝脏大小、外形和内部回声改变、脾大,门静脉及脾静脉直径增宽。有腹腔积液时可见液性暗区。

2.X线检查 食管吞钡X线检查显示虫蚀样或蚯蚓状充盈缺损,纵行黏膜皱襞增宽,胃底静脉曲张时可见菊花样充盈缺损。

（三）胃镜检查

可直接观察食管胃底静脉曲张的部位和程度,并可进行胃镜下曲张静脉的治疗。在上消化道大出血时,急诊胃镜检查可判明出血部位和病因,并进行镜下止血治疗。

（四）其他检查

肝穿刺活组织检查发现假小叶即可确诊为肝硬化;腹腔镜检查可见肝脏表面呈结节状改变,并可对病变处穿刺活检。

【诊断要点】

诊断依据主要有:①有病毒性肝炎史,长期大量饮酒史、用药史等;②肝质地坚硬;③有肝功能减退和门静脉高压的临床表现;④肝功能有异常改变;⑤肝穿刺活检有假小叶形成。

【治疗要点】

本病无特异性治疗,关键在于重视早期诊断,治疗应针对病因及加强一般治疗,以缓解病情及延长代偿期。失代偿期主要采取对症治疗,改善肝功能和治疗并发症。

（一）一般治疗

1.休息 代偿期应注意休息,适当减少活动;失代偿期应强调卧床休息。休息是治疗中重要措施之一。

2.饮食 以高热量、高蛋白质、高维生素、易消化食物为宜;避免进食粗糙、坚硬和刺激性食物。低钾者可补充香蕉、橘子、橙子等高钾水果。对肝功能显著损害或有肝性脑病先兆时,应限制蛋白质摄入量或禁食蛋白质;有腹腔积液时饮食应少盐或无盐。

3.支持治疗 失代偿期患者食欲缺乏、进食量少,且多有恶心、呕吐,宜静脉输入高渗葡萄糖液以补充热量,输液中可加入维生素C、胰岛素、氯化钾等;应特别注意维持水、电解质和酸碱平衡,病情较重者应用复方氨基酸、白蛋白或输血。

（二）药物治疗

避免服用对肝脏有损害的药物。适当选用保肝药物,不能种类过多以避免增加肝脏负担。可用葡醛内酯(肝泰乐)、维生素及助消化药物,也可采用中西药联合治疗。

（三）腹腔积液治疗

1.限制水、钠摄入 给无盐或低盐饮食;每日进水量应限制在1000 mL左右。

2.增加水钠排出 常用利尿剂螺内酯(安体舒通)和呋塞米(速尿)联合。

3.提高血浆胶体渗透压 输注血浆、新鲜血、人血白蛋白等。

4.放腹腔积液加输注白蛋白 大量腹腔积液出现压迫症状,可放腹腔积液加输注白蛋白治疗,以缓解症状。

5.难治性腹腔积液治疗 可采用浓缩回输,腹腔颈静脉引流术及近年来开展的颈静脉肝内门-体分流术治疗。

（四）并发症治疗

1.上消化道出血 应采取急救措施,包括:禁食、静卧、加强监护、迅速补充有效血容量(静脉输液、输血)以纠正出血性休克,采用有效止血措施(如双气囊三腔管压迫止血)及预防肝性脑病等。食管曲张静脉出血经止血后再发生出血,可采用定期通过内镜对曲张静脉注射硬化剂或静脉套扎术及长期服用普萘洛尔、单硝酸异山梨酯等降低门静脉压力的药物。

2.自发性腹膜炎 可迅速加重肝脏损害,应积极加强支持治疗和抗菌药物的应用。强调早期、足量和联合应用抗菌药物,一经诊断应立即进行。选用主要针对革兰阴性杆菌并兼顾革兰阳性球菌的抗菌药物,如氨苄西林、头孢噻肟钠等。

3.肝性脑病　积极寻找并消除引起肝性脑病的诱发因素,减少肠内毒性物质的生成和吸收,应用降氨药物及其他纠正体内代谢紊乱的药物等。

4.肝肾综合征　目前无有效治疗方案,重在预防。可采取积极改善肝功能、提高肾血流量等措施。

（五）手术治疗

为降低门静脉压力及消除脾功能亢进,可考虑门-腔静脉吻合术和脾切除等。晚期肝硬化患者可行肝移植术治疗。

第四节　急性胰腺炎

急性胰腺炎是多种病因导致胰酶在胰腺内被激活,造成胰腺组织自身消化的化学炎症。临床上以急性上腹痛、恶心、呕吐、发热、血与尿淀粉酶增高为特点,病情轻重不等,轻者以胰腺水肿为主,病情常呈自限性,预后良好。重者胰腺出血坏死,伴腹膜炎、休克及多器官功能障碍,死亡率高。

【病因和发病机制】

（一）病因

1.胆道疾病　急性胰腺炎最常见的病因。胆道疾病包括胆石症、胆道感染和胆道蛔虫等,以胆石症为最常见(图 7-1)。

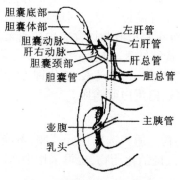

图 7-1　肝外胆道结构示意图

2.大量饮酒　乙醇可促使胰液分泌,当胰液排出受阻,引发腺泡细胞损伤。慢性酗酒者可使胰液蛋白沉淀在胰管内,阻塞胰管。

3.暴饮暴食　短时间内大量食糜进入十二指肠,可促使大量胰液分泌,Oddi 括约肌痉挛。故急性胰腺炎患者多有暴饮暴食史。

4.胰管阻塞　胰管结石、蛔虫、狭窄、肿瘤等均可引起胰管阻塞,当胰液分泌旺盛时,使胰管小分支和胰腺泡破裂,胰液和消化酶渗入间质。

5.感染与药物　病毒感染、噻嗪类利尿剂、糖皮质激素、硫唑嘌呤、磺胺类等可能损伤胰腺组织,使胰液分泌或黏稠度增加。

6.手术与创伤　腹腔手术、腹部钝挫伤等损伤胰腺组织与血液供应而引起急性胰腺炎。内镜逆行胰胆管造影术(ERCP)检查后,因十二指肠乳头水肿或注射压力过高,亦可发生胰腺炎。

7.内分泌与代谢障碍　高钙血症可使胰管钙化、增加胰液分泌和促进胰蛋白酶原激活。高脂血症可使胰液内脂质沉积、胰酶分解甘油三酯致毒性脂肪酸损伤细胞。

8.遗传因素　较罕见,研究表明是阳离子胰蛋白酶原基因突变所致。

9.其他　少数病因不明者称为特发性急性胰腺炎。

（二）发病机制

各种致病因素导致胰管内高压,溶酶体在腺泡细胞内提前激活酶原,促使大量活化的胰酶消化胰腺自身,使胰腺出血、坏死。在此过程中大量炎性渗出,炎症过程中参与的众多因素可以正反馈方式使炎症逐级放大,向全身扩展,出现多器官炎性损伤及功能障碍。

【临床表现】

多在饱食、脂餐及大量饮酒后发生,由于病理变化的性质和程度不同,临床表现也不尽相同。

（一）急性水肿型胰腺炎

1.腹痛　本病的主要表现和首发症状。急性腹痛,常较剧烈,多位于中左上腹甚至全腹,可向腰背部呈带状放射,有持续性和阵发性加剧的特点,多数可在3~5天内缓解。

2.恶心、呕吐及腹胀　绝大多数在起病后出现恶心、呕吐及腹胀,呕吐后腹痛、腹胀并不减轻。

3.发热　多为中度发热,若一周以上不退或逐渐升高及白细胞增高应怀疑有继发感染。

4.体征　多数有上腹压痛,可有肠鸣音减少,无肌紧张和反跳痛。轻度脱水貌,少数患者有轻度黄疸。

（二）急性出血坏死型胰腺炎

1.腹痛、恶心呕吐、发热　和急性水肿型胰腺炎症状相似,但程度更严重。

2.低血压　部分患者出现低血压,甚至休克、猝死。产生低血压的主要原因是有效血容量不足。缓激肽类致周围血管扩张,胰腺坏死释放心肌抑制因子使心肌收缩不良。

3.水、电解质及酸碱平衡紊乱　明显脱水、代谢性碱中毒,严重时伴代谢性酸中毒,血钾、血镁及血钙浓度降低,因低钙血症造成手足搐搦,提示预后不良。

4.其他　重症患者可出现腹膜炎、中毒性肠麻痹及器官功能障碍等。

5.体征　有腹肌紧张、全腹显著压痛和反跳痛。肠鸣音减弱或消失。双侧腰胁部皮肤呈暗灰蓝色(Grey-Turner征),脐周皮肤呈青紫色(Cullen征)。后期可出现黄疸等。

【并发症】

1.胰腺假性囊肿　胰腺假性囊肿最初仅为液体积聚,无明显囊壁。后由肉芽或纤维组织构成囊壁,囊肿可以延伸至横结肠系膜,肾前、肾后间隙以及后腹膜。

2.胰腺脓肿　胰腺脓肿可由胰周、胰腺内积液或胰腺假性囊肿发展而来。患者常有发热、腹痛及消瘦等症状。

3.多器官功能衰竭　出现急性呼吸窘迫综合征、心力衰竭、急性肾衰竭、DIC等。

【辅助检查】

（一）实验室检查

1.血清淀粉酶　起病后2~12 h开始升高,48 h开始下降,持续3~5天。正常值40~180 U(苏氏法),血清淀粉酶超过正常值3倍可确诊为本病。血清淀粉酶升高的程度和疾病的严重度不成正比。

2.尿淀粉酶　起病后12~24 h开始升高,下降较慢,持续1~2周。

3.血清脂肪酶　起病后24~72 h开始升高,持续7~10天,对病后就诊较晚的急性胰腺炎患者有诊断价值,且特异性较高。

4.血常规　多有白细胞计数增高,中性粒细胞升高伴核左移。

（二）影像学检查

1.腹部超声　急性胰腺炎的常规初筛影像学检查。

2.腹部CT　有助于确定有无胰腺炎,增强CT有助于确定胰腺坏死程度。对水肿型和出血坏死型胰腺炎鉴别有价值。

【诊断要点】

诊断急性胰腺炎须满足临床表现、实验室检查及影像学检查三项中任意两项：①急性、持续中上腹痛；②血淀粉酶或脂肪酶为正常值上限 3 倍以上；③急性胰腺炎的典型影像学改变。并根据临床表现和辅助检查来区分水肿型和出血坏死型胰腺炎。

【治疗要点】

治疗原则是减轻腹痛，减少胰液分泌，防止并发症。

（一）减少胰液分泌

1.禁食　减少食物对胰液分泌的刺激，减轻自身消化。同时可以减轻呕吐和腹胀。在腹痛减轻后，水肿型胰腺炎即可进流质饮食。

2.抑制胃酸　胃液可促进胰液分泌，通过 H_2 受体拮抗剂或质子泵抑制剂适当抑制胃酸，从而最终减少胰液分泌。

3.生长抑素及其类似物　通过补充外源性生长抑素或其类似物达到抑制胰液分泌的目的。目前奥曲肽疗效最好，应尽早使用。

（二）抑制胰酶活性

主要应用抑肽酶或氟尿嘧啶静脉滴注，适用于出血坏死型胰腺炎的早期。待病情好转，可逐渐减量。

（三）镇痛

在静脉滴注生长抑素及其类似物后，多数患者腹痛可得到明显缓解。如仍不缓解，可肌内注射哌替啶止痛。

（四）预防和抗感染

抗胰腺感染时，应主要选用能透过血胰屏障且以治疗革兰阴性菌和厌氧菌为主的抗生素，如喹诺酮类或头孢类联合抗厌氧菌的甲硝唑。治疗无效时可使用亚胺培南等。

（五）维持水、电解质及酸碱平衡

可通过补充液体、电解质、白蛋白、血浆或血浆代用品达到维持水、电解质及酸碱平衡的目的。

（六）内镜或外科手术治疗去除病因

内镜下 Oddi 括约肌切开术可降低胰管内高压，迅速控制感染，避免急性胰腺炎复发。少数患者则需外科手术解除梗阻。外科手术适应证有出血坏死型胰腺炎经内科治疗无效者、胆源性胰腺炎需解除梗阻者、胰腺炎并发脓肿和假性囊肿者。

第八章 泌尿系统疾病

泌尿系统由肾、输尿管、膀胱、尿道及其血管神经组成，主要功能是生成和排泄尿液，对维持机体内环境的稳定和水、电解质及酸碱平衡起着重要作用。泌尿系统的常见症状包括尿液异常、水肿、高血压、尿路刺激征、肾区疼痛等。常用的辅助检查有尿常规、尿细菌学检查、肾功能测定、影像学检查、膀胱镜检查和肾活检等。本章主要介绍临床上常见的原发性肾小球疾病、尿路感染和慢性肾衰竭的病因、临床表现、辅助检查、诊断及治疗。

第一节 肾小球疾病

肾小球疾病是指一组具有相似临床表现，如血尿和(或)蛋白尿，病变主要累及双肾肾小球，但病因、发病机制、病理改变、病程和预后不尽相同的疾病。肾小球疾病按病因不同，可分为原发性、继发性和遗传性。原发性肾小球疾病是指病因不明者；继发性肾小球疾病是指系统性疾病(如糖尿病、系统性红斑狼疮等)中的肾小球损害；遗传性肾小球疾病是指遗传变异基因所导致的肾小球疾病，如 Alport 综合征等。

原发性肾小球疾病占肾小球疾病中的大多数，是我国目前引起终末期肾衰竭的最主要原因。原发性肾小球疾病的临床分型为：急性肾小球。肾炎、急进性肾小球肾炎、慢性肾小球肾炎、无症状血尿或(和)蛋白尿、肾病综合征。本节仅介绍临床上常见的急性肾小球肾炎、慢性肾小球肾炎和肾病综合征。

一、急性肾小球肾炎

急性肾小球肾炎简称急性。肾炎，临床上表现为急性起病，患者出现血尿、蛋白尿、水肿和高血压，可伴有一过性。肾功能不全。任何年龄均可发病，以 5~15 岁的儿童及青少年最多见，男女发病比例约为 2∶1。

【病因和发病机制】

(一)病因

本病常因 β-溶血性链球菌"致肾炎菌株"感染所致，常见于上呼吸道感染(多为扁桃体炎)、猩红热、皮肤感染(多为脓疱疮)等链球菌感染后。感染的严重程度与急性肾炎的发生和病变轻重并不完全一致。

(二)发病机制

本病主要是由感染诱发的免疫反应引起。目前认为链球菌的致病抗原诱发免疫反应后可形成循环免疫复合物和原位免疫复合物造成免疫损伤。免疫损伤导致肾小球毛细血管内皮细胞及系膜细胞增生，肾小球毛细血管管腔狭窄甚至闭塞，'肾血流量减少，肾小球滤过率降低，水、钠潴留，血容量增多，引起少尿、水肿、高血压，严重者出现急性循环充血、高血压脑病、急性肾功能衰竭等症状；免疫损伤还可使肾小球基底膜断裂，通透性增加，出现血尿、蛋白尿等。自身免疫和异常补体活化也参与致病。

【临床表现】

起病前 1~3 周有链球菌前驱感染的病史，呼吸道感染的潜伏期较皮肤感染的潜伏期短。

本病起病较急,病情轻重不一。轻者可无临床症状,仅有尿常规及血清 C3 异常;典型者呈急性。肾炎综合征的表现;重者可发生急性。肾衰竭。本病大多数预后良好,常可在数月内临床自愈,但部分患者也可遗留慢性。肾病。

（一）典型表现

1.水肿　常见的初发表现,典型表现为晨起眼睑水肿,继之颜面部水肿,1~2 日内迅速波及全身,一般多为轻中度。

2.尿异常　几乎全部患者均有肾小球源性血尿,约 30% 患者可有肉眼血尿,常为起病首发症状和患者就诊原因。可伴有轻、中度蛋白尿,少数患者(<20%患者)出现大量蛋白尿。

3.高血压　约 80% 患者出现一过性轻、中度高血压,与水钠潴留有关,利尿后血压可逐渐恢复正常。

（二）严重表现

少数病例在起病 1~2 周内可出现下列严重症状。

1.充血性心力衰竭　严重水钠潴留和高血雎为重要诱因,患者有咳嗽、气促、发绀、心率增快,严重者出现端坐呼吸、咳粉红色泡沫痰、两肺底出现湿啰音,肝大、颈静脉怒张、奔马律和肺水肿,常需紧急处理。老年患者发生率较高(可达 40%),儿童患者少见(<5%)。

2.高血压脑病　血压急剧升高,使脑部毛细血管痉挛或高度扩张充血,引起脑水肿所致。表现为剧烈头痛、呕吐、一过性失明,严重者可出现惊厥、昏迷。

3.急性肾功能不全　起病早期少尿或无尿,使代谢产物潴留于体内,出现暂时性氮质血症、高钾血症、代谢性酸中毒。一般 3~5 天后随尿量增加,肾功能逐渐恢复正常。

（三）非典型表现

1.无症状性急性肾炎　患者无水肿、高血压等临床表现,仅有尿改变,如镜下血尿,但血清抗链球菌溶血素"O"(ASO)增高、补体 C3 降低。

2.肾外症状性急性肾炎　患者有水肿、高血压,甚至有严重循环充血或高血压脑病,而尿改变轻微或无改变,有血清 ASO 增高、补体 C3 降低。

3.以肾病综合征表现的急性肾炎　少数患者以急性肾炎起病,但水肿、蛋白尿表现突出,并伴有轻度的低蛋白血症和高胆固醇血症,与肾病综合征的临床表现相似,有血清 ASO 增高、补体 C3 降低。

【辅助检查】

（一）实验家检查

1.免疫学检查　起病初期,血清 C3 及总补体下降,8 周内逐渐恢复正常,具有诊断意义。血清 ASO 增高,提示近期内曾有过链球菌感染。

2.尿常规检查　几乎所有患者均有镜下血尿,红细胞++~+++,尿蛋白+~++,早期可见白细胞和上皮细胞稍增多,可有颗粒管型和红细胞管型。

3.血常规检查　常有轻中度贫血,白细胞计数可正常或轻中度增高。病程位于急性期时,血沉增快。

4.肾功能检查　患者常有一过性肾小球滤过功能受损和血肌酐增高,出现氮质血症,随尿量增加,肾功能可逐渐恢复正常。

（二）影像学检查

B 超检查可见双侧肾脏形状饱满,体积弥漫性增大。

【诊断要点】

根据发病前 1~3 周有链球菌感染的病史,患者有血尿、蛋白尿、水肿和高血压,严重者出现少尿及肾功能不全等急性肾炎综合征的临床表现,免疫学检查发现血清 C3 下降,病情在 8 周内逐渐减轻到完全恢复正常者,即可诊断为急性肾小球肾炎。若肾小球滤过率进行性下降或病情于8周内末见好转者应及时做肾活检,以明确诊断。

【治疗要点】

本病为自限性疾病,无特效疗法,以休息和对症治疗为主,不宜使用糖皮质激素和细胞毒性药物治疗。

(一)一般治疗

急性期应卧床休息,待肉眼血尿消失、水肿消退及血压恢复正常后逐步增加活动量。急性期应给予低盐(每日3g以下)饮食,肾功能正常者不需要限制蛋白质摄入量,但出现氮质血症时应限制蛋白质摄入量,并以优质动物蛋白质为主。明显少尿者应控制液体摄入量。

(二)治疗感染灶

本病主要是由于链球菌感染后造成的免疫反应所致。以往主张在病情初期,给予无。肾毒性的抗牛素(如青霉素、大环内酯类抗生素等)治疗10~14天,但其必要性现在有争议。对于反复发作的慢性扁桃体炎,可考虑在急性'肾小球肾炎病情稳定后,做扁桃体摘除术,术前、术后两周需注射青霉素。

(三)对症治疗

包括利尿消肿、降血压、预防心脑血管并发症的发生。当经过休息、控制水盐摄入和利尿后血压控制仍不满意者,可加用降压药物。

(四)透析治疗

对少数发生急性肾功能衰竭有透析指征者,应及时给予血液透析或腹膜透析,帮助患者度过急性期。由于奉病具有自愈倾向,肾功能多可逐渐恢复正常,一般不需要长期维持透析治疗。

二、慢性肾小球肾炎

慢性肾小球肾炎简称慢性肾炎,以血尿、蛋白尿、水肿和高血压为基本临床表现,起病方式各有不同,病情迁延,病变进展缓慢,可有不同程度的肾功能减退,最终将发展成为慢性肾衰竭的一组肾小球疾病。

【病因和发病机制】

(一)病因

慢性肾小球肾炎病因尚不明确,仅少数是由急性肾小球肾炎发展而来(直接迁延或临床痊愈若干年后再现),绝大多数患者起病即为慢性肾小球肾炎。

(二)发病机制

慢性肾小球肾炎的发病机制不尽相同,但起始因素多为免疫介导的炎症反应。导致病程慢性化的机制除免疫因素外,非免疫因素也起重要作用。

【临床表现】

慢性肾小球。肾炎可发生于任何年龄,但以中青年为主,男性多见。多数起病隐匿,病程进展缓慢。临床表现多样,以血尿、蛋白尿、水肿和高血压为基本临床表现,可有不同程度的肾功能减退,逐渐发展为慢性肾衰竭。

1.血尿 多为镜下血尿,也可为肉眼血尿。

2.蛋白尿 几乎所有患者都有蛋白尿,尿蛋白常在1~3g/d。

3.水肿 可出现不同程度的水肿,多为眼睑或颜面部水肿,也可出现下肢的轻中度水肿。极少数患者,整个病程中始终不出现水肿,这部分患者往往容易被忽视。

4.高血压 大多数患者有高血压症状,并以舒张压升高为特点。

5.肾功能损害 呈慢性进行性损害,进展速度主要与病理类型有关。已出现。肾功能不全的患者,可因感染、劳累、血压升高、应用肾毒性药物等诱因使肾功能急剧恶化,如能及时去除这些诱因,肾功能可在一定程度上恢复。

6.全身症状　有头晕、乏力、食欲不振、腰部酸痛、精神差等症状,贫血为常见表现。

【辅助检查】

(一)实验室检查

1.尿常规检查　可表现为不同程度的蛋白尿,尿蛋白定量在 1~3 g/d。多数患者为镜下血尿,可见红细胞管型、透明管型和颗粒管型。

2.血常规检查　晚期可出现红细胞、血红蛋白减少。

3.肾功能检查　早期肾功能变化不明显,晚期肾功能受损,血肌酐与血尿素氮升高,内生肌酐清除率下降。

(二)影像学检查

B 超检查,早期肾脏大小正常,晚期出现双肾对称性缩小,皮质变薄。

(三)肾穿刺活体组织检查

肾穿刺取活体组织进行光镜、电镜及免疫荧光检查,可明确慢性。肾炎的病理类型,对于指导治疗、判断预后有重要作用。

【诊断要点】

凡尿常规异常(血尿、蛋白尿)、伴或不伴水肿及高血压病史达三个月以上者,无论是否有肾功能损害,均应考虑此病,在排除继发性肾小球肾炎和遗传性肾小球肾炎后,可诊断为慢性肾小球肾炎。

【治疗要点】

慢性肾小球肾炎治疗的主要目的是防止或延缓肾功能进行性恶化、改善或缓解临床症状、防治心脑血管并发症,可采用下列综合治疗措施。

(一)积极控制高血压和减少蛋白尿

高血压和蛋白尿是加速肾小球硬化、促进肾功能恶化的重要因素,因而要积极控制高血压和减少蛋白尿。高血压的治疗目标:力争把血压控制在 130/80 mmHg 以下。蛋白尿的治疗目标:争取减少至低于 1 g/d。

多年研究表明,血管紧张素转换酶抑制剂(ACEI)或血管紧张素 II 受体拮抗剂(ARB)不但具有降低血压的作用,还具有减少蛋白尿和延缓肾功能恶化的肾脏保护作用。因而,这两种药物是治疗慢性肾炎高血压和(或)减少蛋白尿的首选药物。肾功能不全患者应用 ACEI 或 ARB 时要防止高血钾,血肌酐>264μmol/L 时必须在严密观察下谨慎使用。

(二)限制食物中蛋白质和磷的摄入量

肾功能不全患者应限制蛋白质和磷的摄入量,应采用优质低蛋白质饮食<0.6 g/(kg·d)。

(三)糖皮质激素和细胞毒药物

慢性肾小球肾炎患者的病因、病理类型、临床表现和肾功能损害程度等都不尽相同,因而此类药物是否应用需区别对待。一般不主张积极应用,但如果患者肾功能正常或轻度受损,病理类型较轻,尿蛋白较多,无禁忌证者可以试用,无效者应及时逐步撤去。

(四)应用抗血小板聚集药物

研究表明长期应用抗血小板聚集药物可延缓肾功能减退。

(五)避免加重肾脏损害的因素

感染、劳累、妊娠及肾毒性药物(如氨基糖苷类抗生素等)均可能损伤肾脏,导致肾功能恶化,应予以避免。

三、肾病综合征

肾病综合征是指由多种病因引起的,以肾小球基底膜通透性增加伴肾小球滤过率降低为病理改变的一组肾小球疾病综合征。I临床特点是大量蛋白尿(尿蛋白>3.5 g/d)、低蛋白血症(血浆蛋白<30 g/L)、明显水肿和高脂血症。其中前两项为诊断必备条件。

【病因和发病机制】

(一)病因

肾病综合征按照病因可分为原发性和继发性。

1.原发性肾病综合征　原发病变位于肾小球本身,占肾病综合征的90%以上。病因不明,可能与免疫功能紊乱、遗传、人种等有关。

2.继发性肾病综合征　在诊断明确的原发病基础上出现的肾病综合征,如系统性红斑狼疮、过敏性紫癜、糖尿病、恶性肿瘤等,肾病综合征只是这些全身疾病的临床表现之一。

(二)发病机制

肾病综合征时肾小球滤过膜受免疫或其他因素损伤,通透性增加,大量血浆白蛋白通过滤过膜进入原尿,超过了肾小管的重吸收能力,因而引起蛋白尿和低蛋白血症。低蛋白血症使血浆胶体渗透压下降,血管内水分及电解质外渗到组织间隙,引起水肿。同时由于血容量的减少,醛固酮分泌增加,引起水钠潴留,进一步加重水肿。低蛋白血症的刺激,致使肝脏合成脂蛋白增加及脂蛋白分解减少,出现高脂血症。

【临床表现】

1.大量蛋白尿　患者24 h尿蛋白量>3.5 g。

2.低蛋白血症与营养不良　患者由于大量白蛋白尿,当肝脏合成的白蛋白不足以克服丢失时,出现低白蛋白血症。同时肾病综合征患者多伴有胃肠道症状,导致饮食差,蛋白质摄入不足,可加重低白蛋白血症。除白蛋白之外,血浆中其他蛋白浓度也发生改变,如某些免疫球蛋白和补体成分、抗凝因子及纤溶因子、金属结合蛋白及内分泌结合蛋白等,患者会出现感染、凝血异常、微量元素缺乏和内分泌功能紊乱及相应的临床症状。

3.水肿　水肿是最常见、最突出的症状,程度可轻重不一,以组织疏松处和低体位处最为明显。晨起以眼睑和颜面部水肿明显,起床活动后以下肢水肿明显。严重者可出现全身水肿,胸膜腔和腹腔积液,甚至心包积液,从而出现呼吸困难、胸闷等症状。

4.高脂血症　患者可有高胆固醇血症和(或)高三酰甘油血症,血清中低密度脂蛋白、极低密度脂蛋白和脂蛋白(a)浓度增加。

5.并发症　①感染:既是肾病综合征最常见的并发症,也是导致肾病综合征复发和治疗效果不佳的主要原因之一。可出现呼吸系统、泌尿系统和皮肤等处的感染,以呼吸道感染最为常见。②电解质紊乱:可出现低钠、低钾、低钙血症。③血栓、栓塞并发症:它是直接影响肾病综合征治疗效果和预后的重要因素。以肾静脉血栓最为常见,发生率10%~50%,下肢静脉、下腔静脉、肺血管、冠状血管和脑血管也可出现血栓。④急性肾损伤。⑤蛋白质及脂质代谢紊乱。

【辅助检查】

(一)实验室检查

1.血常规检查　血浆总蛋白及白蛋白降低,血浆白蛋白<30 g/L,血浆胆固醇>5.7 mmol/L,甘油三酯、低密度脂蛋白和极低密度脂蛋白增高,血沉增快。

2.尿常规检查　尿蛋白定性多为+++~++++,24 h尿蛋白量定量>3.5 g,可见透明管型或颗粒管型。

3.肾功能检查　急性肾损伤时内生肌酐清除率下降,血尿素氮和血肌酐升高。

（二）肾穿刺活体组织检查

可明确肾病综合征的病理类型，对于指导治疗、判断预后有重要作用。

【诊断要点】

肾病综合征的诊断包括以下三个方面的内容。

1.判断是否为肾病综合征　诊断标准为：①尿蛋白>3.5 g/d；②血浆白蛋白<30 g/L；③水肿；④高脂血症。其中①②为诊断肾病综合征的必备条件。

2.明确病因　判断肾病综合征是原发性还是继发性。最好能做肾活检，做出病理诊断。

3.判断有无并发症　略。

【治疗要点】

（一）一般治疗

严重水肿、低蛋白血症的患者需卧床休息，当水肿消退、一般情况好转后可起床活动。水肿患者应低盐饮食（<3 g/d）。肾病综合征患者虽丢失大量尿蛋白，但蛋白质摄入量应避免高蛋白质饮食，因高蛋白质饮食会使肾小球滤过率增加，加重蛋白尿以及肾脏病变；应给予正常量的优质蛋白（富含必需氨基酸的动物蛋白）饮食。为减轻高脂血症，应选择富含植物油、鱼油、可溶性纤维较多（如燕麦、豆制品）的食物，少进食含动物油脂较多的食物。

（二）对症治疗

1.利尿消肿　可选择各种利尿剂。利尿治疗的原则是不宜过快过猛，以免造成血容量不足，加重血液高黏倾向，诱发血栓、栓塞并发症。

2.减少尿蛋白　研究证实减少尿蛋白可有效延缓肾功能的恶化。ACEI 类药物和 ARB 类药物有不依赖于降低全身血压的减少尿蛋白作用。选择 ACEI 类药物和 ARB 类药物降低尿蛋白时，所用剂量要比常规降压剂量大，才能取得良好效果。

3.降脂治疗　高脂血症可加速肾脏疾病进展，增加心脑血管疾病的发生率，因而可以考虑给予降脂药物进行治疗。

（三）糖皮质激素及细胞毒类药物的应用

应用糖皮质激素及细胞毒类药物治疗肾病综合征，治疗原则为增强疗效的同时最大限度地减少副作用。应根据患者的肾小球病变类型、年龄、肾功能情况和是否有相对禁忌证等制订个体化治疗方案。

1.糖皮质激素　治疗肾病综合征的主要药物，主要是通过抗炎和免疫抑制达到治疗效果。用药原则是：起始足量、缓慢减药、长期维持。使用过程中要注意观察糖皮质激素的副作用。

2.细胞毒类药物　因药物毒副作用较大，一般不作为首选药物，也不宜单独给药，主要用于"激素依赖型"（激素减药到一定程度即复发）和"激素抵抗型"（激素治疗无效）肾病综合征的患者，协同激素治疗。

（四）中医药治疗

中医认为肾病综合征患者多辩证为脾肾两虚，可给予健脾补肾利水的方剂。单纯中医药治疗肾病综合征起效较缓慢，一般主张与糖皮质激素及细胞毒类药物联合应用。

（五）并发症的防治

并发症是影响肾病综合征患者长期预后的重要因素，应积极防治各种并发症。

第二节　尿路感染

尿路感染是指病原微生物在尿路中生长、繁殖而引起的炎症性疾病。尿路感染多见于育龄期妇女、老年人、免疫力低下及尿路畸形者。

　　临床上,尿路感染根据感染发生部位,分为上尿路感染和下尿路感染,前者指肾盂肾炎,后者主要指膀胱炎。根据病程进展,分为急性尿路感染和慢性尿路感染。

【病因和发病机制】

(一)病因

　　尿路感染最常见的致病菌是革兰阴性杆菌,其中以大肠埃希菌最为常见,约占全部尿路感染的85%,其次为克雷白杆菌、变形杆菌、柠檬酸杆菌等。大肠埃希菌最常见于无症状性细菌尿、非复杂性尿路感染或首次发生的尿路感染,变形杆菌常见于伴有尿路结石者,铜绿假单胞菌常见于尿路器械检查后。近年来,由于抗生素和免疫抑制剂的广泛应用,革兰阳性菌和真菌性尿路感染增多,耐药现象甚至耐多药现象逐渐增加。

(二)发病机制

1.感染途径

　　(1)上行感染:约占尿路感染的95%,指病原菌由尿道上行至膀胱,甚至输尿管、肾盂引起的感染。多见于性生活、尿路梗阻、医源性操作、生殖器感染等因素引起的尿路感染。

　　(2)血行感染:少见,不足2%,指病原菌通过血液运行到肾脏和尿路其他部位引起的感染。多见于患有慢性病或接受免疫抑制剂治疗的患者。

　　(3)直接感染:泌尿系统周围的组织、器官发生感染时,病原菌偶可直接侵入到泌尿系统导致感染。

　　(4)淋巴道感染:罕见,指盆腔和下腹部器官发生感染时,病原菌从淋巴道侵入泌尿系统。

　　2.细菌的致病力　　细菌进入膀胱后能否引起尿路感染,与细菌的致病力有很大关系。如并不足所有的大肠埃希菌都能引起有症状的尿路感染,仅少数有特殊致病力的菌株才能引起尿路感染。

　　3.机体防御功能　　正常情况下,进入膀胱的细菌很快被清除,是否发生尿路感染除了与细菌的数量、致病力有关外,还取决于机体的防御功能。当机体防御功能下降时,容易引起尿路感染。

4.易感因素

　　(1)尿路梗阻:任何机械性梗阻(如尿路结石、狭窄、肿瘤、前列腺增生、先天发育不良)和神经功能性梗阻(如神经源性膀胱)等均可导致尿液在膀胱内的积聚,细菌不容易被冲洗清除出体外,导致细菌在局部大量繁殖,引起感染。

　　(2)输尿管膀胱反流:正常输尿管膀胱连接处的活瓣具有防止尿液、细菌进入输尿管的作用,当其结构或功能异常时,可使尿液从膀胱逆流到输尿管,甚至肾盂,导致细菌在局部大量繁殖,引起感染。

　　(3)妊娠:2%~8%的妊娠妇女会发生尿路感染。原因是怀孕期间输尿管蠕动功能减弱、暂时性输尿管膀胱活瓣关闭不全及妊娠后期子宫增大均会引起尿液引流不畅。

　　(4)性别和性活动:女性尿路感染远比男性多见,这是因为女性尿道短而宽,距离肛门较近,开口于阴唇下方;性活动时可将尿道口周围的细菌挤压入膀胱引起尿路感染。包茎、包皮过长是男性尿路感染的诱发因素;前列腺增生导致的尿路梗阻是中老年男性发生尿路感染的一个重要因素。

　　(5)机体免疫力低下:严重的慢性病、糖尿病、艾滋病、长期使用免疫抑制剂、长期卧床等患者容易发生尿路感染。

　　(6)医源性因素:导尿或留置导尿管、膀胱镜或输尿管镜检查、逆行性尿路造影等均可导致尿道黏膜损伤,若将细菌带入泌尿道,则容易引发尿路感染。

　　(7)遗传因素:研究表明,某些基因会影响尿路感染的易感性。

【临床表现】

（一）膀胱炎

占尿路感染的 60% 以上。主要表现为尿频、尿急、尿痛、排尿不适、下腹部疼痛等。尿液混浊有异味，部分患者可出现血尿。全身症状轻微，体温一般不超过 38℃。若突然出现高热或明显的全身感染症状，应考虑上尿路感染。

（二）急性肾盂肾炎

育龄女性最常见，起病较急，临床表现的严重程度与感染的严重程度有关。

1.全身症状　寒战、高热、体温多在 38℃ 以上，伴有头痛、全身酸痛、疲乏无力、恶心、呕吐等。

2.泌尿系统症状　多伴有膀胱炎，故可出现尿频、尿急、尿痛等膀胱刺激症状，有下腹痛、腰痛等。腰痛程度不一，多为钝痛或酸痛。

3.局部体征　体格检查可发现一侧或双侧肋脊角或输尿管点压痛和（或）肾区叩击痛。

（三）慢性肾盂肾炎

临床表现较复杂，全身及泌尿系统局部表现可不典型，有时仅表现为无症状性细菌尿。患者多有急性肾盂肾炎的病史，后出现程度不同的低热、间歇性尿频、排尿不适、腰部酸痛及肾小管功能受损的表现（如夜尿增多，低比重尿等）。病情若持续发展，最终可发展为慢性肾衰竭。

（四）无症状性细菌尿

多见于老年患者，致病菌多为大肠埃希菌。患者可长期无尿路感染的临床症状，尿常规可无明显异常，但尿培养可发现细菌。

【辅助检查】

（一）尿液检查

1.尿常规检查　尿液外观常混浊，可有异味，可有白细胞尿、血尿、蛋白尿。尿沉渣镜检白细胞>5 个/HP 称为白细胞尿，对诊断尿路感染有较大意义。部分患者有镜下血尿，极少数急性膀胱炎患者可出现肉眼血尿。蛋白尿多为阴性~微量。

2.白细胞排泄率　准确留取患者 3 h 的尿液，立即进行尿白细胞计数，计算每个小时的平均白细胞数。白细胞计数结果：阳性>$3×10^5$/h；可疑阳性$(2~3)×10^5$/h；阴性<$2×10^5$/h。

3.细菌学检查

（1）涂片细菌检查：取清洁中段尿沉渣涂片，显微镜下可做革兰染色观察或不染色直接观察，记录 10 个视野的细菌总数，计算平均值，若平均值≥1 个/HP，提示尿路感染。这种方法设备要求简单，操作方便，检出率高达 80%~90%，可初步确定是否存在细菌感染，以及是球菌感染还是杆菌感染，是革兰阳性菌感染还是革兰阴性菌感染，对于及时选择有效抗生素有重要参考价值。

（2）细菌培养：细菌培养可使用清洁中段尿的尿液、导尿的尿液或膀胱穿刺尿的尿液。其中，膀胱穿刺尿的细菌培养结果最可靠，只要发现细菌生长，即称为真性细菌尿，可确诊尿路感染。清洁中段尿的细菌定量培养≥10^5/mL 为阳性；$10^4~10^5$/mL 为可疑阳性；<10^4/mL 可能为污染。

4.硝酸盐还原实验　原理为大肠埃希菌等革兰阴性杆菌可使尿内的硝酸盐还原为亚硝酸盐，亚硝酸盐与试剂发生反应后，可使尿液变为红色。此方法简便易行，可对尿路感染快速作出诊断，可作为尿路感染的筛查实验，但不能完全取代尿细菌培养。

5.其他检查　急性肾盂肾炎可有肾小管上皮细胞受累，出现尿-乙酰-β-D-氨基葡萄糖苷酶（NAG）升高。慢性肾盂肾炎可有肾小管和（或）肾小球功能受损，表现为尿比重和尿渗透压降低，甚至出现肾性糖尿、肾小管酸中毒等。

（二）血液检查

1.血常规 急性肾盂肾炎时,血白细胞计数常升高,中性粒细胞比例升高,核左移,血沉加快。

2.肾功能 慢性肾盂肾炎患者,出现肾小球功能受损时,可有内生肌酐清除率降低,血肌酐和血尿素氮增高。

（三）影像学检查

一般尿路感染不需要进行影像学检查,但反复发作的尿路感染或治疗效果不佳时,应行影像学检查,如 B 超、腹部 X 线平片、静脉。肾盂造影或逆行尿路造影等,可了解尿路情况,及时发现是否存在尿路结石、梗阻、反流、畸形等。尿路感染急性期不宜做静脉肾盂造影,可做 B 超检查。男性尿路感染患者,在排除前列腺炎和前列腺肥大后均应行尿路 X 线检查,以排除尿路解剖和功能上的异常。

【诊断要点】

1.尿路感染的定性诊断 典型尿路感染患者根据临床表现(尿路刺激症状、全身感染中毒症状、腰部不适等)和尿液检查(尿常规检查及尿液细菌学检查),即可作出尿路感染的诊断。凡是有真性细菌尿的患者,均可诊断为尿路感染。

2.尿路感染的定位诊断 真性细菌尿的存在表明有尿路感染,但不能判断是上尿路感染还是下尿路感染,所以需要进行定位诊断。

（1）根据临床表现定位:上尿路感染患者常伴有明显的全身中毒症状(如寒战、高热等),并伴有明显腰痛、输尿管点和(或)肋脊点压痛、肾区叩击痛。下尿路感染常以膀胱刺激症状(尿频、尿急、尿痛)为突出表现,少有全身中毒症状和腰痛。

（2）根据实验室检查定位,出现下列情况常提示有上尿路感染:①膀胱冲洗后尿细菌培养仍为阳性;②尿沉渣镜检发现有白细胞管型,并排除了间质性肾炎、狼疮肾炎等肾脏疾病;③尿 NAG 升高、尿 β_2-微球蛋白(β_2-MG)升高;④尿渗透压降低。

3.慢性肾盂肾炎的诊断 除反复发作的尿路感染病史,还需结合影像学及肾脏功能检查:①影像学发现双肾大小不等,肾脏外形凹凸不平;②静脉肾盂造影可见肾盂、肾盏变形、缩窄;③肾功能检查发现持续性肾小管功能损害。同时具备①、②的任何一项再加上第③项,即可诊断为慢性肾盂肾炎。

【治疗要点】

（一）一般治疗

尿路感染急性期应注意休息,多饮水,勤排尿。膀胱刺激症状和血尿明显的患者,可给予碳酸氢钠片口服,以碱化尿液、缓解症状、抑制细菌生长、避免形成血凝块。尿路感染反复发作的患者应积极寻找病因,及时去除诱发因素。

（二）抗感染治疗

抗生素类药物治疗尿路感染的原则:①选择敏感抗生素。在无病原学结果前,一般选择对革兰阴性杆菌有效的抗生素,尤其是第一次发生的尿路感染。若治疗 3 天症状无改善,应按药敏结果调整用药。②要选择在尿和肾内浓度高的抗生素。③要选择肾毒性小、副作用少的抗生素。④单一药物治疗失败、严重感染、混合感染、耐药菌株出现时应联合用药。⑤不同类型的尿路感染治疗时间不同。

第三节 慢性肾衰竭

慢性肾衰竭(chronic renal failure,CRF)是指各种慢性肾脏病引起的肾小球滤过率下降以及与此相关的代谢紊乱和全身各系统临床症状的一种综合征,是慢性肾脏病持续进展的共同结果。

慢性肾脏病(chronic kidney disease,CKD)是指各种原因引起的肾脏结构和功能障碍超过3个月,包括肾小球滤过率(glometular filtration rate,GFR)正常或不正常的病理损伤,血液或尿液成分异常,和影像学检查异常;或不明原因的GFR下降(<60 mL/min)超过3个月。目前国际公认的慢性肾脏病分期是以美国肾脏基金会制定的指南为依据(表8-1)。慢性肾衰竭代表了慢性肾脏病中GFR下降至失代偿期的那一部分群体,主要为CKD的4~5期。

表8-1　慢性肾脏病分期及建议(美国肾脏基金会)

分期	特征	GFR水平(mL/(min·1.73m^2))	防治目标措施
1	GFR正常或升高	≥90	CKD诊治;缓解症状;保护肾功能
2	GFR轻度降低	60~89	评估,减慢CKD进展;降低CVD(心血管疾病)患病危险
3a	GFR轻到中度降低	45~59	—
3b	GFR中到重度降低	30~44	延缓CKD进展;评估、治疗并发症
4	GFR重度降低	15~29	综合治疗;透析前准备
5	ESRD(肾衰竭)	<15或透析	如出现尿毒症,需及时替代治疗

【病因和发病机制】

(一)病因

各种原发性或继发性的肾脏疾病最终均可导致慢性肾衰竭。主要病因有糖尿病肾病、高血压肾小动脉硬化、原发性与继发性肾小球肾炎、肾小管间质性疾病、肾血管疾病和遗传性肾病等。在发达国家,糖尿病肾病、高血压肾小动脉硬化是主要病因;在发展中国家,原发性肾小球肾炎是最主要病因。

以下因素可导致慢性肾衰竭进行性发展:高血糖、高血压、蛋白尿、低蛋白血症、吸烟等。以下诱因可导致慢性肾衰竭患者的肾功能急剧恶化:①累及肾脏的疾病复发或加重;②全身有效血容量不足;③肾脏局部血液供应急剧减少;④严重高血压未能控制;⑤肾毒性药物的不恰当使用;⑥泌尿道梗阻;⑦其他,如严重感染、高钙血症、肝衰竭、心力衰竭等。

(二)发病机制

导致慢性肾衰竭逐渐进展的机制尚未完全阐明,目前认为可能与以下机制有关:①肾单位高滤过:研究认为慢性肾衰竭时残余肾单位肾小球出现的高灌注和高滤过状态是导致肾小球硬化和残余肾单位进一步丧失的重要原因。②肾单位高代谢:残余肾单位肾小管的高代谢状况,是肾小管萎缩、肾间质纤维化和肾单位进行性损害的重要原因。③肾组织上皮细胞表型转化的作用:在某些生长因子或炎症因子的刺激下,肾组织上皮细胞可转化为肌成纤维细胞,在肾间质纤维化、肾小球硬化过程中起重要作用。④细胞因子和生长因子的作用:参与肾小球和肾小管间质的损伤及纤维化。⑤其他:细胞凋亡和醛固酮增多也参与肾小球硬化和间质纤维化的发展过程。

【临床表现】

(一)水、电解质及酸碱平衡紊乱

慢性肾衰竭时常出现各种电解质代谢紊乱和酸碱平衡失调,以代谢性酸中毒和水、钠代谢紊乱最为常见。

1.代谢性酸中毒　轻度代谢性酸中毒一般无明显症状,较重时患者可出现深大呼吸、食欲不振、恶心、呕吐、躁动不安,严重者可发生昏迷。

2.水、钠代谢紊乱　主要为水钠潴留,表现为不同程度的皮下水肿和(或)体腔积液,容易导致血压升高、左心衰竭和脑水肿。少数患者由于长期低钠饮食、呕吐等,可出现低钠血症、低血容量。

3.钾代谢紊乱　当GFR<20～25 mL/min时,肾脏排钾能力下降,容易出现高钾血症;当钾摄入过多、酸中毒、感染、创伤、输血、某些药物(ACEI/ARB、保钾利尿剂)等,更容易导致高钾血症,表现为心律失常甚至心搏骤停。当钾摄入不足、胃肠道丢失过多、应用排钾利尿剂时,易导致低钾血症,表现为四肢无力、腹胀、腱反射减弱等。

4.钙、磷代谢紊乱　主要表现为低钙血症和高磷血症。与钙摄入不足、活性维生素D缺乏、代谢性酸中毒等因素有关。

5.镁代谢紊乱　当GFR<20 mL/min时,肾脏排镁减少,常有轻度高镁血症。

(二)蛋白质、糖类、脂类和维生素代谢紊乱

慢性肾衰竭患者常出现氮质血症(蛋白质代谢产物蓄积)、糖耐量降低和低血糖、高脂血症、维生素A增多、维生素B_6及叶酸缺乏等。

(三)尿毒症引起的各系统症状

1.心血管系统表现　慢性肾衰竭患者的常见并发症和最主要死因。①高血压和左心室肥厚:大多由于水钠潴留、肾素-血管紧张素增高和(或)某些舒血管因子产生不足导致。②心力衰竭:尿毒症患者最常见的死亡原因。与水钠潴留、高血压及尿毒症性心脏病有关。③尿毒症性心脏病:可出现各种心律失常,与心肌损伤、缺氧、电解质紊乱、尿毒症毒素蓄积等因素有关。④心包积液:轻者可无症状,重者可有心音低钝、遥远,少数情况下可出现心包填塞。⑤血管钙化和动脉粥样硬化。

2.呼吸系统表现　体液过多或酸中毒时,可出现气短、气促,严重酸中毒可导致呼吸深长。体液过多、心功能不全可引起肺水肿和胸腔积液。

3.消化系统表现　最早出现食欲不振、上腹饱胀感,以后出现恶心、呕吐、腹泻,舌和口腔黏膜溃疡,口腔有尿味,甚至可出现消化道出血。

4.血液系统表现　主要表现为肾性贫血和出血倾向。

5.神经-肌肉系统表现　早期可有疲乏、失眠、注意力不集中,其后会出现性格改变、抑郁、记忆力减退、判断力降低。尿毒症时常出现反应淡漠、谵妄、惊厥、昏迷、精神异常等表现。也常出现周围感觉神经障碍,最常见的是肢端袜套样分布的感觉丧失。

6.内分泌功能紊乱　主要表现为肾脏本身的内分泌功能紊乱,糖耐量异常和胰岛素抵抗,下丘脑-垂体内分泌功能紊乱,外周内分泌功能紊乱。

7.骨骼病变　肾性骨营养不良(即肾性骨病)相当常见,包括纤维囊性骨炎(高转化性骨病)、骨生成不良、骨软化症(低转化性骨病)及骨质疏松症。

【辅助检查】

(一)实验室检查

1.血常规检查　血红蛋白<80 g/L,可伴有血小板降低和白细胞计数增高。可有钙、磷、钠、钾等电解质异常。血沉增快。

2.尿常规检查　尿蛋白+～+++,有不同程度的血尿和管型。常尿比重<1.018。尿毒症时尿比重常在1.010～1.012之间,夜尿多于昼尿。

3.肾功能检查　内生肌酐清除率降低,血尿素氮、血肌酐增高。

(二)影像学检查

X线、B超、CT、放射性核素等检查可了解肾脏的大小、形态及内部结构,肾脏体积缩小往往

是慢性肾功能不全晚期的特征性改变。

（三）肾穿刺活体组织检查

肾穿刺活体组织检查有助于原发病的诊断。

【诊断要点】

根据病史、临床表现和实验室检查,慢性肾衰竭的诊断并不困难。但慢性。肾衰竭临床表现复杂,各系统表现均可成为首发症状,容易误诊为其他疾病。如以食欲不振、恶心、呕吐为主要表现时容易误诊消化系统疾病;以贫血、出血为主要表现时容易误诊为血液病;以高血压、水肿、心力衰竭为主要表现时容易误诊为心血管系统疾病。因此要求临床医师应十分熟悉慢性肾衰竭的病史特点,仔细询问病史和进行相关体格检查,并重视对肾功能的检查,以尽早明确诊断,防止误诊。如条件允许,可行肾活检以尽量明确导致慢性肾衰竭的基础肾病。

【治疗要点】

（一）早期防治对策和措施

早期诊断、有效治疗原发疾病和去除导致肾功能恶化的因素,是慢性'肾衰竭防治的基础,也是保护肾功能和延缓慢性肾脏病进展的关键。

对诊断为慢性肾脏病的患者,要采取各种措施延缓、停止或逆转慢性肾衰竭的发生,防治进展成终末期肾病。处理的基本原则:①坚持病因治疗;②避免和消除导致肾功能急剧恶化的因素;③保护残余肾单位,阻断和抑制会导致肾单位渐进性损害的各种途径。具体防治措施如下。

1.及时、有效地控制高血压　目前认为慢性肾脏病患者血压控制在 130/80 mmHg 以下,坩保护靶器官具有重要作用。降压治疗应个体化,避免过度降压所带来的副作用。

2.控制蛋白尿　将尿蛋白控制在 0.5 g/24 h,可有效延缓慢性肾脏病的病程进展,改善长期预后,提高生存率。

3.严格控制血糖　将糖尿病患者空腹血糖浓度控制在 5.0～7.2 mmol/L（睡前 6.1～8.3 mmol/L）,糖化血红蛋白<7%,可延缓慢性肾脏病的进展。

4.ACEI 和 ARB 类药物的应用　ACEI 和 ARB 类药物不仅具有良好的降压作用,还有独特的减少肾小球高滤过、减轻蛋白尿的作用,而且还能减少心肌重塑,降低心血管事件的发生率。

5.其他　积极纠正贫血、应用他汀类药物、戒烟酒等,对保护肾功能也会起到一定作用。

（二）营养治疗

1.优质低蛋白质饮食　低蛋白质饮食能够减少含氮代谢产物的生成,减轻慢性肾衰竭的症状和相关并发症,并且可能延缓病情进展。在低蛋白质饮食巾,约一半的蛋白质应为高生物价优质蛋白质,如蛋、瘦肉、鱼、牛奶等。

2.补充适量必需氨基酸　必需氨基酸可以使晚期肾功能衰竭患者长期维持较好的营养状态,延缓疾病进展。一般用量为 0.1～0.2 g/（kg·d）。

3.高热量、维生素及微量元素的摄入　高热量饮食可使蛋白质得到充分利用,减少蛋白质分解;同时应补允维生素和叶酸、钙、铁、锌等,控制钾、磷等的摄入。

（三）慢性肾衰竭的药物治疗

1.纠正水、电解质紊乱和酸中毒

（1）纠正酸中毒:主要为口服碳酸氢钠。

（2）水钠紊乱的防治:为防治水钠潴留,应适当限制钠的摄入量。也可根据需要应用袢利尿剂。对于严重肺水肿急性左心衰竭的患者,常需及时给予血液透析或维持性血液滤过,以免耽误治疗时机。对轻中度低钠血症,一般不必积极处理,查找导致低钠血症的原因,只对真性缺钠患者谨慎补充钠盐。

（3）高钾血症的防治:要积极预防高钾血症的发生。当 GFR<25 mL/min 时,应适当限制钾

的摄入,当 GFR<10mL/min 或血清 K^+ 浓度>5.5 mmol/L 时,应严格限制钾的摄入,同时应及时纠正酸中毒,适当应用排钾利尿剂。对于高钾血症患者,还可应用葡萄糖-胰岛素溶液输入。对严重高钾血症(血清 K^+ 浓度>6.5 mmol/L),应及时给予血液透析。

2.低钙血症、高磷血症和肾性骨营养不良的治疗　当 GFR<30 mL/min 时,不但要限制磷摄入,还要应用磷结合剂(如碳酸钙、醋酸钙等)口服。对明最高磷血症或血清钙浓度升高者,应该暂时停用钙剂,以防止转移性钙化的加重。

3.对症治疗

(1)高血压的治疗:一般透析前患者血压应控制在 130/80 mmHg 以下,维持透析患者血压不超过 140/90mmHg。以 ACEI 类药物、ARB 类药物和钙通道阻滞剂(CCB)应用较为广泛。

(2)贫血的治疗:当血红蛋白<100 g/L 时,排除失血、造血原料缺乏等因素后,可考虑应用重组人促红细胞生成素。在应用重组人促红细胞生成素时,要重视补充铁剂。

(3)高脂血症的治疗:透析前患者若出现高脂血症,治疗原则和一般高脂血症患者的治疗相同。对维持透析的患者,高脂血症的标准应适当放宽:血胆固醇水平在 6.5~7.8 mmol/L,血甘油三酯水平在 1.7~2.3 mmol/L 为宜。

(4)防治感染:抗生素的选择和应用,同一般感染相同。在疗效相近的情况下,应选用肾毒性最小的药物。

(5)促进尿毒症性毒物的肠道排毒:可口服氧化淀粉、活性炭制剂等,对减轻氮质血症起到一定的辅助作用。

(四)肾脏替代疗法

当 GFR<10 mL/min 并有明显的尿毒症症状出现时,应进行肾脏替代治疗。肾脏替代治疗包括血液透析、腹膜透析和肾脏移植。透析疗法仅能部分代替肾脏的排泄功能,不能代替肾脏的内分泌和代谢功能。目前最佳的肾脏替代疗法是肾脏移植,成功的肾移植可恢复正常的肾功能。

第九章　血液系统疾病

血液系统疾病简称血液病,指原发或主要累及血液和造血组织及造血器官的疾病。目前血液病的分类方法多根据受累的血细胞种类进行分类,将血液病分为红细胞疾病、白细胞疾病、出凝血性疾病及血栓性疾病四大类。常见临床表现有贫血、发热、出血、组织和脏器浸润等。实验室检查是诊断血液病的重要依据。血常规检查中的血红蛋白测定、红细胞计数、血小板计数、白细胞计数及分类和血涂片中血细胞形态学检查仍然是诊断血液病最基本的方法。骨髓细胞形态学检查和骨髓病理学检查为血液病的诊断和鉴别诊断提供了不可或缺的手段。血液系统疾病的治疗要点包括去除病因、药物治疗、放射治疗及造血干细胞移植等。

第一节　贫　　血

一、贫血概述

贫血是指单位容积外周血液中血红蛋白浓度、红细胞计数和(或)红细胞比容低于正常参考值。其中以血红蛋白浓度降低最为重要,也是临床上作为贫血的诊断及判断其严重程度的依据。根据我国成人血红蛋白浓度测定,我国血液病学家认为:在我国海平面地区,成年男性血红蛋白<120 g/L,成年女性血红蛋白<110 g/L,孕妇血红蛋白<100 g/L 即为贫血。

【分类】

基于不同的临床特点,贫血有不同的分类。

1.根据红细胞形态分类　根据红细胞的平均体积(MCV)、平均血红蛋白含量(MCH)、平均血红蛋白浓度(McHC)可将贫血分为三类:大细胞性贫血、正常细胞性贫血和小细胞低色素性贫血。

2.根据血红蛋白浓度分类　分为:轻度贫血,Hb 低于正常但高于 90 g/L;中度贫血,Hb 为 60~90 g/L;重度贫血,Hb 为 30~60 g/L;极重度贫血,Hb<30 g/L。

3.根据骨髓红系增生情况分类　分为增生不良性贫血(如再生障碍性贫血)和增生性贫血(除再生障碍性贫血以外的贫血)。

4.根据贫血进展速度分类　分为急性贫血和慢性贫血。

5.根据病因分类　分为红细胞生成减少性贫血、红细胞破坏过多性贫血和失血性贫血。

各种分类对辅助诊断和指导治疗都有一定意义,但依据病因的分类更能反映贫血的病理本质。

【病因】

(一)红细胞生成减少

1.造血干祖细胞异常　中毒、放射线、再生障碍性贫血、慢性疾病等可导致造血干祖细胞增殖和分化缺陷,导致红细胞生成减少。

2.造血调节异常　骨髓坏死、骨髓纤维化、骨髓硬化症、各种髓外肿瘤性疾病的骨髓转移以及各种感染性或非感染性骨髓炎,均可因损伤骨髓基质细胞及造血微环境而影响血细胞生成,导致贫血;。肾功能不全、垂体或甲状腺功能低下、肝病等均可因产生促红细胞生成素不足而导致贫血;肿瘤性疾病或某些病毒感染会诱导机体产生较多的肿瘤坏死因子、干扰素、炎症因子等造血负调控因子,故也会抑制造血,导致贫血。

3.造血原料不足或利用障碍　红细胞生成需要蛋白质、脂类、维生素(叶酸、维生素 B_{12} 等)、微量元素(铁、铜、锌等)等,任何一种造血原料不足或利用障碍都可能导致红细胞生成减少。叶酸或维生素 B_{12} 缺乏或利用障碍可引起巨幼红细胞性贫血,缺铁和铁利用障碍可导致缺铁性贫血,这是临床上最常见的贫血。

(二)红细胞破坏过多

见于各种原因的溶血性贫血、脾功能亢进等。

(三)失血

根据失血速度分急性失血性贫血和慢性失血性贫血,慢性失血性贫血往往合并缺铁性贫血;根据失血量分轻、中、重度贫血;根据失血的病因分为出凝血性疾病所致和非出凝血性疾病所致两类。

【临床表现】

贫血的临床表现,取决于贫血的程度,贫血发生的速度,以及血液、循环、呼吸等系统对贫血的代偿和耐受能力。贫血发生缓慢,机体能逐渐适应,即使贫血较重,尚可维持生理功能;反之,如短期内发生贫血,即使贫血程度不重,也可出现明显症状。年老体弱或心、肺功能减退者,症状较明显。贫血的主要临床表现如下。

1.一般表现　疲乏、困倦、软弱无力是贫血最常见和出现最早的症状。皮肤黏膜苍白是贫血最突出的体征,一般认为睑结膜、口唇与口腔黏膜、舌、手掌大小鱼际及甲床的颜色比较可靠。

2.神经系统　主要表现为头痛、头晕、失眠、多梦、耳鸣、眼花、记忆力下降、注意力不集中等。严重贫血患者可出现晕厥。

3.呼吸系统　轻度贫血时,由于机体有一定的代偿和适应能力,平静时呼吸次数可能不增加,活动后可出现呼吸加快加深。重度贫血时,即使平静状态也可能有气短甚至端坐呼吸。

4.循环系统　主要表现为心悸、气短,与贫血严重程度及活动量有关,贫血愈重,活动量愈大,心脏负荷愈重,症状愈明显。长期贫血还会导致贫血性心脏病,甚至出现心功能不全。

5.消化系统　可出现消化功能减退、消化不良,腹部胀满、食欲减退、大便规律和性状的改变等。钩虫病引起的缺铁性贫血可合并异嗜症。巨幼细胞贫血或恶性贫血可引起舌炎、舌萎缩等。溶血性贫血可出现黄疸及脾肿大。

6.泌尿及生殖系统　急性重度失血性贫血可因血容量不足而致肾血流量减少,进而引起少尿甚至无尿,持续时间过长可致肾功能不全。女性可出现月经异常。

【辅助检查】

1.血常规检查　可以确定有无贫血,是否伴白细胞或血小板数量的变化。据红细胞参数(MCV、MCH及MCHC)可对贫血进行红细胞形态分类,为诊断提供相关线索。网织红细胞计数能间接反映骨髓红系增生及代偿情况;外周血涂片可观察红细胞、白细胞、血小板数量或形态改变,是否有疟原虫和异常细胞等。

2.骨髓检查　包括骨髓细胞涂片分类和骨髓活检。涂片分类反映骨髓细胞的增生程度、细胞成分、比例和形态变化。活检反映骨髓造血组织的结构、增生程度、细胞成分和形态变化。

3.贫血的病因与发病机制检查　根据患者的不同情况选择病因检查项目。

【诊断要点】

贫血的诊断包括三部分内容。

1.确定贫血的存在及其程度　根据皮肤黏膜和组织脏器缺氧症状,结合血常规检查,诊断贫血不难。根据所测血红蛋白浓度可将贫血分为四度。

2.明确贫血的类型　病史与体格检查为贫血类型诊断提供重要的诊断线索,血常规和骨髓检查可明确贫血类型。

3.查找贫血的病因　贫血的病因学诊断十分重要,包括详细询问病史、认真进行体格检查、有针对性地选择实验室检查,并对资料进行综合分析,以便得出正确的诊断。

【治疗要点】

贫血的治疗应遵循缓者治其本、急者治其标的原则,慢性贫血患者应详细地查找病因,针对病因进行治疗;但重度贫血,患者不能耐受其缺氧症状者,或因贫血而发生晕厥、昏迷者应立即给予输血,以缓解其缺氧症状。具体措施包括以下几条。

1.支持及对症治疗　休息及给予营养、吸氧、抗感染等治疗。

2.病因治疗　消除贫血的病因足治疗贫血的首要原则,如驱除钩虫、治疗慢性失血灶等。

3.替代治疗　即缺什么补什么,如补充铁剂治疗缺铁性贫血,补充叶酸或维生素 B_{12} 治疗巨幼红细胞性贫血。

4.根据发病机制治疗　造血系统疾病有些病因并不明确,有些虽然病因明确但却无法去除。此种情况 F 可根据其贫血的发生机制采取免疫抑制剂、刺激干细胞增殖的药物、骨髓移植以及脾脏切除等措施。

二、缺铁性贫血

缺铁性贫血是铁缺乏症的最终阶段,是指机体对铁的需求与供给失衡,体内储存铁耗尽,继之红细胞内铁缺乏,不能满足正常红细胞生成的需要而发生的贫血。铁除了参加血红蛋白的合成以外,还参加体内的一些生物化学过程,所以缺铁性贫血除了表现为小细胞低色素性贫血外,还有一些非贫血症状。缺铁性贫血是最常见的贫血,在育龄妇女和婴幼儿中发病率最高。

【病因和发病机制】

(一)铁代谢

人体内铁广泛分布于各组织,主要分成两部分:其一为功能状态铁,包括血红蛋白铁、肌红蛋白铁、转铁蛋白铁等;其二为储存铁,包括铁蛋白和含铁血黄素。正常人每天造血需 20~25 mg 铁,主要来自衰老破坏的红细胞。

正常人维持体内铁平衡只需每天从食物中摄铁 1~1.5 mg 即可,孕妇、乳妇需要 2~4 nag。铁吸收部位主要在十二指肠及空肠上段,吸收后参与形成血红蛋白,多余的铁以铁蛋白和含铁血黄素形式储存于肝、脾、骨髓等器官的单核巨噬细胞系统,待铁需要量增加时动用。正常人每天排铁甚微,不超过 1 mg,主要通过肠黏膜脱落细胞随粪便排出,少量通过尿、汗液排出,哺乳妇女还通过乳汁排出。

(二)病因

1.铁需要量增加而摄入不足　婴幼儿、青少年、妊娠及哺乳期的妇女对铁的需要量明显增加,若不能及时补充含铁丰富的食物,易引起缺铁性贫血。

2.铁吸收障碍　胃大部切除术后,由于胃酸分泌不足,使铁吸收减少;其他原因引起的胃酸缺乏和慢性腹泻也可以引起铁吸收不良。

3.铁丢失过多　这是缺铁性贫血的主要原因。常见于消化性溃疡出血、肠道肿瘤、月经过多、痔出血、钩虫病等。

(三)发病机制

1.缺铁对铁代谢的影响　当体内储存铁减少到不足以补偿功能状态的铁时,铁代谢指标就会发生异常:储铁指标降低、血清铁和转铁蛋白饱和度降低、总铁结合力和未结合铁的转铁蛋白升高、组织缺铁、红细胞内缺铁。

2.缺铁对造血系统的影响　红细胞内缺铁可导致血红蛋白生成减少,红细胞胞质少、体积小,易发生小细胞低色素性贫血;严重时粒细胞、血小板的生成也受到影响。

3.缺铁对组织细胞代谢的影响　组织缺铁,细胞中含铁酶和铁依赖酶的活性降低,影响患者的精神、行为、体力、免疫功能及患儿的生长发育和智力;缺铁可引起黏膜组织病变和外胚叶组织营养障碍。

【临床表现】

1.缺铁原发病表现　消化性溃疡、肿瘤或痔疮等导致的血便或腹部不适;妇女月经过多;肿瘤性疾病的消瘦等。

2.贫血表现　乏力、易倦、头晕、头痛、眼花、耳鸣、心悸、气短、纳差等;有苍白、心率增快等表现。

3.组织缺铁表现　精神行为异常,如烦躁、易怒、注意力不集中等,少数患者有异食癖,喜食生米、泥土、煤炭、石子等;儿童生长发育迟缓、智力低下;口腔炎、舌炎、吞咽困难;毛发干枯、皮肤干燥;指(趾)甲脆薄易裂,重者指(趾)甲变平,甚至呈匙状甲。

【辅助检查】

1.血象　呈现典型的小细胞低色素性贫血,红细胞指数改变的程度与贫血的时间和程度相关。血片中可见红细胞染色浅淡,中心淡染区扩大,大小不一。网织红细胞大多正常或轻度增多。白细胞和血小板计数可正常或轻度减少,也有部分患者血小板计数升高。

2.骨髓象　增生活跃或明显活跃;以红系增生为主,粒系、巨核系无明显异常;红系中以中、晚幼红细胞为主,其体积小、核染色质致密、胞质少、边缘不整齐,有血红蛋白形成不良的表现,即所谓的"老核幼质"现象。

3.铁代谢　血清铁浓度降低<8.95μmol/L,总铁结合力升高>64.44μmol/L,转铁蛋白饱和度降低<15%,血清铁蛋白降低<12μg/L。骨髓涂片普鲁士蓝染色后,在骨髓小粒中无深蓝色的含铁血黄素颗粒;在幼红细胞内铁小粒减少或消失,铁粒幼细胞少于15%。

4.血清转铁蛋白受体测定　血清可溶性转铁蛋白受体测定是反映缺铁性红细胞生成的最佳指标,一般>26.5nmol/L可诊断缺铁。

【诊断要点】

根据病史、临床表现及各项辅助检查结果,诊断并不困难。另外,诊断缺铁性贫血后,只有明确病因,缺铁性贫血才可能根治,有时缺铁的病因比贫血本身更为严重。如胃癌长期慢性失血、子宫肌瘤月经过多等导致的 IDA(缺铁性贫血)。

【治疗要点】

治疗缺铁性贫血的根本原则:治疗原发病,根除病因并补充铁剂,补足储存铁。

(一)病因治疗

应尽可能地去除引起缺铁的病因,如消化性溃疡引起者应抑酸治疗;恶性肿瘤者应手术或放、化疗;改善婴幼儿、青少年和妊娠妇女的饮食;调理月经过多;寄生虫感染应驱虫治疗等,这是纠正贫血、防止复发的关键环节。

(二)补铁治疗

铁剂的补充治疗以口服为宜,有无机铁(硫酸亚铁)和有机铁两类(右旋糖酐铁、葡萄糖酸亚铁等),有机铁剂的不良反应较轻,于进餐时或餐后服用,以减少药物对胃肠道的刺激。铁剂忌与茶同服,否则易与茶叶中的鞣酸结合成不溶解的沉淀,不易被吸收。钙盐及镁盐亦可抑制铁的吸收,应避免同时服用,鱼、肉类、维生素 C 可促进铁剂的吸收。患者服铁剂后,自觉症状可以很快地恢复。口服铁剂有效的表现先是外周血网织红细胞增多,高峰在开始服药后 5～10天,2 周后血红蛋白浓度上升,一般 2 个月左右恢复正常。血红蛋白恢复正常后至少持续铁剂治疗 4～6 个月,待铁蛋白正常后停药。

如果患者对口服铁剂不能耐受,可改用胃肠外给药。常用的是右旋醣酐铁或山梨醇铁深部肌内注射。治疗总剂量的计算方法:所需补充铁(mg)=(需达到的血红蛋白浓度-患者的血红蛋白浓度)×患者体重(kg)×0.33。首次注射量 50 mg,如无不良反应,以后每日剂量 100 mg,直到总剂量用完。注射铁剂的主要副作用为局部刺激、硬结等,个别患者可出现尿路刺激征及过敏反应。

三、巨幼细胞贫血

巨幼细胞贫血是由于叶酸和(或)维生素 B_{12} 缺乏,导致细胞核的 DNA 合成障碍所致的贫血,其特点是红细胞体积增大,骨髓中出现巨幼红细胞。我国巨幼细胞贫血以营养性为多见,其中因叶酸缺乏所致较多,维生素 B_{12} 缺乏者少见。

【病因和发病机制】

(一)病因

1.叶酸缺乏的原因　①摄入不足:食物中缺少新鲜蔬菜、过度烹煮或腌制均可使叶酸丢失。②吸收障碍:腹泻、小肠炎症等。③需要量增加:妊娠期妇女每天叶酸的需要量为 $400\sim600\mu g$。生长发育的儿童及青少年以及慢性反复溶血、白血病、肿瘤、甲状腺功能亢进症及长期慢性肾功能衰竭用血液透析治疗的患者,叶酸的需要都会增加,如补充不足就可发生叶酸缺乏。④利用障碍:抗核苷酸合成药物如甲氨蝶呤、甲氧苄啶等可干扰叶酸的利用;一些先天性酶缺陷可影响叶酸的利用。

2.维生素 B_{12} 缺乏的原因　因肉蛋类富含维生素 B_{12},故营养性摄入不足所致缺乏者并不多见。维生素 B_{12} 的缺乏主要与吸收不良有关,常见原因如下:①内因子缺乏:如胃切除术后,恶性贫血患者。②肠吸收不足:如回肠切除术后等,胃酸和胃蛋白酶缺乏。③肠道寄生虫或细菌大量繁殖消耗维生素 B_{12};如绦虫病、盲襻综合征等。

(二)发病机制

叶酸和维生素 B_{12} 都是 DNA 合成过程中重要的辅酶,故当维生素 B_{12} 或叶酸缺乏达一定程度时,细胞核中的 DNA 合成速度减慢,胞质内的 RNA 仍继续成熟,RNA 与 DNA 的比例失调,造成细胞核质发育不平衡,细胞体积大而发育较幼稚,出现巨幼红细胞的特征。维生素 B_{12} 还是神经髓鞘的营养物,当维生素 B_{12} 缺乏时,神经鞘膜功能受影响,可出现神经系统症状。

【临床表现】

1.一般贫血表现　贫血起病隐伏,特别是维生素 B_{12} 缺乏者,常需数月。而叶酸由于体内储存量少,可较快出现缺乏。临床上一般表现为中度至重度贫血,除贫血的症状如乏力、头晕、活动后气短、心悸外,严重贫血者可有轻度黄疸。可同时有白细胞和血小板减少,患者偶有感染及出血倾向。

2.消化系统症状　食欲不振、腹胀、腹泻或便秘等。部分患者可发生舌炎,表现为舌乳头萎缩、舌面光滑(镜面样舌)或舌质绛红(牛肉样舌)。

3.神经系统表现和精神症状　维生素 B_{12} 缺乏特别是恶性贫血的患者常有神经系统症状,表现为对称性远端肢体麻木、深感觉障碍;共济失调;味觉、嗅觉降低;锥体束征阳性、肌张力增加、腱反射亢进等;重者可有大、小便失禁。叶酸缺乏者尚有易怒、妄想等精神症状。维生素 B_{12} 缺乏者有抑郁、失眠、记忆力下降、谵妄、幻觉、妄想甚至精神错乱、人格改变等。

【辅助检查】

1.血象　呈大细胞正色素性贫血。血涂片可见红细胞大小不等、中央淡染区消失,有大椭圆形红细胞、点彩红细胞等;中性粒细胞核分叶过多(5 叶核>5%)。网织红细胞计数可正常,重者全血细胞减少。

2.骨髓象　骨髓增生活跃或明显活跃。红系增生显著、巨幼变(胞体巨大,胞质较胞核成熟,呈"幼核老浆"现象)。

3.血清维生素 B_{12}、叶酸及红细胞叶酸含量测定　血清维生素 B_{12}<74 pmol/L;血清叶酸<6.

8 nmol/L,红细胞叶酸<227 nmol/L。

【诊断要点】

根据营养史、症状、体征,结合辅助检查可作出诊断。若无条件测血清维生素 B_{12} 和叶酸水平,可予以诊断性治疗。叶酸或维生素 B_{12} 治疗一周左右网织红细胞上升者,可辅助诊断叶酸或维生素 B_{12} 缺乏。

【治疗要点】

(一)病因治疗

去除病因是根治巨幼细胞贫血的关键,应针对不同病因采取相应的治疗措施。

(二)补充叶酸或维生素 B_{12}

1.叶酸缺乏　口服叶酸,用至贫血表现完全消失。若无原发病,不需维持治疗,如同时有维生素 B_{12} 缺乏,则需同时补充维生素 B_{12},否则可加重神经系统损伤。

2.维生素 B_{12} 缺乏　肌内注射维生素 B_{12},无维生素 B_{12} 吸收障碍者,可口服维生素 B_{12} 片剂,直至血象恢复正常。若有神经系统表现,治疗维持半年到1年。恶性贫血患者,维持治疗终生。

严重的巨幼细胞贫血患者在补充治疗后要警惕低血钾症的发生。因为在贫血恢复的过程中,大量血钾进入新生成的细胞内,会突然出现低钾血症,对老年患者和有心血管疾病、纳差者应特别注意及时补充钾盐。

四、再生障碍性贫血

再生障碍性贫血(aplastic anemia,AA)简称再障,是一组由多种原因引起的骨髓造血功能衰竭综合征。病理特征为骨髓造血功能低下、全血细胞减少。临床主要表现为进行性贫血、感染和出血,通常免疫抑制剂治疗有效。本病可发生于任何年龄,男女发病率无明显差别。

【病因和发病机制】

(一)病因

发病原因不明确,可能与以下因素有关。

1.病毒感染　风疹病毒、EB 病毒、流感病毒以及各型肝炎病毒均可引起再障。

2.化学因素　药物中最常见的是氯霉素,除此外还有磺胺类、四环素、链霉素、保泰松、消炎痛、安乃近、阿司匹林等。抗肿瘤药与苯对骨髓的抑制与剂量相关,氯霉素、磺胺类药物及杀虫剂引起的再障与剂量关系不大,但与个人敏感有关。

3.物理因素　长期接触 X 射线、镭及放射性核素等,可影响 DNA 的复制,抑制细胞有丝分裂,干扰骨髓细胞生成,导致造血干细胞数量减少。

(二)发病机制

再障的发病机制目前尚没有完全阐明。可能的发病机制包括:①造血干细胞缺陷("种子"学说):各种病因破坏骨髓造血干细胞,从而引起全血细胞减少。②造血微环境异常("土壤"学说):骨髓微环境异常导致干细胞再生、分化不足,引起全血细胞减少。③免疫异常("虫子"学说):细胞或体液免疫抑制造血细胞的生长。

【临床表现】

再障主要表现为进行性贫血、出血和感染。根据病情的严重程度、起病急缓及预后将再障分为重型(SAA)和非重型(NSAA)。

(一)重型再障(急性再障)

起病急,进展快,症状较重,少数可由非重型进展而来。

1.贫血　多呈进行性加重,苍白、乏力、头晕、心悸等症状明显。

2.感染　多数患者有发热,体温在39℃以上,个别患者自发病到死亡均处于难以控制的高热之中。以呼吸道感染最常见,感染菌种以革兰阴性杆菌、金黄色葡萄球菌和真菌为主,常合并败血症。

3.出血　均有不同程度的皮肤、黏膜及内脏出血。皮肤表现为出血点或大片淤斑,口腔黏膜有血泡,有鼻出血、牙龈出血等。内脏出血时可见呕血、咯血、便血、血尿、阴道出血、眼底出血和颅内出血等,颅内出血常危及患者的生命。

（二）非重型再障(慢性再障)

大多起病缓慢,主要表现为贫血,感染、出血较轻,较易控制。病程较长,患者可以生存多年,少数患者可转变为重型。

【辅助检查】

1.血象　全血细胞减少,呈正细胞正色素性贫血,网织红细胞绝对值降低。重型再障网织红细胞百分数多在0.5%以下,且绝对值<15×10^9/L;白细胞计数<2×10^9/L,中性粒细胞<0.5×10^9/L,淋巴细胞比例明显增高;血小板计数<20×10^9/L。SAA也呈全血细胞减少,但达不到SAA的程度。

2.骨髓象　SAA呈多部位骨髓增生减少,可见脂肪滴,粒、红系及巨核细胞减少,淋巴细胞及非造血细胞比例增高,多数骨髓小粒空虚。骨髓活检显示造血组织均匀减少。

【诊断要点】

1.临床表现　有进行性贫血、出血及感染的临床表现,无肝、脾肿大。

2.血象　全血细胞减少,网织红细胞百分数<1%,淋巴细胞比例增高。

3.骨髓象　骨髓多部位增生减少(<正常50%)或重度减少(<正常25%),造血细胞减少,非造血细胞比例增高,骨髓小粒空虚(骨髓活检可见造血组织均匀减少)。

4.其他　排除引起全血细胞减少的其他疾病。

【治疗要点】

（一）支持治疗

1.保护措施　注意饮食及环境卫生,血象过低需保护性隔离;避免出血,防止外伤及剧烈活动;禁用一切损伤骨髓及抑制血小板功能的药物;酌情预防性给予抗真菌治疗;加强心理护理。

2.纠正贫血　一般认为血红蛋白低于60 g/L且患者对贫血耐受较差时,可输血,但应防止输血过多。

3.控制出血　用促凝血药,如酚磺乙胺等。合并血浆纤溶酶活性增高者可用抗纤溶药,如氨基己酸(泌尿生殖系统出血患者禁用)。输浓缩血小板对血小板减少引起的严重出血有效。

4.控制感染　感染性发热,应取可疑感染部位的分泌物或尿、大便、血液等做细菌培养和药敏试验,并选择对骨髓无损害的广谱抗生素治疗;待细菌培养和药敏试验有结果后再换用敏感窄谱的抗生素;真菌感染可用两性霉素B等。

5.护肝治疗　再障常合并肝功能损害,应酌情选用护肝药物。

（二）针对发病机制的治疗

1.免疫抑制治疗　①抗淋巴/胸腺细胞球蛋白:主要用于SAA。用药前需做过敏试验,用药过程中用糖皮质激素防治过敏反应,可与环孢素组成强化免疫抑制方案。②环孢素:适用于全部再障。使用时应个体化。⑧其他:有学者使用CD3单克隆抗体、麦考酚吗乙酯、环磷酰胺、甲泼尼龙等治疗SAA。

2.促造血治疗　①雄激素:适用于全部再障。大剂量雄激素可刺激骨髓造血,其发生作用往往在使用2~3个月后。疗程及剂量应视药物的作用效果和不良反应调整。②造血生长因子:适用于全部再障,特别是SAA。如粒单系集落刺激因子或粒系集落刺激因子、红细胞生成素等。一般在免疫抑制治疗SAA后使用。

3.造血干细胞移植　对40岁以下、无感染及其他并发症、有合适供体的SAA患者,可考虑造血干细胞移植。

第二节　白血病

一、白血病概述

白血病是一类造血干祖细胞的恶性克隆性疾病,其因白血病细胞自我更新增强、增殖失控、分化障碍、凋亡受阻,而停滞在细胞发育的不同阶段。在骨髓和其他造血组织中,白血病细胞大量增生累积,使正常造血受抑制并浸润其他器官和组织。临床表现为贫血、出血、感染及肝、脾、淋巴结肿大。

我国白血病发病率为(3~4)/10万。白血病在恶性肿瘤所致的死亡率中,男性居第6位,女性居第7位,儿童及35岁以下成人中则居第1位。我国急性白血病比慢性白血病多见,成人以急性粒细胞白血病多见,儿童以急性淋巴细胞白血病多见。慢性白血病随年龄增长其发病率逐渐升高,其中慢性淋巴细胞白血病50岁以后发病才明显增多。

【病因】

白血病的病因尚不完全清楚,但许多因素被认为与白血病有关。

1.病毒感染　成人T细胞白血病/淋巴瘤可由人类T淋巴细胞病毒I型感染所致。病毒感染机体后,可作为内源性病毒整合并潜伏在宿主细胞内,一旦在某些理化因素作用下,被激活表达而诱发白血病;或作为外源性病毒由外界以横向方式传播感染,直接致病。

2.电离辐射　包括X射线、γ射线等电离辐射。大量研究表明,电离辐射有致白血病作用,其作用与放射剂量大小及辐射部位有关,一次较大剂量或多次小剂量均有致白血病作用。

3.化学因素　多年接触苯以及含有苯的有机溶剂与白血病发生有关。乙双吗啉是乙亚胺的衍生物,具有极强的致染色体畸变和致白血病作用。抗肿瘤药物中烷化剂和拓扑异构酶II抑制剂有致白血病的作用。化学物质所致的白血病以急性髓细胞白血病为多。

4.遗传因素　某些白血病发病与遗传因素有关,家族性白血病约占白血病的0.7%。单卵孪生子白血病发病率比双卵孪生者高12倍。

5.其他　某些血液病最终可能发展为白血病,如骨髓增生异常综合征、淋巴瘤、多发性骨髓瘤、阵发性睡眠性血红蛋白尿症等。

【分类】

(一)按病程和白血病细胞的分化程度分类

1.急性白血病　急性白血病起病急,细胞分化停滞在较早阶段,多为原始细胞及早期幼稚细胞,病情发展迅速,自然病程仅数个月。

2.慢性白血病　慢性白血病病程较缓慢,细胞分化停滞在较晚的阶段,多为较成熟幼稚细胞和成熟细胞,自然病程为数年。

(二)按白血病细胞形态分类

1.急性白血病　分为急性淋巴细胞白血病(简称急淋白血病,ALL)和急性非淋巴细胞白血病,后者又称急性髓系白血病(AML)。

2.慢性白血病　分为慢性髓系白血病和慢性淋巴细胞白血病。

3.少见类型的白血病　分为毛细胞白血病、幼稚淋巴细胞白血病等。

二、急性白血病

急性白血病是造血干祖细胞的恶性克隆性疾病,发病时骨髓中异常的原始细胞及幼稚细胞大量增殖并抑制正常造血,可广泛浸润肝、脾、淋巴结等多个脏器。临床表现为贫血、出血、感染和浸润等征象。

【临床表现】

急性白血病起病急缓不一，多数起病急骤，表现为突发高热，类似"感冒"，也可以是严重的出血倾向或全身衰竭。起病缓慢者常为脸色苍白、皮肤紫癜、月经过多或拔牙后出血难以止住就医时被发现。

（一）正常骨髓造血功能受抑制表现

1.贫血　常为首发症状，呈进行性加重，半数患者就诊时已有重度贫血。部分患者因病程短，可无贫血。

2.出血　多数患者在病程中均有不同程度的出血，可发生在全身各部位，以皮肤淤点、淤斑、牙龈出血、鼻出血为常见。内脏出血可表现为便血、尿血、咳血等。颅内出血时会发生头痛、呕吐、瞳孔大小不对称，甚至昏迷、死亡。出血最主要的原因为大量白血病细胞在血管中淤滞及浸润、血小板减少、凝血异常以及感染。

3.发热　本病常见的症状，半数患者以发热为早期表现，可低热，也可高达 $39\sim40℃$ 甚至以上，伴有畏寒、出汗、心动过速等症状。大多数发热由感染引起，感染可发生在各个部位，以口腔炎、牙龈炎、口冈峡炎最常见，严重时可致败血症或脓毒血症。感染最常见的致病菌为革兰阴性杆菌。

（二）白血病细胞增殖浸润的表现

1.肝、脾、淋巴结肿大　淋巴结肿大以急性淋巴细胞白血病较多见。肝脾肿大多为轻至中度。

2.骨骼和关节痛　常有胸骨下段局部压痛。可出现关节、骨骼疼痛，尤以儿童多见，提示髓腔内白血病细胞过度增生，对白血病诊断有一定价值。

3.中枢神经系统　中枢神经系统是白血病最常见的髓外浸润部位，因化疗药物难以透过血脑屏障，隐藏在中枢神经系统的白血病细胞不能被有效杀灭，引起中枢神经系统白血病（CNSL）。轻者表现为头痛、头晕，重者有呕吐、颈项强直，甚至抽搐、昏迷。常发生在治疗后缓解期，以急性淋巴细胞白血病最常见，儿童尤甚。

4.睾丸　多为一侧睾丸无痛性肿大，另一侧虽无肿大，但在活检时往往也发现有白血病细胞浸润。睾丸白血病多见于急淋白血病化疗缓解后的幼儿和青年，是仅次于 CNSL 的白血病髓外复发的部位。

5.其他　浸润口腔可使牙龈增生、肿胀；浸润皮肤可出现蓝灰色斑丘疹，局部皮肤隆起、变硬，呈紫蓝色结节。此外，肺、心、消化道、泌尿生殖系统等均可受累。

【辅助检查】

1.血象　白细胞数可增多、正常或减少。大多数患者白细胞增多，大于 $10\times10^9/L$ 者称为白细胞增多性白血病。也有白细胞计数正常或减少，低者可少于 $1.0\times10^9/L$，称为白细胞不增多性白血病。血涂片分类检查可见数量不等的原始细胞和幼稚细胞，一般占 $30\%\sim90\%$，但白细胞不增多型病例血片上很难找到原始细胞。患者常有不同程度的正细胞性贫血，少数患者血片上红细胞大小不等，可找到幼稚红细胞。约50%的患者血小板低于 $60\times10^9/L$，晚期血小板往往极度减少。

2.骨髓象　确诊急性白血病的主要依据和必做检查。骨髓有核细胞增生，多为明显活跃或极度活跃，原始细胞和早期幼稚细胞增多，原始细胞多于骨髓有核细胞的30%，定义为急性白血病的诊断标准。多数急性白血病骨髓象有核细胞显著增生，以原始细胞为主；少数急性白血病骨髓象增生低下，称为低增生性急性白血病。

3.细胞化学　主要用于鉴别各类白血病。常见急性白血病细胞类型鉴别如表9-1 所示。

表 9-1　常见急性白血病类型鉴别

项目	急淋白血病	急粒白血病	急单白血病
过氧化物酶（MPO）	（-）	分化差的原始细胞（-）~（+）分化好的原始细胞（+）~（+++）	（-）~（+）
非特异性酯酶（NSE）	（-）	（-）~（+），NaF 抑制<50%	（+），NaF 抑制≥50%
糖原染色（PAS）	（+）成块或粗颗粒状	（-）或（+），弥漫性淡红色或细颗粒状	（-）或（+），弥漫性淡红色或细颗粒状

4.免疫学　根据白血病细胞表达的系列相关抗原，不仅能区分急淋白血病与非急淋白血病，并可区分亚型。

5.其他　白血病常伴有特异的染色体和基因改变；血清尿酸浓度增高，特别在化疗期间；发生 DIC 时可出现凝血象异常；血清乳酸脱氢酶（LDH）可增高。出现 CNSL 时，脑脊液压力升高，白细胞数增加，蛋白质增多，而糖定量减少；涂片中可找到白血病细胞。

【诊断要点】

根据临床表现、血象和骨髓象特点，诊断白血病一般不难，主要包括：①急骤高热，进行性贫血或显著出血，周身酸痛乏力；②胸骨压痛，淋巴结、肝脾肿大；③白细胞总是明显增多（或减少），可出现原始细胞或幼稚细胞；④若骨髓象原始细胞≥骨髓有核细胞的 30%，可诊断为急性白血病。

【治疗要点】

根据患者白血病类型、临床特点，并按照患者意愿、经济能力，选择并设计最佳的、最完整、最系统的治疗方案。适合行异基因造血干细胞移植者应抽血做 HLA 配型。其包括抗白血病治疗和一般治疗。

（一）一般治疗

1.感染的防治　严重的感染是主要的死亡原因，因此防治感染甚为重要。中性粒细胞计数低或进行化疗的患者宜住层流病房或消毒隔离病房。注意口腔、鼻咽部、肛门周围皮肤卫生.防止黏膜溃疡、糜烂、出血，一旦出现要及时地对症处理。发热应做细菌培养和药敏试验，并迅速进行经验性抗生素治疗。

2.纠正贫血　严重贫血可吸氧、输浓缩红细胞，维持 Hb>80 g/L，但白细胞淤滞时不宜马上输红细胞以免进一步增加血黏度。争取白血病缓解则是纠正贫血最有效的方法。

3.控制出血　白血病患者出血的主要原因是血小板减少，因此补充血小板是较有效的措施，使周围血小板数维持在 $30×10^9/L$ 左右。可配用止血药如安络血、止血敏等。如果出血系 DIC 引起，应给予适当的抗凝治疗。

4.高尿酸血症的防治　由于大量白细胞破坏，特别在化疗时更甚，血清和尿中尿酸浓度增高，积聚在肾小管，引起阻塞而发生高尿酸血症肾病。因此应鼓励患者多饮水，同时给予别嘌醇每次 100mg，每日 3 次，以抑制尿酸合成。当患者出现少尿、无尿、肾功能不全时，应按急性肾衰竭处理。

5.白细胞淤滞症紧急处理　当循环血液中白细胞>$200×10^9/L$ 时，患者可出现白细胞淤滞症。表现为呼吸困难、低氧血症、反应迟钝、言语不清、颅内出血等。病理学显示白血病血栓栓塞与出血并存。高白细胞小仅会增加患者早期死亡率，也增加髓外白血病的发病率和复发率。因此当血中白细胞>$100×10^9/L$ 时，应紧急使用血细胞分离机，单采清除过高的白细胞，同时给予水化和化疗，并注意预防高尿酸血症、酸中毒、电解质紊乱、凝血异常等并发症。

（二）抗白血病治疗

抗白血病治疗的第一阶段是诱导缓解治疗，主要方法是联合化疗，目的是使患者迅速获得完全缓解。即白血病的症状和体征消失，血象和骨髓象基本正常。达到完全缓解后进入第二阶段，即缓解后治疗，主要方法为化疗和造血干细胞移植，目的是防止复发、争取艮期无病生存甚至治愈。

1.急淋白血病的治疗

（1）诱导缓解治疗：急淋白血病的基础用药方案是 VP 方案即长春新碱（VCR）+泼尼松（P）组成，此方案儿童完全缓解率为 80%～90%，成人完全缓解率仅为 50%，而且容易复发，因此为提高完全缓解率可用 DVP 方案（VP 方案+柔红霉素）或 DVLP 方案（DVP 方案+左旋门冬酰胺酶）等。

（2）缓解后治疗：缓解后的治疗一般分强化巩固和维持治疗两个阶段。强化巩固治疗主要有化疗和造血干细胞移植。目前化疗多数采用间歇重复原诱导方案，定期给予其他强化方案的治疗。强化治疗时化疗药物剂量宜大，不同种类要交替轮换使用以避免蓄积毒性。对于急淋白血病，绝大多数患者即使经过强烈诱导和巩固治疗，仍必须给予维持治疗。口服 6-巯基嘌呤和甲氨蝶呤的同时间断给予 VP 方案化疗是普遍采用的有效维持治疗方案。如未行造血干细胞移植，在缓解后的巩固维持治疗一般需持续 2～3 年。中枢神经系统白血病的预防要贯穿于急淋白血病治疗的整个过程，现在多采用早期强化全身治疗和鞘注化疗预防其发生，而颅脊椎照射仅作为发生时的挽救治疗。对于睾丸白血病患者，即使仅有单侧睾丸白血病也要进行双侧照射和全身化疗。造血干细胞移植对治愈成人急淋白血病至关重要。

2.非急淋白血病的治疗

（1）诱导缓解治疗：最常用的是 IA 方案（I 为去甲氧柔红霉素，A 为阿糖胞苷）和 DA 方案（D 为柔红霉素）。我国的 HA 方案（H 为高三尖杉酯碱），完全缓解率也较高。HA+柔红霉素（HAD 方案）或 HA+阿克拉霉素（HAA 方案），完全缓解率更高。全反式维生素 A 酸可使急性早幼粒细胞白血病完全缓解率达 85%。

（2）缓解后治疗：缓解后治疗方法不一，近年来主张采取早期强化、定期巩固的方法进行，注意个体化原则。

（三）造血干细胞移植

造血干细胞移植是指对患者进行全身放射线照射、化疗和免疫抑制预处理后，将正常供体或自体的造血细胞注入患者体内，使之重建正常的造血和免疫功能。经过五十多年的不断发展，造血干细胞移植已成为临床治疗急性白血病或其他疾病的重要的有效治疗方法，全世界每年移植病例数都在增加，移植患者无病生存最长的已超过 30 年。所以，对于有条件进行治疗的患者，都应在第一次缓解期内进行移植，但由于费用昂贵、供体少、风险大，目前尚未能推广。

三、慢性髓系白血病

慢性髓系白血病（CML）是一种发生在多能造血干细胞的恶性骨髓增生性肿瘤，主要涉及髓系。外周血粒细胞显著增多并有不成熟性，在受累的细胞中，可找到 Ph 染色体。病程发展缓慢，脾大。CML 分为慢性期、加速期和急变期。

【临床表现】

起病缓慢，早期常无症状，多因健康检查或因其他疾病就医时发现血象异常或脾大而被确诊。

1.慢性期　一般持续 1～4 年。常见症状有乏力、低热、多汗或盗汗、体重减轻等代谢亢进的症状。脾肿大为最突出的体征，质地坚实，平滑，无压痛。如果发生脾梗死，则脾区压痛明显，并有摩擦音。肝脏明显肿大较少见。部分患者可有胸骨中下段压痛，为重要的体征。当白细胞数显著增高时,可有眼底充血及出血。白细胞数极度增高时,可发生白细胞淤滞症。

2.加速期　常有高热、疲乏、进行性体重下降、骨骼疼痛,逐渐出现贫血和出血。脾持续或进行性肿大,原来治疗有效的药物无效,可维持几个月到数年。

3.急变期　临床表现与急性白血病类似。急变期预后极差,往往在数月内死亡。

【辅助检查】

1.慢性期　①血象:白细胞总数明显增高,常超过 $20×10^9/L$,疾病早期多在 $50×10^9/L$ 以下,晚期明显增高,可达 $100×10^9/L$ 以上,血片中粒细胞显著增多,可见各阶段粒细胞,其中大部分为中性中幼、晚幼和杆状核粒细胞;原始细胞<10%;嗜酸性粒细胞、嗜碱性粒细胞增多,后者有助于诊断。疾病早期血小板多在正常水平,部分患者增多;晚期血小板渐减少,并出现贫血。②中性粒细胞碱性磷酸酶:活性降低或呈阴性反应。治疗有效时其活性可以恢复,疾病复发时又下降,合并细菌性感染时可略升高。③骨髓:骨髓增生明显至极度活跃,以粒细胞为主,分类与外周血相似。红系细胞相对减少。巨核细胞正常或增多,晚期减少。④细胞遗传学及分子生物学改变:95%以上患者,细胞中出现 Ph 染色体,显带分析为 t(9;22)(q34;q11);形成 BCR-ABL 融合基因。⑤血液生化:血清及尿中尿酸浓度增高,血清乳酸脱氢酶增高。

2.加速期　外周血或骨髓原始细胞多不低于10%,外周血嗜碱性粒细胞>20%,不明原因的血小板进行性减少或增加。除 Ph 染色体以外又出现其他染色体异常,如+8、双 Ph 染色体、17号染色体长臂的等臂(i17q)等。粒-单系祖细胞(CRJ-GM)培养,集簇增加而集落减少,骨髓活检显示胶原纤维显著增生。

3.急变期　外周血中原始粒细胞+早幼粒细胞>30%;骨髓中原始细胞或原始淋巴细胞+幼稚淋巴细胞或原始单细胞+幼稚单细胞>20%,原始粒细胞+早幼粒细胞>50%;出现髓外原始细胞浸润。

【诊断要点】

有不明原因的持续性白细胞数增高,再结合典型的血象、骨髓象改变,脾大,Ph 染色体阳性或融合基因阳性即可作出诊断。

【治疗要点】

治疗应着重于慢性期早期,力争在细胞遗传学和分子生物学水平的缓解,一旦进入加速期或急变期(统称进展期)则预后小良。

(一)慢性期治疗

1.白细胞淤滞症的紧急处理　见本节急性白血病的治疗。明确诊断后,首选伊马替尼。

2.分子靶向治疗　第一代酪氨酸激酶抑制剂甲磺酸伊马替尼,能特异性阻断 ATP 在 abl 激酶上的结合位置,使酪氨酸残基不能磷酸化,从而抑制 BCR-ABL 阳性细胞的增殖。8 年无事件生存率达 81%,总体生存率可达 85%。完全细胞遗传学缓解率 83%,且随治疗时间延长疗效提高。甲磺酸伊马替尼需要终身服用。治疗失败的患者可以选用第二代酪氨酸激酶抑制剂,也可以进行造血干细胞移植。

3.干扰素　其为分子靶向药物出现之前的首选药物。目前用于不适合酪氨酸激酶抑制剂和造血干细胞移植的患者。完全细胞遗传学缓解率约为 13%,但有效者 10 年生存率可达 70%,约 50%的有效者可以获得长期生存。主要副作用包括发热、头痛、乏力、纳差、肌肉酸痛等流感样症状和体重下降、肝功能异常等,可引起轻到中度的血细胞减少。

4.其他药物治疗　①羟基脲:起效快,用药后两三天白细胞即下降,但停药后又很快回升。耐受性好,单独用药的慢性期患者中位生存期约为 5 年,目前限于高龄、具有并发症、酪氨酸激酶抑制剂和干扰素均不耐受的患者以及用于高白细胞淤滞时的降白细胞处理。②其他:如阿糖胞苷、高三尖杉酯碱、砷剂、白消安等也可选用。

5.造血干细胞移植　造血干细胞移植是唯一可治愈慢性髓系白血病的方法。但由于造血干细胞移植的相关毒性,自伊马替尼应用以来,患者如有移植意愿以及具备以下条件,方可考虑移植:新诊断的儿童和青年;依据年龄、脾脏大小、血小板计数和原始细胞数等综合的疾病进展风险预测可能性高者,并具有全相合供者的年轻患者;酪氨酸激酶抑制剂治疗失败或者不耐受的患者。

（二）进展期治疗

进入进展期之后,如果既往未使用过酪氨酸激酶抑制剂治疗,可以采用加量的一代或者二代酪氨酸激酶抑制剂治疗,使患者回到慢性期,立即行造血干细胞移植治疗。急变期患者,可以在加量的酪氨酸激酶抑制剂治疗的基础上,加以联合化疗使患者回到慢性期后,立即行造血干细胞移植治疗。移植后需辅以酪氨酸激酶抑制剂治疗以减少复发。进展期慢性髓系白血病总体预后不佳。

第三节　出血性疾病

人体血管受到损伤时,血液可自血管外流或渗出。此时,机体将通过一系列生理性反应使出血停止,此即止血。因先天性或遗传性及获得性因素导致血管、血小板、凝血、抗凝及纤维蛋白溶解等止血机制的缺陷或异常而引起的以自发性或轻度损伤后过度出血为特征的疾病,称为出血性疾病。紫癜性疾病约占出血性疾病总数的1/3,本节重点介绍过敏性紫癜和特发性血小板减少性紫癜。

一、过敏性紫癜

过敏性紫癜是一种常见的血管变态反应性疾病,因机体对某些致敏物质产生变态反应,导致毛细血管脆性及通透性增加,血液外渗,产生紫癜、黏膜及某些器官出血。可同时伴发血管神经性水肿、荨麻疹等表现。本病多见于青少年,男性发病略多于女性,春、秋季发病较多。

【病因】

致敏因素甚多,与本病发生密切相关的主要因素如下。

1.感染　①细菌:主要为β溶血性链球菌,以上呼吸道感染最多见。②病毒:多见于风疹、流感、麻疹、水痘等。③寄生虫:以蛔虫感染多见,还有钩虫、鞭虫、血吸虫等。

2.食物　主要是人体对异性蛋白过敏所致,如鱼、虾、蟹、蛋、鸡、牛奶等。

3.药物　①抗生素类:青霉素、头孢菌素类、磺胺类药物等。②解热镇痛药:水杨酸类、保泰松、吲哚美辛及奎宁类等。③其他药物:阿托品、异烟肼及噻嗪类利尿药等。

4.其他　花粉、粉尘、疫苗接种、虫咬、外伤及寒冷刺激等。

【发病机制】

目前认为是免疫因素介导的一种全身血管炎症。致敏原刺激人体产生抗体,抗体与抗原结合成抗原抗体复合物,沉积于血管内膜或肾小球基底膜上,激活补体,导致中性粒细胞游走、趋化及一系列炎症介质的释放,引起血管炎症反应。此种炎症反应除见于皮肤、黏膜小动脉及毛细血管外,尚可累及肠道、肾及关节腔等部位小血管。

【临床表现】

多数患者发病前1~3周有全身不适、低热、乏力及上呼吸道感染等前驱症状,随之出现典型临床表现。

1.单纯型(紫癜型)　临床上最常见类型。主要表现为皮肤紫癜,局限四肢及臀部,躯干极少累及。紫癜多反复发生,呈对称性分布,可同时伴发荨麻疹、血管神经性水肿。紫癜大小不等,初呈深红色,压之不褪色,可融合成淤斑,以后逐渐变成紫色、黄褐色、淡黄色,经7~14日逐渐消退。

2.腹型　除皮肤紫癜外,因消化道黏膜及腹膜脏层毛细血管受累而出现一系列消化道症状及体征,如恶心、呕吐、呕血、腹泻及便血等。其中腹痛最为常见,常为阵发性绞痛,多位于脐周、下腹或全腹,有时可被误诊为外科急腹症。

3.关节型　除皮肤紫癜外,出现关节肿胀、疼痛、功能障碍等表现,可反复发作,呈游走性,常累及膝、踝、肘、腕等大关节,一般在数月内消失,不遗留关节畸形。

4.肾型　过敏性紫癜所引起的肾脏损害称为过敏性紫癜肾炎,其病情最为严重。肾损害多发生于紫癜出现后1周,因肾小球毛细血管伴炎症反应而出现血尿、蛋白尿及管型尿,偶见水肿、高血压及肾衰竭等表现,多数3~4周内恢复,少数可发展为慢性肾炎或肾病综合征,甚至肾功能衰竭。

5.混合型　皮肤紫癜合并上述两种以上临床表现时称为混合型。

【辅助检查】

1.血液检查　出血时间可能延长,血小板计数、功能及凝血相关检查正常;白细胞计数正常或轻度增高,有寄生虫感染时嗜酸性粒细胞可偏高;失血过多可有贫血。

2.骨髓象　多正常。

3.尿液检查　肾型或混合型可有蛋白尿、血尿和管型。

4.粪常规检查　部分患者可见寄生虫卵,腹型患者红细胞隐血试验可阳性。

5.肾功能检查　肾型及合并肾型表现的混合型,可有程度不等的肾功能受损,如血尿素氮升高、内生肌酐清除率下降等。

【诊断要点】

过敏性紫癜诊断要点如下:①发病前1~3周有低热、咽痛、乏力或上呼吸道感染史;②典型四肢皮肤紫癜表现,可伴腹痛、关节肿痛及血尿;③血小板计数、功能及凝血相关检查正常;④排除其他原因所致的血管炎及紫癜。

【治疗要点】

(一)病因治疗

消除致病因素,如控制感染、驱除寄生虫、避免可能致敏的食物和药物等,这是防止复发和治愈本病的根本措施。

(二)一般疗法

①抗组胺类药物:可选用盐酸异丙嗪(非那根)、氯苯那敏(扑尔敏)、阿司咪唑(息斯敏)、去氯羟嗪(克敏嗪)等。亦可用10%葡萄糖酸钙静脉注射。②改善血管通透性药物:如曲克芦丁、维生素C、卡巴克络等。

(三)糖皮质激素

糖皮质激素有抑制抗原抗体反应、减轻炎症渗出、改善血管通透性等作用。一般用泼尼松口服,重症者可用氢化可的松或地塞米松静脉滴注,症状减轻后改口服。糖皮质激素疗程一般不超过30天,肾型者可酌情延长。

(四)对症治疗

腹痛较重者可予以阿托品或山莨菪碱口服或皮下注射;关节痛可酌情用止痛药;呕吐严重者可用止吐药;伴发呕血、便血者,可用奥美拉唑等治疗。

(五)其他治疗

①免疫抑制剂:对糖皮质激素疗法不佳或病情迁延者可加用免疫抑制剂,一般常和激素合用,可选用环磷酰胺、硫唑嘌呤等,但应注意并发感染。②抗凝治疗:适用于肾型患者。③中医中药:以凉血、解毒、活血化瘀为主,适用于反复发作或肾型患者。

二、特发性血小板减少性紫癜

特发性血小板减少性紫癜(idiopathic thrombocytopenic purpura,ITP)是血小板减少性紫癜疾病中最常见的一种,是一种复杂的多种机制共同参与的获得性自身免疫性疾病,是由于患者对自身血小板抗原的免疫失耐受,从而产生体液免疫和细胞免疫介导的血小板过度破坏和血小板生成受抑,出现血小板减少,皮肤、黏膜或内脏出血,骨髓巨核细胞发育、成熟障碍等。育龄期女性发病率高于同年龄段男性,60岁以上人群的发病率为60岁以下人群的2倍。

【病因和发病机制】

(一)病因

病因迄今未明。可能与感染、免疫因素、肝脾因素、遗传因素等有关。大多数患者在发病前2周芹右有上呼吸道感染病史,且常因感染而使病情加重。

(二)发病机制

1.体液免疫和细胞免疫介导的血小板过度破坏 50%~70%的ITP患者血浆和血小板表面可检测到血小板膜糖蛋白特异性自身抗体。自身抗体致敏的血小板被单核巨噬细胞系统过度破坏;细胞毒T细胞也可直接破坏血小板。

2.体液免疫和细胞免疫介导的巨核细胞数量和质量异常,血小板生成不足 自身抗体还可损伤巨核细胞或抑制巨核细胞释放血小板,造成血小板生成不足;CD8$^+$细胞毒T细胞可通过抑制巨核细胞凋亡,使血小板牛成障碍。

【临床表现】

根据临床表现、发病年龄、血小板减少的持续时间和治疗效果分为急性型和慢性型。

(一)急性型

多见十儿童,起病前1~3周常有上呼吸道或风疹、水痘等病毒感染史或预防接种史;起病急,可有畏寒、发热等前驱症状。出血广泛而严重,皮肤有大量淤点、淤斑,分布不均,以下肢为多。黏膜出血多见于鼻腔、口腔、牙龈。严重者可有内脏出血如胃肠道出血、泌尿系统出血等。颅内出血少见,可敛剧烈头痛、意识障碍、瘫痪及抽搐等,但后果严重,容易危及生命,是本病致死的主要原因。病程多为自限性,一般为2~6周,少数可发展为慢性。

(二)慢性型

本型多见于成人,以中青年女性多见,起病缓慢,多无前驱症状,出血症状相对较轻,病程常持续多年甚至是终生。主要表现为反复发作的皮肤及黏膜出血,如淤点、淤斑及鼻出血、牙龈出血、月经过多等,但严重内脏出血较少见。反复发作者常有轻度脾脏大、贫血。10%~15%的患者经长期治疗能得到长期缓解。

【辅助检查】

1.血象 血小板汁数减少,急性型常低于$20×10^9$/L,慢性型常为$(30~80)×10^9$/L,平均$50×10^9$/L;血小板平均体积增大;出血时间延长;血块回缩不良;毛细血管脆性试验阳性;血小板的功能一般正常。白细胞计数多正常,反复发作者可出现贫血。

2.骨髓象 骨髓巨核细胞数量正常或增加;巨核细胞发育成熟障碍,表现为巨核细胞体积变小,胞质内颗粒减少,幼稚巨核细胞增加;形成血小板的巨核细胞显著减少,常少于30%;红系及粒、单核系正常。

3.血小板相关免疫球蛋白(PAIg) 明显增高,放射性核素测定血小板寿命缩短。

【诊断要点】 ITP的诊断需符合下列条件:①至少2次化验血小板计数减少,血细胞形态无异常;②体检脾脏一般不增大;③骨髓检查巨核细胞数增多或正常,有成熟障碍;④排除其他继发性血小板减少症。

【治疗要点】

（一）一般治疗

急性型或慢性型急性发作期应卧床休息，减少活动。血小板明显减少低于 $20×10^9/L$、有出血倾向、已有内脏出血及高热的患者，应严格卧床，避免外伤。避免使用可能引起血小板减少和影响血小板功能的药物。患者如无明显出血倾向，血小板计数高于 $30×10^9/L$，且无手术、创伤，不从事增加患者出血危险的工作或活动，发生出血的风险较小，可行临床观察暂不进行药物治疗。

（二）糖皮质激素

为 ITP 的首选药，其作用机制：减少血小板抗体生成及减轻抗原抗体反应；抑制单核-巨噬细胞系统对血小板的破坏；改善毛细血管通透性；刺激骨髓造血及血小板向外周血的释放。常用泼尼松 $1mg/(kg·d)$，分次或顿服，待血小板升至正常或接近正常后，1 个月内快速减至最小维持量 $5~10mg/d$，无效者 4 周后停药。病情严重者用等效量地塞米松或甲泼尼龙静脉滴注，好转后改口服。用药期间，注意监测血压、血糖的变化，预防感染，保护胃黏膜。

（三）脾切除

脾切除目前认为仍然是治疗本病最为有效的方法之一，可以减少血小板抗体产生、消除血小板破坏的主要场所。适用于正规糖皮质激素治疗无效，病程迁延 6 个月以上；糖皮质激素维持量大于 30 mg/d 或存在糖皮质激素使用禁忌证者。

（四）其他药物

①抗 CD20 单克隆抗体：可有效清除体内 B 淋巴细胞，减少自身抗体生成。②血小板生成药物（如重组人血小板生成素）：此类药物的耐受性良好，副作用轻微，但骨髓纤维化、中和性抗体的产生以及血栓形成的风险等尚待进一步观察。一般用于糖皮质激素治疗无效或难治性 ITP 患者。③免疫抑制剂：仅适用于对糖皮质激素或脾切除疗效不佳者。如长春新碱、环孢素 A、硫唑嘌呤、环磷酰胺等。

（五）急症的处理措施

适用于：①血小板低于 $20×10^9/L$ 者；②出血严重、广泛者；③疑有或已发生颅内出血者；④近期将实施手术或分娩者。具体方法包括：①血小板输注；②静脉输注丙种球蛋白；③大剂量甲泼尼龙静脉注射。

第十章　内分泌系统和营养代谢性疾病

第一节　概　　述

为了适应不断改变着的内外界环境并保持机体内环境的相对稳定性,人体必须依赖于神经、内分泌和免疫系统的相互配合和调控,使各器官系统的活动协调一致,共同担负起机体的代谢、生长、发育、生殖、运动、衰老和病态等生命现象。内分泌系统疾病相当常见,本章将重点介绍甲状腺功能亢进和减退症、糖尿病、高尿酸血症与痛风、佝偻病及骨质疏松症等内分泌和代谢性疾病。

第二节　甲状腺功能亢进症

甲状腺功能亢进症(hyperthyroidism),简称甲亢,是甲状腺腺体本身产生甲状腺激素过多而引起的甲状腺毒症。其病因包括弥漫性毒性甲状腺肿(Graves disease,GD),结节性毒性甲状腺肿和甲状腺自主高功能腺瘤(plummer disease)等。本节主要介绍 Graves 病。

【病因与发病机制】

Graves 病是器官特异性自身免疫病之一。它与自身免疫甲状腺炎等同属于自身免疫性甲状腺病(autoimmune thyroid diseases,AITD)。其发病是在遗传基础上,因感染、应激、精神刺激等因素诱发自身免疫反应所致。患者的血清中存在一种能刺激甲状腺功能活动、作用与促甲状腺激素(TSH)相似但作用时间较 TSH 持久的物质,称为长效甲状腺刺激物(LATS);另一类为甲状腺刺激免疫球蛋白。上述两种物质都属于 G 类免疫球蛋白,来源于淋巴细胞,都可抑制 TSH,而与 TSH 受体结合,进而加强甲状腺细胞的功能,分泌大量的甲状腺激素。

【临床表现】

(一)甲状腺激素过多症候群

1.高代谢综合征　甲状腺激素过多,交感神经兴奋性增强,促进物质代谢,导致产热、散热明显增加。患者有疲乏无力、消瘦、怕热多汗、皮肤潮湿等症状。

2.精神神经系统　患者神经过敏、容易激动、性情烦躁、记忆力减退。偶有寡言抑郁、神情淡漠。双手平伸时手指可出现不同程度的震颤,腱反射亢进。

3.心血管系统　由于代谢亢进、甲状腺激素对心血管的直接作用及交感神经系统兴奋等因素,患者出现心动过速、心音亢进、心律失常、收缩压升高等症状。如病情重、病期长,还可合并甲状腺功能亢进性心脏病、心脏增大、心力衰竭等。

4.消化系统　多食善饥、食欲亢进、肠蠕动增强、大便频繁或腹泻、体重减轻等。少数老年淡漠型甲状腺功能亢进患者常因厌食出现恶病质。

5.肌肉骨骼系统　可引起肌群萎缩、软弱、无力、行动困难,严重者表现为甲状腺功能亢进性周期性瘫痪,病变主要累及下肢,男性多见,发作时血钾减低但尿钾不高。

6.造血系统　循环血淋巴细胞比例增加,单核细胞增加,但是白细胞总数减低。可伴发血小板减少性紫癜。

7.生殖系统 女性月经紊乱、月经量减少甚至闭经。男性阳痿。两性生殖能力均下降。

（二）甲状腺肿大

甲状腺呈对称性弥漫性肿大、质软、无触痛、吞咽时上下活动，在肿大的甲状腺上听诊可闻及血管杂音，甚至可触及甲状腺震颤感。如甲状腺重度肿大或胸骨后甲状腺肿时，可压迫血管出现呼吸困难、压迫神经出现声音嘶哑。

（三）眼部症状

Graves 病的突眼可分为两类。

1.单纯性突眼 又称为良性突眼，较常见。眼球轻度突出，突眼度不超过 18mm。主要是由于交感神经兴奋导致眼外肌群张力增强所致，病情控制后可减轻或自行恢复。

2.浸润性突眼 又称为恶性突眼，较少见。眼球重度突出，突眼度一般在 18mm 以上，两侧多不对称。主要是由于眼外肌和球后结缔组织增加、淋巴细胞浸润和水肿所致。患者常有明显畏光、流泪、复视、视力减退、眼部肿胀、刺痛、异物感等症状，重者可出现全眼球炎甚至失明。

【辅助检查】

（一）甲状腺功能检查

1.血清总甲状腺激素（TT_3、TT_4）的测定 甲状腺功能亢进时 TT_3、TT_4 一般均升高。T_3 型甲状腺功能亢进，血 TT_3 升高而 TT_4 正常；T_4 型甲状腺功能亢进，血 TT_4 升高而 TT_3 正常。血清总甲状腺激素易受甲状腺结合球蛋白（TBG）的影响，TBG 受妊娠、雌激素、病毒性肝炎等因素影响而升高，受雄激素、低蛋白血症（严重肝病、肾病综合征）等因素的影响而降低，判断结果时要考虑上述因素。

2.血清游离甲状腺激素（FT_3、FT_4）的测定 FT_3 和 FT_4 不受 TBG 的影响，是甲状腺激素的生物活性部分，可直接反映甲状腺的功能状态，敏感性和特异性均高于 TT_3、TT_4。妊娠期甲状腺功能亢进、服性激素、肾病综合征及有严重肝病患者，通过测定 FT_3 和 FT_4 来反映真正的甲状腺功能。

3.血清促甲状腺激素（TSH）的测定 根据下丘脑-垂体-甲状腺轴生理反馈调节机制，甲状腺功能亢进时血清 T_3、T_4 水平增高，反馈性抑制垂体 TSH 的释放，因而血清 TSH 水平降低。而甲状腺功能亢进时血清 T_3、T_4 增高、但血清 TSH 正常或升高时，要考虑继发性甲状腺功能亢进。

4.TSH 受体抗体（TRAb） 是鉴别甲状腺功能亢进病因、诊断 GD 的指标之一。需要注意的是，TRAb 中包括刺激性（TSAb）和抑制性（TSBAb）两种抗体，而检测到的 TRAb 仅能反映有针对 TSH 受体的自身抗体存在，不能反映这种抗体的功能。但是，当临床表现符合 Grayes 病时，一般都将 TRAb 视为 TSH 受体刺激抗体（TSAb）。

5.TSH 受体刺激抗体（TSAb） 是诊断 GD 的重要指标之一。与 TRAb 相比，TSAb 反映了这种抗体不仅与 TSH 受体结合，而且这种抗体产生了对甲状腺细胞的刺激功能。

（二）其他检查

1.影像学检查 甲状腺超声和甲状腺核素扫描有助于甲状腺部位、外形、大小和结节性质的确定。CT 或 MRT 检查可观察眼外肌受累情况。

2.实验室检查 血胆固醇降低、尿肌酸增多。白细胞正常或偏低、淋巴细胞增多。糖耐量可表现异常。

【诊断与鉴别诊断】

诊断的程序是：①甲状腺毒症的诊断：测定血清 TSH 和甲状腺激素的水平；②确定甲状腺毒症是否来源于甲状腺功能的亢进；③确定引起甲状腺功能亢进的原因，如 GD、结节性毒性甲状腺肿、甲状腺自主高功能腺瘤等。

1.甲状腺功能亢进的诊断 ①高代谢症状和体征；②甲状腺肿大；③血清 TT_4、FT_4 增高，

TSH 减低。具备以上三项诊断即可成立。应注意的是,淡漠型甲状腺功能亢进的高代谢症状不明显,仅表现为明显消瘦或心房颤动,尤其在老年患者;少数患者无甲状腺肿大;T_3 型甲状腺功能亢进仅有血清 T_3 增高。

2.GD 的诊断　①甲状腺功能亢进诊断确立;②甲状腺弥漫性肿大(触诊和 B 超证实),少数病例可以无甲状腺肿大;③眼球突出和其他浸润性眼征;④胫前黏液性水肿;⑤TRAb、TSAb 阳性。以上标准中,①②项为诊断必备条件,③④⑤项为诊断辅助条件。

甲状腺功能亢进要与单纯性甲状腺肿、嗜铬细胞瘤、神经症等疾病相鉴别。

【治疗原则】

（一）一般治疗

首先应消除精神刺激、神经紧张等不利因素。注意适当休息,补充足够热量和营养,包括糖、蛋白质和多种维生素等,忌高碘饮食。精神紧张、失眠较重者给予镇静剂治疗。

（二）抗甲状腺药物治疗

抗甲状腺药物(antithyroid drugs,ATD)治疗是甲状腺功能亢进的基础治疗,但是单纯 ATD 治疗的治愈率仅有 50% 左右,复发率高达 50%~60%。ATD 也用于手术和 ^{131}I 治疗前的准备阶段。常用的 ATD 分为硫脲类和咪唑类两类,硫脲类包括丙硫氧嘧啶(propylthiom·acil,PTU)和甲硫氧嘧啶等;咪唑类包括甲巯咪唑(methimazole,MMI)和卡比马唑(carbimazole)等。普遍使用 MMI 和 PTU。PTU 与蛋白结合紧密,通过胎盘和进入乳汁的量均少于 MMI,所以在妊娠伴发甲状腺功能亢进时优先选用。

（三）放射性碘（^{131}I）治疗

甲状腺具有高度选择性摄取 ^{131}I 的能力,口服 ^{131}I 后,其大部分被甲状腺摄取后释放出 β 射线,破坏甲状腺组织,使甲状腺激素合成和分泌减少,从而治疗甲状腺功能亢进。剂量过大,易导致永久性甲减。主要适应证是中年以上的患者、中度甲状腺功能亢进、对抗甲状腺药物过敏而不能继续应用或长期使用无效或治疗后复发者、有手术禁忌证或术后复发者。对妊娠、哺乳妇女或严重心、肝、肾疾病者禁用。

（四）手术治疗

甲状腺次全切除术是治疗甲状腺功能亢进的有效方法之一,疗效高且复发率低。主要适用于垂体性甲状腺功能亢进、甲状腺高功能腺瘤、甲状腺肿有压迫症状者、药物治疗无效或复发及严重过敏者、有恶变可能者等。但手术治疗也存在一定的并发症,如甲状旁腺功能减退引起手足搐搦、喉返神经损伤导致声音嘶哑、甲状腺切除过多引起永久性甲减等。病情轻,甲状腺肿大不明显、严重突眼、甲状腺功能亢进手术后复发等均不宜手术治疗。

（五）其他治疗

1.碘剂　减少碘摄入量是甲状腺功能亢进的基础治疗之一。过量碘的摄入会加重和延长病程,增加复发的可能性,所以甲状腺功能亢进患者应当食用无碘食盐,忌用含碘药物。复方碘化钠溶液仅在手术前和甲状腺危象时使用。

2.β 受体阻断药　作用机制是:①阻断甲状腺激素对心脏的兴奋作用;②阻断外周组织 T_4 向 T_3 的转化,主要在 ATD 初治期使用,可较快控制甲状腺功能亢进的临床症状。

第三节　甲状腺功能减退症

甲状腺功能减退症(hypothyroidism),简称甲减,是由各种原因导致的低甲状腺激素血症或甲状腺激素抵抗而引起的全身性低代谢综合征,其病理特征是黏多糖在组织和皮肤堆积,表现为黏液性水肿。

【分类】

(一)原发性甲减(primary hypothyroidism)

由于甲状腺腺体本身病变引起的甲减,占全部甲减的95%以上,且90%以上原发性甲减是由自身免疫、甲状腺手术和甲状腺功能亢进[131]I治疗所致。

(二)中枢性甲减(cenfral hypothyroidism)

由下丘脑和垂体病变引起的促甲状腺激素释放激素(TRH)或者TSH产生和分泌减少所致的甲减,垂体外照射、垂体大腺瘤、颅咽管瘤及产后大出血是其较常见的原因;其中由于下丘脑病变引起的甲减称为三发性甲减(tertiary hypothyroidism)。

(三)甲状腺激素抵抗综合征

由于甲状腺激素在外周组织实现生物效应障碍引起的综合征。

【病因发病机制】

成人甲减的主要是:①自身免疫损伤:最常见的原因是自身免疫性甲状腺炎,包括桥本甲状腺炎、萎缩性甲状腺炎、产后甲状腺炎等。②甲状腺破坏:包括手术、[131]I治疗。甲状腺次全切除、[131]I治疗Graves病。③碘过量:碘过量可引起具有潜在性甲状腺疾病者发生甲减,也可诱发和加重自身免疫性甲状腺炎。含碘药物胺碘酮(amiodarone)诱发甲减的发生。④抗甲状腺药物:如锂盐、硫脲类、咪唑类等。

【临床表现】

(一)一般表现

易疲劳、怕冷、体重增加、记忆力减退、反应迟钝、嗜睡、精神抑郁、便秘、月经不调、肌肉痉挛等。

(二)肌肉与关节

肌肉乏力,暂时性肌强直、痉挛、疼痛,咀嚼肌、胸锁乳突肌、股四头肌和手部肌肉可有进行性肌萎缩。

(三)心血管系统

心肌黏液性水肿导致心肌收缩力损伤、心动过缓、心排血量下降。ECG显示低电压。由于心肌间质水肿、非特异性心肌纤维肿胀、左心室扩张和心包积液导致心脏增大。

(四)血液系统

由于下述四种原因发生贫血:①甲状腺激素缺乏引起血红蛋白合成障碍;②肠道吸收铁障碍引起铁缺乏;③肠道吸收叶酸障碍引起叶酸缺乏;④恶性贫血是与自身免疫性甲状腺炎伴发的器官特异性自身免疫病。

(五)消化系统

厌食、腹胀、便秘,严重者出现麻痹性肠梗阻或黏液水肿性巨结肠。

(六)内分泌系统

女性常有月经过多或闭经。长期严重的病例可导致垂体增生、蝶鞍增大。部分患者血清催乳素(PRL)水平增高,发生溢乳。原发性甲减伴特发性、肾上腺皮质功能减退和1型糖尿病者属自身免疫性多内分泌腺体综合征的一种,称为Schmidt综合征。

(七)黏液性水肿昏迷

见于病情严重的患者,多在冬季寒冷时发病。诱因为严重的全身性疾病、甲状腺激素替代治疗中断、寒冷、手术、麻醉和使用镇静药等。临床表现为嗜睡、低体温(<35℃)、呼吸徐缓、心动过缓、血压下降、四肢肌肉松弛、反射减弱或消失,甚至昏迷、休克、肾功能不全危及生命。

【辅助检查】

（一）血清 TSH 和 TT_4、FT_4

血清 TSH 增高、TT_4、FT_4 降低是诊断本病的必备指标。严重病例血清 TT_3 和 FT_3 减低。亚临床甲减仅有血清 TSH 增高,但是血清 TT_4 或 FT_4 正常。

（二）甲状腺自身抗体

血清 TPOAb 和 TgAb 阳性提示甲减是由于自身免疫性甲状腺炎所致。

（三）其他检查

X 线检查可见心脏向两侧增大,可伴心包积液和胸腔积液。部分患者有蝶鞍增大。

【诊断与鉴别诊断】

（一）诊断

1.甲减的症状和体征。

2.实验室检查血清 TSH 增高,TT_4、FT_4 减低,原发性甲减即可成立。进一步寻找甲减的病因。如果 TPOAb 阳性,可考虑甲减的病因为自身免疫甲状腺炎。

3.实验室检查血清 TSH 减低或者正常,TT_4、FT_4 减低,考虑中枢性甲减。

（二）鉴别诊断

应与其他原因的贫血、心包积液、垂体瘤、特发性水肿、低 T_3 综合征鉴别。

【治疗】

（一）左甲状腺素($L-T_4$）替代治疗

治疗的目标是将血清 TSH 和甲状腺激素水平恢复到正常范围内,需要终生服药。治疗的剂量取决于患者的病情、年龄、体重和个体差异。补充甲状腺激素,重新建立下丘脑-垂体-甲状腺轴的平衡一般需要 4~6 周,所以治疗初期,每 4~6 周测定激素指标。然后根据检查结果调整 $L-T_4$ 剂量,直到达到治疗的目标。治疗达标后,需要每 6~12 个月复查一次激素指标。

（二）对症治疗

此病患者对胰岛素、镇静药、麻醉药等药物均很敏感,可诱发甲状腺功能减退性昏迷,故使用上述药物时要慎重。并发黏液性水肿性昏迷时要尽早诊断和抢救。首先补充甲状腺激素,然后补充糖皮质激素、根据需要补液,同时采取抗感染、保温、供氧、治疗原发病等措施。

第四节　糖尿病

糖尿病（diabete mellitus,DM）是一组由多病因引起的以慢性高血糖为特征的代谢性疾病,是由于胰岛素分泌和（或）作用缺陷所引起。长期碳水化合物以及脂肪、蛋白质代谢紊乱可引起多系统损害,导致眼、肾、神经、心脏、血管等组织器官的慢性进行性病变、功能减退及衰竭;病情严重或应激时可发生急性严重代谢紊乱,如糖尿病酮症酸中毒（DKA）、高渗高血糖综合征。

【病因与发病机制】

糖尿病的病因和发病机制较复杂,至今未明。通常认为遗传和环境因素共同参与糖尿病的发病过程。

1 型糖尿病为胰岛 β 细胞发生细胞介导的自身免疫性损伤而引起,胰岛 β 细胞破坏导致胰岛素分泌的绝对缺乏。1 型糖尿病发病前经过一段漫长的 β 细胞破坏却无症状期,此时多数患者体内存在针对胰岛素或胰岛细胞的抗体,而血糖水平正常。当 β 细胞减少 80% 以上,空腹血糖升高。在出现临床表现后 8~10 周 β 细胞几乎完全丧失,造成胰岛素绝对缺乏。1 型糖尿病多见于青少年,症状明显,病情严重,呈酮症酸中毒倾向,必须依赖胰岛素治疗。

2 型糖尿病病因复杂,为一组异质性疾病。是以 β 细胞功能缺陷、胰岛素抵抗为特征的遗传性疾病。目前已发现许多与 2 型糖尿病有关的基因,但尚不清楚致病的主要基因。一般认为 2 型糖尿病是多基因遗传病。2 型糖尿病早期反应是胰岛素释放正常或减少,但缺乏生理分泌波动性。逐渐 β 细胞失去对血糖升高的反应能力,导致对糖调节功能受损。大多数患者同时存在组织胰岛素的抵抗,其机制主要为肌肉对周围组织中的葡萄糖吸收和利用减少,组织对胰岛素反应下降,引起餐后持久高血糖;也可能与组织的胰岛素受体数量减少、受体对胰岛素敏感性下降有关。2 型糖尿病多见于成年,发病缓慢,病情相对较轻。不需依赖胰岛素治疗,多数患者经严格控制饮食、体育锻炼及口服降血糖药后即可控制病情。少数无效者可用胰岛素治疗。

【临床表现】

(一)糖代谢紊乱表现

典型患者有多尿、多饮、多食、体重减轻为特点的"三多一少"症状,1 型糖尿病患者多数起病较快,病情较重,可出现酮症酸中毒;2 型糖尿病患者症状多不典型或缺如,仅在体检或出现急、慢性并发症时、或因各种疾病需手术治疗,在手术期检查时才确诊为糖尿病。

(二)反应性低血糖

由于 2 型糖尿病患者进食后胰岛素分泌高峰延迟,餐后 3~5 小时后,胰岛素水平不适当的升高可引起反应性低血糖,为糖尿病早期的临床表现。

(三)糖尿病慢性病变表现

糖尿病慢性并发症由糖尿病性大血管病变及糖尿病性微血管病变所引起,累及心、脑、肾、眼、神经等病变,出现相应器官损害的临床症状及体征。

(四)糖尿病急性并发症表现

因免疫功能下降,糖尿病患者常发生疖、痈等皮肤化脓性感染,有时可发生败血症和脓毒血症、肺部感染、胆道感染等。

【辅助检查】

(一)尿糖测定

尿糖阳性是诊断糖尿病的重要线索,但不作为糖尿病的诊断依据。尿糖阴性也不能排除患糖尿病的可能。多数情况下,24 小时尿糖总量与糖代谢紊乱程度相平行,因此尿糖可作为血糖控制的参考指标。

(二)尿酮体测定

尿酮体阳性,对新发患者提示为 1 型糖尿病,而对 2 型糖尿病或正在治疗中的患者,提示疗效不佳或出现重要的并发症。

(三)血糖测定

血糖测定和 OGTT 血糖升高是诊断糖尿病的主要依据,又是判断糖尿病病情和控制情况的主要指标。血糖值反映的是瞬间血糖状态。当血糖高于正常范围而又未达到诊断糖尿病标准时,须进行 OGTT 检测。OGTT 应在清晨空腹进行,成人口服 75g 无水葡萄糖或 82.5g 含一分子水的葡萄糖,溶于 250~300ml 水中,5~10 分钟内饮完,空腹及开始饮葡萄糖水后 2 小时测静脉血浆葡萄糖。儿童服糖量按每公斤体重 1.75g 计算,总量不超过 75g。

(四)糖化血红蛋白和糖化血清蛋白测定

糖化血红蛋白(GHb)含量在未控制的糖尿病患者中明显增高,在糖尿病控制后约 2 个月 GHb 才会降至正常或接近正常。因而定期测定 GHb 可判断糖尿病的控制程度。人血浆白蛋白与葡萄糖化合生成果糖胺(FA)测定可反映近 2~3 周平均血糖水平。

（五）胰岛细胞抗体

可用于糖尿病分型。1 型糖尿病发病一年以内阳性率达 60%～85%，2 型糖尿病仅 10% 呈阳性。

【诊断与鉴别诊断】

目前同际上通用 WHO 糖尿病专家委员会提出的诊断标准（1999），要点如下：

糖尿病的诊断标准为：糖尿病症状加任意时间血浆葡萄糖 ≥11.1mmol/L（200mg/dl），或 FPG≥7.0mmol/L（126mg，/dl），或 OGTT2hPC≥11.1mmol/L（200mg/dl）。需重复一次确认，诊断才能成立。

糖尿病的诊断应与其他原因所致的尿糖增高、药物引起的糖耐量减低和血糖升高以及继发性糖尿病相鉴别。

【治疗原则】

糖尿病采取综合性治疗，包括饮食疗法、运动疗法、药物治疗、糖尿病知识教育和血糖监测。其目的是使患者血糖控制在正常或接近正常范围，纠正糖代谢和脂代谢紊乱，防止或减少并发症，降低病死率。1 型糖尿病在治疗中应进行糖尿病知识的教育，提倡自我监测并控制饮食，加强锻炼，同时辅以生理性胰岛素治疗。新诊断的 2 型糖尿病开始可采取饮食和运动疗法来控制血糖；若非药物治疗不能控制血糖，则需口服降血糖药。

1 型糖尿病主要是胰岛素替代治疗，必要时辅以口服降糖药。

2 型糖尿病需口服降血糖药。目前主张不同作用机制的小剂量降糖药物联合应用，可达到史好的降糖效果，并减少单一药物的不良反应。常用口服降血糖药物包括：①磺脲类（格列本脲、格列美脲）：主要机制是促进胰岛 β 细胞分泌胰岛素；②双胍类（二甲双胍）：主要增加外周组织对胰岛素的敏感性，抑制脂肪分解；③α-糖苷酶抑制剂（阿卡波糖）：抑制 α-糖苷酶，延缓碳水化合物的吸收，降低餐后高血糖；④噻唑烷二酮类（岁格列酮、匹格列酮）：降低胰岛素抵抗性，增强胰岛素的作用，又称为胰岛素增敏剂；⑤非磺脲类促胰岛素分泌剂（瑞格列酮和纳格列奈），作用机制类似于磺脲类，但两种药物在 β 细胞上结合的位点不同。2 型糖尿病经饮食和口服降血糖药物治疗，血糖控制不理想，应改用或合用胰岛素治疗。

第五节　血脂异常和脂蛋白异常血症

血脂异常（dyslipidemia）指血浆中脂质量和质的异常。由于脂质不溶或微溶于水，在血浆中必须与蛋白质结合以脂蛋白的形式存在，因此，血脂异常实际上表现为脂蛋白异常血症（dys-lipoproteinemia）。血脂异常少数为全身性疾病所致（继发性），多数是遗传缺陷与环境因素相互作用的结果（原发性）。血脂异常可作为代谢综合征的组分之一，与多种疾病如肥胖症、2 型糖尿病、高血压、冠状动脉粥样硬化性心脏病、脑卒中等密切相关。长期血脂异常可导致动脉粥样硬化、增加心脑血管病的发病率和死亡率。防治血脂异常对延长寿命、提高生活质量具有重要意义。

【病因与发病机制】

脂蛋白代谢过程极为复杂，不论何种病因，若引起脂质来源、脂蛋白合成、代谢过程关键酶异常或降解过程受体通路障碍等，均可导致血脂异常。

（一）原发性血脂异常

家族性脂蛋白异常血症是由于基因缺陷所致。某些突变基因已经阐明，如家族性 LPL 缺乏症和家族性 Apo cⅡ 缺乏症可因为 CM、VLDL 降解障碍引起 Ⅰ 型或 Ⅴ 型脂蛋白异常血症；家族性高胆固醇血症由于 LDL 受体缺陷影响 LDL 的分解代谢，家族性 ApoBl00 缺陷症由于 LDL 结构异常影响与 LDL 受体的结合，二者主要表现为 Ⅱa 型脂蛋白异常血症等。

大多数原发性血脂异常原因不明、呈散发性,认为是由多个基因与环境因素综合作用的结果。

（二）继发性血脂异常

1.全身系统性疾病　如糖尿病、甲状腺功能减退症、库欣综合征、肝肾疾病、系统性红斑狼疮、骨髓瘤等可引起继发性血脂异常。

2.药物　如噻嗪类利尿剂、β受体阻滞剂等。长期大量使用糖皮质激素可促进脂肪分解、血浆 TC 和 TG 水平升高。

【临床表现】

血脂异常可见于不同年龄、性别的人群,某些家族性血脂异常可发生于婴幼儿。临床表现主要包括:

（一）黄色瘤、早发性角膜环和脂血症眼底改变

由于脂质局部沉积所引起,其中以黄色瘤较为常见。黄色瘤是一种异常的局限性皮肤隆起,颜色可为黄色、橘黄色或棕红色,多呈结节、斑块或丘疹形状,质地一般柔软,最常见的是眼睑周围扁平黄色瘤。早发性角膜环出现于 40 岁以下,多伴有血脂异常。严重的高脂血症可产生脂血症眼底改变。

（二）动脉粥样硬化

脂质在血管内皮沉积引起动脉粥样硬化,引起早发性和进展迅速的心脑血管和周围血管病变。某些家族性血脂异常可于青春期前发生冠状动脉粥样硬化性心脏病,甚至心肌梗死。

血脂异常可作为代谢综合征的一部分,常与肥胖症、高血压、冠状动脉粥样硬化性心脏病、糖耐量异常或糖尿病等疾病同时存在或先后发生。严重的高胆固醇血症有时可出现游走性多关节炎。严重的高脂血症可引起急性胰腺炎,应予重视。

【辅助检查】

（一）生化检查

测定空腹状态下（禁食 12～14 小时）血浆或血清 TC、TG、LDL-C 和 HDL-C 是最常用的实验室检查方法。TC 是所有脂蛋白中胆固醇的总和,TG 是所有脂蛋白中三酰甘油的总和。LDL-C 和 HDL-C 分别指 LDL 和 HDL 中的胆固醇含量。

决定治疗前,至少有两次血脂检查的结果。

（二）脂蛋白电泳

将脂蛋白分为位于原点不移动的乳糜微粒、前 β、β 和 α 共 4 条脂蛋白区带,分别相当于超速离心法中的 CM、VLDL、IDL 和 LDL,以及 HDL。仅为半定量分析,结果变异较大,目前已不常用。

【诊断和鉴别诊断】

详细询问病史,包括个人饮食和生活习惯、有无引起继发性血脂异常的相关疾病、引起血脂异常的药物应用史以及家族史。体格检查须全面、系统,并注意有无黄色瘤、角膜环和脂血症眼底改变等。血脂检查的重点对象包括:①已有冠状动脉粥样硬化性心脏病、脑血管病或周围动脉粥样硬化病者;②有高血压、糖尿病、肥胖、吸烟者;③有冠状动脉粥样硬化性心脏病或动脉粥样伴硬化家族史者,尤其是直系亲属中有早发冠状动脉粥样硬化性心脏病或其他动脉粥样硬化证据者;④有皮肤黄色瘤者;⑤有家族性高脂血症者。

【治疗原则】

高脂血症的治疗目的是通过调节血脂谱,预防动脉粥样硬化的发生和发展,降低冠状动脉粥样硬化性心脏病和心肌梗死的发病率和死亡率。其治疗原则为:

（一）改变不良的生活方式

戒烟、忌过量饮酒，避免暴饮暴食。消除紧张情绪，规律生活。

（二）调节饮食结构

形成低热量、低胆固醇、低脂、低糖和高纤维素的饮食结构，以利于高脂血症的防治。

（三）运动和体育锻炼

运动可增强心、肺功能，减轻体重，调节异常血脂，降低血浆 TG、TC 和升高 HDL-C，并能降低血压和减少患糖尿病的危险。

（四）药物性降脂治疗

调脂药物的主要作用机制：①阻止脂质或胆酸自肠道的吸收，并促进排泄。②抑制体内脂质的合成或加速其降解代谢。③增强脂质代谢中有关酶或受体的活性。常用的调脂药物有胆酸螯合剂、HMG-CoA 还原酶抑制剂（他汀类调脂药）、烟酸及其衍生物、纤维酸衍生物类（苯氧芳酸类或贝特类调脂药）等。

第六节　高尿酸血症与痛风

高尿酸血症（hyperuricemia）与痛风（gout）是嘌呤代谢障碍引起的代谢性疾病，但痛风发病有明显的异质性，除高尿酸血症外可表现为急性关节炎、痛风石、慢性关节炎、关节畸形、慢性间质性肾炎和尿酸性尿路结石。高尿酸血症患者只有出现上述临床表现时，才称之为痛风。临床上分为原发性和继发性两大类，前者多南先天性嘌呤代谢异常所致，常与肥胖、糖脂代谢紊乱、高血压、动脉硬化和冠状动脉粥样硬化性心脏病等聚集发生，后者则由某些系统性疾病或者药物引起。

【病因和发病机制】

病因和发病机制不清。由于受地域、民族、饮食习惯的影响，高尿酸血症与痛风发病率差异较大。

（一）高尿酸血症的形成

作为嘌呤代谢的终产物，尿酸（uric acid）主要由细胞代谢分解的核酸和其他嘌呤类化合物以及食物中的嘌呤经酶的作用分解而来。尿酸排泄障碍是引起高尿酸血症的重要因素，包括肾小球滤过减少、肾小管重吸收增多、肾小管分泌减少以及尿酸盐（monosodium urate，MSU）结晶沉积。尿酸生成增多主要由酶的缺陷所致。原发性高尿酸血症常伴有肥胖、糖尿病、动脉粥样硬化、冠状动脉粥样硬化性心脏病和高血压等，目前认为与胰岛素抵抗有关。

（二）痛风的发生

临床上仅有部分高尿酸血症患者发展为痛风，确切原因不清。当血尿酸浓度过高和（或）在酸性环境下，尿酸可析出结晶，沉积在骨关节、肾脏和皮下等组织，造成组织病理学改变，导致痛风性关节炎、痛风肾和痛风石等。

原发性高尿酸血症与痛风需建立在排除其他疾病基础之上；而继发者则主要由于肾脏疾病致尿酸排泄减少，骨髓增生性疾病致尿酸生成增多，某些药物抑制尿酸的排泄等多种原因所致。

【临床表现】

临床多见于 40 岁以上的男性，女性多在更年期后发病。常有家族遗传史。

（一）无症状期

仅有波动性或持续性高尿酸血症，从血尿酸增高至症状出现的时间可长达数年至数十年，有些可终身不出现症状，但随年龄增长痛风的患病率增加，并与高尿酸血症的水平和持续时间有关。

（二）急性关节炎期

常有以下特点：①多在午夜或清晨突然起病，多呈剧痛，数小时内出现受累关节的红、肿、热、痛和功能障碍，单侧姆趾及第1跖趾关节最常见，其余依次为踝、膝、腕、指、肘；②秋水仙碱治疗后，关节炎症状可以迅速缓解；③发热；④初次发作常呈自限性，数日内自行缓解，此时受累关节局部皮肤出现脱屑和瘙痒，为本病特有的表现；⑤可伴高尿酸血症，但部分患者急性发作时血尿酸水平正常；⑥关节腔滑囊液偏振光显微镜检查可见双折光的针形尿酸盐结晶是确诊本病的依据。受寒、劳累、饮酒、高蛋白高嘌呤饮食以及外伤、手术、感染等均为常见的发病诱因。

（三）痛风石及慢性关节炎期

痛风石（tophi）是痛风的特征性临床表现，常见于耳轮、跖趾、指间和掌指关节，常为多关节受累，且多见于关节远端，表现为关节肿胀、僵硬、畸形及周围组织的纤维化和变性，严重时患处皮肤发亮、菲薄，破溃则有豆渣样的白色物质排出。形成瘘管时周围组织呈慢性肉芽肿，虽不易愈合但很少感染。

（四）肾脏病变

主要表现在两方面。

1.痛风性肾病　起病隐匿，早期仅有间歇性蛋白尿，随着病情的发展而呈持续性，伴有肾浓缩功能受损时夜尿增多，晚期可发生肾功能不全，表现为水肿、高血压、血尿素氮和肌酐升高。少数患者表现为急性肾衰竭，出现少尿或无尿，最初24小时尿酸排出增加。

2.尿酸性肾石病　10%～25%的痛风患者肾有尿酸结石，呈泥沙样，常无症状，结石较大者可发生肾绞痛、血尿。当结石引起梗阻时导致肾积水、肾盂肾炎、肾积脓或肾周围炎，感染可加速结石的增长和肾实质的损害。

【辅助检查】

（一）血尿酸测定

血清标本，尿酸酶法。正常男性为150～380μmol/L（2.5～6.4mg/dl），女性为100～300μmol/L（1.6～5.0mg/dl），更年期后接近男性。血尿酸存在较大波动，应反复监测。

（二）尿尿酸测定

限制嘌呤饮食5天后，每日尿酸排出量超过3.57mmol（600mg），可认为尿酸生成增多。

（三）滑囊液或痛风石内容物检查

偏振光显微镜下可见针形尿酸盐结晶。

（四）X线检查

急性关节炎期可见非特征性软组织肿胀；慢性期或反复发作后可见软骨缘破坏，关节面不规则，特征性改变为穿凿样、虫蚀样圆形或弧形的骨质透亮缺损。

（五）电子计算机×线体层显像（CT）与磁共振显像（MRI）检查

CT扫描受累部位可见不均匀的斑点状高密度痛风石影像；MRI的T1和T2加权图像呈斑点状低信号。

【诊断与鉴别诊断】

（一）诊断

男性和绝经后女性血尿酸>420μmol/L（7.0mg/dl）、绝经前女性>350μmol/L（5.8mg/dl）可诊断为高尿酸血症。中老年男性如出现特征性关节炎表现、尿路结石或肾绞痛发作，伴有高尿酸血症应考虑痛风。关节液穿刺或痛风石活检证实为尿酸盐结晶可做出诊断。X线检查、CT

或 MRI 扫描对明确诊断具有一定的价值。急性关节炎期诊断有困难者,秋水仙碱试验性治疗有诊断意义。

（二）鉴别诊断

本病须与继发性高尿酸血症或痛风、关节炎、肾石病等鉴别。

【治疗原则】

除少数病例因药物引起高尿酸血症可停用药物外,多数缺乏病因性治疗。其防治主要目的:迅速终止急性关节炎发作,防止关节炎复发,控制高尿酸血症,防止尿酸盐沉积于肾脏、关节等引起的并发症,防止尿酸结石的形成和肾功能损害。

（一）一般防治

调节饮食,控制总热量摄入,并忌进高嘌呤饮食,戒酒。多饮水,增加尿酸排泄,不宜服用抑制尿酸排泄的药物如噻嗪类利尿药等。适当运动,防止超重。

（二）急性关节炎发作的治疗

绝对卧床休息,患肢抬高,避免关节负重。秋水仙碱为治疗痛风急性发作的特效药,迅速给秋水仙碱,越早用效果越好。其次选用非甾体类抗炎药如吲哚美辛、萘普生、布洛芬等,上述药物无效可考虑使用糖皮质激素,该药起效快、缓解率高,但停药后易复发。

（三）间歇期和慢性关节炎期的治疗

目的是使血尿酸维持在正常水平。

1.抑制尿酸合成药物　如别嘌呤醇,该药通过抑制黄嘌呤氧化酶,减少尿酸生成。对肾功能不全患者,剂量应减半。

2.促进尿酸排泄药　如丙磺舒、磺吡酮等,适用于肾功能尚好、每日尿酸排出不多的患者。其主要抑制肾小管对尿酸的重吸收,增加尿酸排泄。有肾结石者慎用。

3.其他　关节活动受限患者进行理疗和体疗。痛风石较大或皮溃破者,可手术剔除痛风石。

第七节　代谢综合征

代谢综合征(metabolic syndrome,MS)是心血管病的多种代谢危险因素在个体内集结的状态。MS 的中心环节是肥胖和胰岛素抵抗,其主要组成成分为肥胖症尤其是中心性肥胖、2 型糖尿病(T2DM)或糖调节受损、血脂异常以及高血压。提示其本质是多方面的、复杂的,许多问题有待阐明。随着全球肥胖症患者日益增加,上述疾病呈集结状态发病现象不断增多。

【病因与发病机制】

MS 的基本病因和发病机制尚未完全阐明。MS 的发生是复杂的遗传与环境因素相互作用的结果。目前一般认为,胰岛素抵抗是 MS 的中心环节,而肥胖,特别是中心性肥胖,与胰岛素抵抗的发生密切相关。一方面胰岛素抵抗和高胰岛素血症与 MS 多种疾病的发生机制有关,另一方面胰岛素抵抗的发生机制又与肥胖及 MS 的病理变化有关,互为因果,其间关系错综复杂。

【临床表现】

患有代谢综合征的人常同时患有中心性肥胖、血压升高、糖代谢异常及脂代谢紊乱等,而这些已被确认为心血管疾病的危险因素。代谢综合征其他临床表现包括:高尿酸血症、血管内皮功能障碍、高胰岛素原血症、高血凝低纤溶状态及一些不常见的伴发症状或疾病,如痛风、睡眠呼吸暂停综合征、脂肪肝、多囊卵巢综合征等。代谢综合征患者心血管疾病的发病和死亡危险也显著增加。合并多种心血管危险因素对心、脑、肾等重要器官的损害远大于单纯性高血压或糖尿病,如糖尿病患者合并血压升高,则会加剧糖尿病患者发生心血管病变,而高血压患者合并血脂紊乱,又会加重其动脉粥样硬化病变,易引起冠状动脉粥样硬化性心脏病、心肌梗死和卒中等。因而要从根本上降低心血管疾病的发病和死亡率,就应防治代谢综合征。

【辅助检查】

1.采用空腹血糖与血浆胰岛素估计胰岛素抵抗状态,一般可用于群体研究。

2.通过外加负荷检测机体对胰岛素的敏感性的实验。

3.使用六种参数高血压、腰臀比、二酰甘油和 HDL 胆固醇水平、2 型糖尿病的家族史、血糖控制情况简单估计糖尿病患者中胰岛素抵抗的存在。

【诊断和鉴别诊断】

目前,对代谢综合征的诊断标准尚在探索和研究中,尚无一致认同的、统一的诊断标准。

WHO1999 年关于代谢综合征的诊断标准为:在存在糖调节受损或糖尿病及/或胰岛素抵抗为前提条件下,同时存在下列指标中 2 个或 2 个以上者,可诊断为代谢综合征:①动脉压>140/90mmHg;②血浆三酰甘油(TG)≥1.7mmoL/L 和(或)HDL-C 男性<0.9mmol/L,女性<1.0mmol/L;③中心型肥胖即腰臀比男性>0.9、女性>0.85 和(或)。BMI>30;④微量蛋白尿≥20μg/min,或白蛋白/肌酐比值≥30mg/g。

中华医学会糖尿病学分会建议采用 WHO(1999)的代谢综合征工作定义,但有下述不同:①肥胖的诊断值:超重:体重指数(BMI)24～27.9,肥胖:BMI≥28;中心性肥胖:腰围:男≥85cm,女≥80cm;②胰岛素抵抗:可采用中国人背景人群巾稳态模式评估公式——HOMA-IR 的下四分位数分割点来定义有无胰岛素抵抗,但不作为基本判定指标,仅用于资料积累以进一步判定此指标的应用价值。

【防治原则】

MS 的中心环节是胰岛素抵抗,但其三个主要环节即肥胖-胰岛素抵抗-心血管病多重代谢危险因素之间错综复杂、互为因果的相互关系,提示防治 MS 应采取综合措施,以改善胰岛素敏感性为基础,针对 MS 的各个组分分别进行治疗,注意减轻体重及全面防治心血管病多重代谢危险因素。防治 MS 的主要目标是预防临床心血管病和 T2DM,对已有心血管病者则是预防心血管事件再发、病残及降低死亡率。

首先应倡导健康的生活方式,合理饮食、增加体力活动和体育运动、减轻体重及戒烟是防治MS 的基础。噻唑烷二酮类药物(罗格列酮、吡格列酮等)及二甲双胍可改善胰岛素敏感性,还可通过改善血糖、血脂、血液凝溶、血管内皮细胞功能、减轻炎症反应等发挥抗动脉粥样硬化作用,这些具有潜在的器官保护意义,但对 MS 的治疗意义尚有待进一步临床观察和积累循证医学证据。肥胖症与胰岛素抵抗的发生密切相关,配合运动和平衡的低热量饮食,可使胰岛素敏感性明显增加,并能改善血脂谱,降低相关心血管疾病危险因素的影响。糖尿病、血脂异常、高血压等需选用相应药物,控制血糖还可通过减少葡萄糖毒性作用而降低胰岛素抵抗中的继发性因素,某些调脂药物如苯氧芳酸类降低 TG、FFA 则可能通过减少脂毒性而改善胰岛素敏感性,合理选用降压药物使控制血压同时能保护器官功能也非常重要。目前仍提倡应用阿司匹林减低促血凝状态。以上提示综合治疗、联合用药的重要性。肥胖症、糖耐量减低和糖尿病、血脂异常、高血压等务必控制达标。此外,还需根据不同年龄、性别、家族史等制订群体及个体化的防治方案。

第八节　原发性骨质疏松症

骨质疏松症(osteoporosis,OP)系指一种以骨量减少和骨组织微结构破坏为特征,导致骨脆性增加和易于骨折的一种全身代谢性骨病。OP 分为原发性和继发性两类。原发性又分为绝经后骨质疏松症(原发性Ⅰ型)和老年性骨质疏松症(原发性Ⅱ型)。前者发生于绝经后女性,后者是老年人的常见疾病。继发性 OP 是指各种疾病如皮质醇增多症、甲状旁腺功能亢进、甲状腺功能亢进、糖尿病、慢性肾炎、某些药物等引起的骨质疏松症。本节主要介绍原发性 OP。

【病因与发病机制】

随年龄增长,中老年人骨丢失和骨重建处于负平衡,一方面由于破骨细胞的吸收增加,另一方而是南丁成骨细胞的功能衰减导致骨量减少。引起中老年人骨质丢失的主要因素有:①性激素分泌减少,女性绝经后,雌激素缺乏使破骨细胞功能增强,骨丢失加速。绝经时间越早,雌激素缺乏愈重,骨丢失的量越多。②随年龄增长,钙调节激素的分泌失调,导致骨代谢紊乱。③老年人由于胃纳差,进食较小,导致蛋白质、钙、磷及各种维生素和微量元素摄入不足,对钙含量起负性调节作用。④其他因素:成年后的体力活动是刺激骨形成的一种基本方式,而活动过少易于发生 OP。另外,吸烟、酗酒、高盐饮食、大量饮用咖啡、光照减少等均易诱发 OP。

【临床表现】

(一)骨痛和肌无力

轻者无何不适,较重患者有腰背疼痛或全身骨痛,为最常见症状。骨痛通常为弥漫性,无明确压痛区(点),劳累或活动后加重,负重能力明显下降。

(二)身材缩短、驼背

常见于椎体压缩性骨折,单发或多发,有或无诱因,身材变矮;严重者脊柱前倾、背曲加重,伴驼背。

(三)骨折

常因轻微活动或创伤而诱发,弯腰、负重、挤压或摔倒后易发生骨折。多发部位为脊柱、髋部及前臂,其他部位如肋骨、盆骨、肱骨、锁骨和胸骨等亦可发生。脊柱压缩性骨折多见于绝经后 OP 患者,骨折后出现突发性腰痛。髋部骨折以老年性 OP 患者多见。骨折部位多在股骨颈部。

(四)呼吸功能下降

胸、腰椎压缩变形,胸廓畸形者可出现胸闷、气短、呼吸困难甚至发绀等表现。心输出量、肺活量、肺最大换气量下降,易并发上呼吸道及肺部感染。

【辅助检查】

(一)股骨颈骨密度(BMD)测量

BMD 测量方法很多,以双能 X 线吸收测定(DXA)为最佳方法。根据 BMD 结果确定是低骨量(低于同性别人群峰值骨量 PBM 的 1SD 以上但小于 2.5SD)、OP(低于 PBM 的 2.5SD 以上)或严重 OP(OP 伴一处或多处自发性骨折),再进一步确定是原发性或继发性 OP。

(二)骨代谢转换率评价

根据骨转换的生化标志物测定结果(血碱性磷酸酶、血骨钙素、血 1 型胶原羧基前肽、血抗酒石酸酸性磷酸酶、尿吡啶啉和脱氧吡啶啉、尿钙/尿肌酐比值等)可以确定原发性骨质疏松症的分型。

【诊断和鉴别诊断】

凡存在 OP 家族史和 OP 性骨折史、消瘦、闭经、绝经、慢性疾病、长期营养不良、长期卧床或长期服用致骨丢失药物者,均要考虑本症的可能。进一步结合骨量测定、X 线和生化指标即可确定诊断。对于无明显症状的退行性骨质疏松症,骨量测定十分重要。

骨质疏松症要与骨软化症、骨髓瘤及骨转移癌相鉴别。

【治疗原则】

骨质疏松症的治疗强化综合治疗、早期治疗及个体化治疗。积极寻找骨质疏松症的病因,及时对原发病进行治疗。合适的治疗可减轻症状、改善预后,降低骨折的发生率。此症通常采取联合用药的方案,常用药物有:促进骨矿化药如钙剂、维生素 D;骨吸收抑制药双磷酸盐、依普黄酮、雌激素或选择性雌激素受体调节药、降钙素等;骨形成刺激药如甲状旁腺素、氟化物制剂;中成药如骨仙片、骨刺片等。

（一）绝经后 OP

绝经后 OP 是由于绝经后雌激素减少,骨吸收亢进导致骨量丢失。因此选用骨吸收抑制剂如雌激素、降钙素等。不宜长期使用,可使肿瘤发病率增高。

（二）老年性 OP

老年性 OP 是由于年龄增加导致激素调节失衡,骨形成低下。通常选用活性维生素 D、蛋白同化激素、降钙素等。降钙素可通过抑制骨吸收、减少骨钙释放入血从而保护骨骼,降钙素还可促使骨细胞生成、增强成骨活动,促使血钙入骨骼中,因此降钙素常作为防治老年性 OP 的首选药。

（三）预防

加强卫生宣教工作和实施有效预防措施。应从儿童、青少年做起,运动、合理膳食、保证充足的钙剂摄入较为可行和有效。成年后的预防主要包括以下方面:尽量延缓骨丢失的速率和程度,如无禁忌证,绝经后妇女及早用雌激素替代疗法（ERT）预防。对退行性骨质疏松症患者,积极进行抑制骨吸收（雌激素、降钙素、钙）、促进骨形成（活性维生素 D）的药物治疗。另外,预防 OP 患者发生骨折,避免骨折的危险因素,降低骨折发生率。

第十一章　神经与精神疾病

第一节　概　　述

一、神经系统疾病

神经系统由中枢神经系统和周围神经系统组成;它可指挥和协调躯体的运动、感觉和自主神经功能,感受机体内外环境传来的信息并做出反应,参与人的意识、学习、记忆、综合分析等高级神经活动。根据其主司的功能不同,又可分为躯体神经系统和自主神经系统,前者主要调整人体适应外界环境变化;后者主要调节其他系统和器官,即稳定机体的内环境,下丘脑是大脑皮质调节下的自主神经中枢,并调控垂体激素的释放。

神经系统疾病(nerve system disease)指发生于神经系统和肌肉的以意识、运动、感觉和自主神经功能障碍为主要表现的疾病;其种类包括感染、血管病、外伤、中毒、肿瘤、变性疾病、自身免疫性疾病、遗传病、中毒性疾病、先天发育异常、营养缺陷、代谢障碍性疾病等。

（一）神经系统疾病的临床表现

神经系统疾病的症状主要表现为运动、感觉、反射和自主神经功能障碍。根据其发病机制可分为四类。

1.缺损症状　指神经组织受损使正常神经功能减弱或缺失,如主侧半球脑梗死导致对侧肢体偏瘫、偏身感觉障碍和失语;面神经炎时引起同侧面肌瘫痪等。

2.刺激症状　指神经结构受激惹后产生的过度兴奋表现,如大脑皮质运动区刺激性病变引起部分性运动性发作;腰椎间盘突出引起坐骨神经痛等。

3.释放症状　中枢神经系统受损后,低级中枢所受抑制减弱而表现出其功能;如上运动神经元损害而出现的锥体束征,表现肌张力增高、腱反射亢进和 Babinski 征阳性。

4.休克症状　指中枢神经系统急性局部性严重病变,使功能相关的远隔部位的神经功能短暂缺失。如脑出血急性期,偏瘫肢体呈现肌张力减低、腱反射消失和 Babinski 征阴性,即所谓的脑休克;急性脊髓横贯性病变时,受损平面以下也出现弛缓性瘫痪,即所谓的脊髓休克;休克期过后,逐渐出现神经缺损症状及释放症状。

（二）神经系统疾病的检查

先进检查仪器的问世及检查方法的出现,为临床诊断提供了有力的手段和极大的便利。如电子计算机体层扫描(CT)、CT血管造影(CTA)、磁共振成像(MRI)、磁共振血管造影(MRA)、数字减影血管造影(DSA)、各种神经电生理检查、经颅多普勒(TCD)、单光子发射计算机断层(sPECT)、正电子发射断层扫描(PET)、局部脑血流量测定(rCBf)、肌肉和神经的活组织检查、等电聚焦技术检测脑脊液寡克隆带(OB)、脑脊液细胞学及检测特异性抗体及细胞因子、基因诊断技术等。

（三）神经系统疾病的三类治疗前景

1.可治愈的疾病　如大多数脑膜炎、脑炎、营养缺乏性疾病、良性肿瘤、特发性面神经麻痹、格林—巴利综合征、脑出血及脑梗死(轻症病例)等,对这类疾病应及时诊断和治疗。

2.可控制或缓解的疾病　如癫痫、帕金森病、三叉神经痛、多发性硬化、重症肌无力、偏头痛和周期性瘫痪等,对此类疾病宜设法控制其进展,减轻其引起患者残疾的程度。

3.暂无法有效治疗的疾病　包括恶性肿瘤、神经系统遗传和变性性疾病、朊蛋白病、AIDS/HIV 所致神经系统损害等,对这类疾病应给予适当的对症及支持疗法,并进行精心护理。

二、精神疾病

精神病学(psychiatry)是研究精神疾病病因、发病机制、临床表现、发展规律、治疗和预防的一门学科。精神疾病又称精神障碍,指在生物、心理和社会环境因素影响下大脑功能失调、紊乱,导致意志、情感、认知和行为等精神活动的异常,伴有痛苦体验和(或)功能损害的疾病。精神卫生则研究各类精神疾病的社会防治、保障人类心理健康,减少和预防各类心理和行为障碍。

(一)精神疾病的病因

1.生物因素　年龄、性别、体形和遗传等因素等均可能与精神疾病的发生有关。儿童易发生行为障碍、神经症和精神分裂症;青春期易患神经症、精神分裂症和躁狂抑郁症;中年期易患妄想或抑郁状态,心身疾病等;老年人易患老年痴呆、脑动脉硬化性精神障碍等。神经症以女性较多。精神分裂症、情感性精神障碍及某些类型的精神发育迟滞都有遗传倾向。精神分裂症多为瘦长体型,躁狂抑郁症者多肥胖,精神发育迟滞者多有发育异常。各种急慢性躯体疾病均可诱发精神疾病。

2.心理、社会环境因素　心理因素是心因性精神障碍、神经症和与文化密切相关的精神障碍等的发病的主导因素之一。社会环境因素不良可增加心理和躯体应激,易患心身疾病、神经症和一些精神病;不同民族、文化、社会风气和不同宗教信仰、生活习惯等都与精神疾病的发生相关。

(二)精神病学的发展趋势

精神病学的服务与研究对象已从传统的重性精神障碍如精神分裂症,渐向轻型精神障碍如神经症、适应不良行为转变;服务模式也从封闭式转向开放式或半开放式管理,而且由于新的精神药物的出现,对康复及复发预防的重视,精神障碍患者的预后已大为改观。

精神健康与精神障碍并非对立的两极,而是一个移行谱(continum)。精神健康可以定义为成功履行精神功能的一种状态,这种状态能产生建设性活动、维持良好的人际关系、能调整自己以适应不良环境。精神健康是个人安康、事业成功、家庭幸福、良好的人际交往、健康的社会关系所不可缺少的一部分。

第二节　脑血栓形成

脑血栓形成是指在脑动脉的颅内、外段血管壁病变基础上形成血栓,管腔逐渐狭窄闭塞引起脑局部血流逐渐减少或致供血中断,脑组织缺血缺氧导致软化坏死。临床表现为急性起病,迅速出现局灶性或弥漫性脑功能缺损的症状、体征的临床事件。

【病因与发病机制】

血管壁病变最常见的病因为动脉粥样硬化,主要发生在管径 $500\mu m$ 以上的大中动脉,可见于颈内动脉和椎基底动脉系统任何部位,以动脉分叉处多见,约占全部脑梗死患者的 70%~80%。其次,动脉炎、血液系统疾病、脑淀粉样血管病等也可发生脑血栓形成。各种导致血流缓慢的因素均是促使血栓加速形成的诱凶。

急性脑梗死病灶由中心坏死区及周围的缺血半暗带(ischemic penumbra)组成。缺血半暗带仍存在侧支循环,可获得部分血液供应,尚有大量可存活的神经元,如能在 6 小时之内恢复血流使脑代谢改善,损伤仍然可逆并恢复功能。因此,保护这些可逆性损伤神经元是急性脑梗死治疗的关键。

【临床表现】

(1)动脉粥样硬化性脑梗死多见于 50~60 岁以上患有脑动脉硬化者,男性略多于女性;动脉炎以中青年多见。

(2)多伴有高血压、糖尿病、冠状动脉粥样硬化性心脏病、高脂血症,约 1/4 患者病前有短暂性脑缺山发作史。

(3)常于睡眠中或静息时发病,在 1~3 天内达高峰,意识通常清楚。

(4)脑损害症状主要为脑血管供血区的脑功能损害。大脑中动脉闭塞是最多见的一种脑梗死,其近端主干闭塞时导致病灶对侧中枢性面舌瘫与偏瘫(基本均等性)、偏身感觉障碍及偏盲(三偏),为大脑半球皮质、皮质下和内囊梗死所致。优势半球受累导致完全性失语症,非优势半球受累可出现体象障碍。

(5)脑梗死 6 小时后开始形成脑水肿,3~5 天达高峰。大面积梗死可出现严重颅内压增高而意识障碍,并可因脑疝致死。

【辅助检查】

(1)神经影像学检查:应常规进行 CT 检查,多数病例发病 24 小时后逐渐显示低密度梗死灶,发病后 2~15 日可见均匀片状或楔形的明显低密度灶,大面积脑梗死伴脑水肿和占位效应。MRI 可比 CT 更清晰地显示早期缺血性梗死、脑干及小脑梗死,梗死后数小时即出现 T1 低信号(黑色),T2 高信号(白色)。数字减影脑血管造影(DSA)可发现血管狭窄及闭塞部位。

(2)脑脊液(CSF)检查:无 CT 条件时进行,通常 CSF 压力及常规正常。

【诊断要点】

(1)常中年以上,静态中起病,常并存在动脉硬化危险因素。

(2)神经症状体征有一缓慢进展过程(3~5 天达高峰)。

(3)起病早期多无颅内压增高表现。

(4)有相应脑动脉供血区脑功能缺失体征。

(5)CT 或 MRI 发现相应梗死灶。

【鉴别诊断】

脑血栓形成须与脑栓塞鉴别。

脑栓塞指各种栓子随血流进入颅内动脉使血管腔急性闭塞,引起相应供血区脑组织缺血坏死及脑功能障碍。与脑血栓形成不同,脑栓塞引起的急性脑循环障碍为栓塞血管的突然断流。如不消除栓子来源,脑栓塞可反复发生。脑栓塞常见于颈内动脉系统,尤以大脑中动脉多见,椎基底动脉系统少见。脑栓塞合并出血性梗死发生率约 30%。突发较大血管脑栓塞易伴一过性脑血管痉挛,可出现短暂意识障碍;脑皮质受急性缺血刺激可出现痫性发作;脑栓塞所致脑缺血损伤与血栓形成性脑梗死类似,但往往起病更快、病情更严重。心脏疾病时心脏附壁血栓脱落是最主要的栓子来源。

【治疗原则】

(一)急性期治疗原则

1.超早期治疗　争取在 3~6 小时治疗时间窗内溶栓治疗。

2.个体化治疗　依患者年龄、缺血性卒中类型、病情程度和基础疾病等采取最适当治疗。

3.防治并发症。

4.整体化治疗　包括支持疗法、对症治疗和早期康复治疗;预防性干预卒中危险因素。

(二)主要措施

1.对症治疗　包括维持生命功能和处理并发症。

（1）卒中后血压升高通常不需紧急处理，切忌过度降压使脑灌注压降低而加剧脑缺血；血压过高（舒张压>140mmHg）者在脱水降低颅内压后血压仍高，可用硝普钠0.5~10μg（kg·min），维持血压在（170~180）/95~100mmHg水平。

（2）意识障碍者宜保持呼吸道通畅、吸氧和防治呼吸道、泌尿道感染和褥疮等。

（3）发病3~5天为脑水肿高峰期，可用20%甘露醇、呋塞米、10%白蛋白静脉滴注。

（4）卧床患者可用低分子肝素4000IU皮下注射预防肺栓塞和深静脉血栓形成。

（5）发病3日内进行心电监护，预防致死性心律失常（室性心动过速和室颤等）和猝死，必要时可给予钙拮抗剂、β受体阻滞剂治疗。

（6）血糖水平宜控制在6~9mmol/L，过高或过低均会加重缺血性脑损伤，如血糖>10mmol/L宜给予胰岛素治疗，并注意维持水、电解质平衡。

（7）及时控制癫痫发作，处理患者卒中后的抑郁或焦虑障碍。

2.超早期溶栓治疗　适用于脑血栓形成脑梗死，挽救缺血半暗带。静脉溶栓疗常用溶栓药物包括尿激酶（UK）、重组组织型纤溶酶原激活物（rt-PA）。溶栓治疗须注意掌握适应证，并观察可能出现的继发出血、再灌注损伤和脑水肿等并发症。

3.抗凝治疗　适用于脑栓塞脑梗死，预防心房颤动或有再栓塞风险的心源性病因、动脉夹层或高度狭窄的患者，可用肝素预防再栓塞或栓塞继发血栓形成。

4.脑保护治疗　在缺血瀑布启动前用药，可通过降低脑代谢、干预缺血引发细胞毒性机制减轻缺血性脑损伤。包括自由基清除剂（过氧化物歧化酶、巴比妥盐、维生素E和维生素C等）、阿片受体阻断剂纳洛酮、钙通道阻断剂、兴奋性氨基酸受体阻断剂和镁离子等。

5.降纤治疗　通过降解血中纤维蛋白原、增强纤溶系统活性以抑制血栓形成。可选用巴曲酶、降纤酶、安克洛和蚓激酶等。

6.抗血小板治疗　急性脑梗死患者发病48小时内用阿司匹林100~300mg/d，可降低死亡率和复发率。抗血小板聚集剂如噻氯匹定、氯吡格雷等也可应用。

7.脑梗死　急性期不用或慎用血管扩张剂，因缺血区血管呈麻痹及过度灌流状态，可导致恼内盗血和加重脑水肿。脑卒中急性期不宜使用脑细胞营养剂脑活素等，否则可使缺血缺氧脑细胞耗氧增加，加重脑细胞损伤，宜在脑卒中亚急性期（2~4周）使用。

8.外科治疗　幕上大面积脑梗死有严重脑水肿、占位效应和脑疝形成征象者，可行开颅减压术；小脑梗死压迫脑干者可抽吸梗死小脑组织和后颅窝减压以挽救生命。

9.康复治疗　应早期进行，增进神经功能恢复，降低致残率，提高生活质量和重返社会。

10.预防性治疗　对缺血性卒中危险因素如高血压、糖尿病、心房纤颤和颈动脉狭窄等应尽早预防性治疗，可用抗血小板药阿司匹林、噻氯匹定，有出血倾向者慎用。

第三节　脑出血

脑出血是指原发性脑实质内出血，占全部脑卒中的10%~30%。

【病因与发病机制】

高血压性脑出血是非创伤性颅内出血最常见的病因，长期高血压使脑小动脉硬化，发生微小动脉瘤。各种骤升血压的凶素均可使动脉破裂出血。其他病因如血液病、脑淀粉样血管病、动脉瘤、动静脉畸形、脑动脉炎、转移性肿瘤、梗死后脑出血、抗凝或溶栓治疗等。

高血压性脑出血通常在30分钟内停止出血，形成血肿压迫和破坏脑组织。脑组织受压和血肿内的凝血酶还可导致血肿周围缺血性损害。较大血肿可引起脑组织和脑室移位、变形和脑疝形成。幕上半球出血，常出现小脑幕疝，血肿向下挤压丘脑下部和脑干，使之移位、变形和继发水肿、出血；丘脑下部和幕上脑干等中线结构下移形成中心疝，如颅内压极高或幕下脑十和小脑大量出血可发生枕大孔疝。脑疝是脑出血最常见的直接致死原因。急性期后血块溶解，吞噬细胞清除含铁血黄素和坏死脑组织,胶质增生,小出血灶形成胶质瘢痕,大出血灶形成卒中囊。

【临床表现】

(1)脑出血多见于老年人,常见于50岁以上高血压患者。男女比例相近。

(2)患者病前多有诱发因素,如寒冷、气候骤变、情绪波动、大喜大怒、用力过猛、饮酒过度等,使血压骤升或大幅波动。

(3)起病急、进展快,发病数分钟至数小时症状、体征即达高峰。

(4)主要表现为突发的剧烈头痛、头晕、不同程度的意识障碍、恶心、呕吐、肢体瘫痪、失语、大小便障碍等。严重病例可出现颅内压急骤升高,产生一侧或双侧瞳孔散大、呼吸循环功能障碍,直至死亡。急性颅高压还可出现应激性溃疡致急性上消化道出血。

(5)与脑梗死类似,不同部位脑出血的局灶体征不同。

【辅助检查】

(1)CT检查:为首选检查,可确定血肿部位、大小、形态,以及是否破入脑室、血肿周围水肿带和占位效应等;CT动态观察可发现进展型脑出血。

(2)MRI检查:能分辨病程4~5周后CT不能辨认的脑出血,区别陈旧性脑出血与脑梗死,血管畸形者可显示流空现象。

(3)数字减影脑血管造影(DSA):可检出脑动脉瘤、脑动静脉畸形、Moyamoya病和血管炎等。

(4)CSF检查只在无CT检查条件且临床无明显颅内压增高表现时进行,可发现脑压增高,CSF呈洗肉水样。

【诊断要点】

(1)中老年高血乐患者激动或活动状态下突然起病;

(2)起病时多伴偏瘫、失语等脑局灶体征,数小时内达高峰;

(3)起病早期可出现颅高压表现;

(4)CT提示脑实质内高密度灶;CSF显示压力增高,均匀血性。

【治疗原则】

(一)急性期治疗原则

1.维持生命体征,保持呼吸道通畅。

2.控制脑水肿,降低颅内压,保持水电解质平衡。

3.防治并发症。

(二)主要措施

外科治疗:选择合适的指征可挽救重症患者生命,深昏迷者手术效果不佳。

【转归及预后】

脑出血通常在短时间内停止,一般不复发。预后与出血量、部位、病因及全身状况有关,脑干、丘脑及大量脑室出血预后差。血肿与周围脑水肿联合占位效应可导致脑疝和致命性预后。脑出血病死率较高,约半数病例死于病后2日内;部分患者可生活自理或恢复工作。

第四节　颅脑外伤

颅脑损伤(brain injury)指暴力作用于头颅引起的损伤,包括头部软组织损伤、颅骨骨折与脑损伤。按发生的时间和机制分为原发性和继发性脑损伤;按硬脑膜是否完整分为闭合性脑损伤和开放性脑损伤。根据格拉斯哥昏迷分级(glasgow coma scale,GCS)(表11-1)和意识障碍的时间因素将伤型分为:轻型GCS13~15分,伤后意识障碍在20分钟内;中型GCS9~12分,伤后意识障碍在20分钟~6小时;重型GCS3~8分,伤后昏迷或再昏迷大于6小时。

表 11-1 格拉斯哥昏迷分级（glasgow coma scale，GCS）

睁眼反应	言语反应	运动反应
正常睁眼 4	回答正确 5	遵命动作 6
呼唤睁眼 3	回答错误 4	定位动作 5
刺痛睁眼 2	含混不清 3	肢体回缩 4
无反应 1	唯有声叹 2	肢体屈曲 3
	无发声 1	肢体过伸 2
		无反应 1

本表适用于≥4岁患者

【病因及发病机制】

本节主要讨论闭合性脑损伤，即硬脑膜仍完整的颅脑损伤。通常分为原发性和继发性损腑伤两大类。原发性脑损伤指暴力作用瞬间致伤脑组织，如脑震荡、脑挫裂伤等，继发性损伤指原发损伤之后产生的一系列病理生理改变，如颅内血种、脑水肿及肿胀等。

（一）原发性脑损伤

1.脑震荡 脑震荡指轻度脑外伤引起的短暂的脑功能障碍。意识障碍为脑干网状结构损害所致。一直认为脑震荡在大体解剖及病理组织学上无明显改变；实验证明，脑震荡后光镜下可见额叶白质、延髓及上颈段脊髓有轻度水肿、神经细胞轻度肿胀等，而电镜见神经细胞广泛的细微结构变化，如细胞线粒体肿胀移位、神经轴突损害等表现。另有研究证明，脑震荡致脑干网状结构受损，脑细胞分子紊乱，导水管及第三、第四脑室中线结构范围被脑脊液冲击波震荡冲击，神经传导阻滞，中间神经支受损，脑血液循环调节障碍等；脑脊液中乙酰胆碱、谷氨酸盐和钾离子浓度增高，大脑进入高糖分解和高代谢状态等。

多次的轻度脑损伤及脑震荡后，渐进性地 m 现运动障碍、认知或狂躁等神经精神系统异常，称为慢性外伤性脑病。其病理改变为大、小脑不同程度萎缩，皮质和皮质下神经纤维缠结变性，β-淀粉样蛋白沉积形成弥漫性淀粉样斑块。因多见于退役拳击运动员，也谓之拳击运动员痴呆或重击醉酒症状（指拳击手以外患者）。

2.脑挫裂伤 因脑挫伤和裂伤常并存而统称脑挫裂伤。挫伤指脑损伤波及皮质及白质以内，脑部的整体连续性存在；而裂伤则指脑组织分离裂开，失去整体连续性，甚至有大块离断。临床常将症状轻者列为脑挫伤，将症状体征重者列为脑裂伤。脑挫裂伤早期，脑组织有点、片状出血，受伤部位软脑膜破坏及脑水肿，脑坏死变化呈楔状，基底指向皮层表面。严重时，则见皮质、白质挫碎、破裂甚或形成局部血肿；约5天后坏死组织液化，1~3周后坏死液化区渐吸收囊变，出现修复性病理变化，损伤周围含铁血黄素染色变为铁锈红斑，胶质细胞增生活跃。蛛网膜增厚，并与硬脑膜及脑组织发生粘连，形成脑膜脑瘢痕块。数月后，挫裂伤灶轻者转变较好或萎缩，或形成囊肿、瘢痕粘连，影响脑脊液循环及吸收，致脑积水或刺激皮质灶发生外伤后癫痫。

外伤所致脑干挫伤、裂伤、灶性出血、血肿及水肿改变称为原发脑干损伤；继颅内高压脑疝形成，脑干受压移位、变形而引起的出血、水肿和软化等病变称为继发性脑干损伤。两者临床较难区分，常并存发生。早期患者脑于损伤症状明显而无高颅压者可确定为原发脑干损伤。大部分伤者需行头部 CT 扫描或 MR 影像检查方能明确。因脑干网状结构、上行和下行的纤维束、脑神经核以及呼吸和循环中枢等结构与意识、运动和内脏活动关系密切，损伤后将引起严重的临床表现。

（二）继发性脑损伤

原发脑损伤后颅内血管损伤出血，形成继发性的脑水肿、肿胀及各种颅内积血、血肿，进一步使颅内压增高、脑组织受压或移位,甚至沿颅内压力梯度使部分脑组织突入阻力较小的部位,如各脑池、大脑镰下缘、小脑幕裂孔、枕大孔等形成脑疝,若不能及时诊断、有效处理,将使脑干受压而死亡。颅内血肿是最多见的继发性颅脑损伤,根据血肿发生部位将其分为硬脑膜外血肿、硬脑膜下血肿、脑内血肿、脑室内血肿、多发性血肿;根据血肿发生时间,将其分为急性血肿(伤后3天内发生)、亚急性血肿(伤后3天至3周发生)、慢性血肿(损伤3周后发生)、迟发性血肿(伤后首次头颅 CT 扫描无颅内血肿迹象,而再次头颅 CT 扫描发现颅内血肿)。

1.脑疝　　是由于颅内血肿使颅内局部或整体压力增高,造成脑组织移位、嵌顿、导致脑组织、血管及颅神经受压而发生的病理过程。在闭合性颅脑损伤中,发生率约10%左右;在重型颅脑损伤中的比率达40%~50%。

(1)小脑幕切迹疝:又称为颞叶钩回疝。可出现颅内高压征即剧烈头痛、喷射性呕吐、烦躁不安、心率变慢、血压明显上升和视神经盘水肿;动眼神经受压致瞳孔大小改变,初期瞳孔缩小,继而散大。晚期则双侧瞳孔散大;脑干受压使对侧肢体偏瘫,晚期则四肢肌张力增高呈现去大脑强直;生命体征紊乱,先为血压增高、脉搏和呼吸缓慢、体温高,继而血压、体温下降、脉搏细数,终至呼吸、心跳停止。

(2)枕骨大孔疝:又称为小脑扁桃体疝。亦可有颅内高压征、脑膜刺激征、生命体征紊乱,但其呼吸循环障碍出现较早而瞳孔变化、意识障碍出现较晚。常在呼吸骤停后才出现双侧瞳孔散大。

2.颅内血肿

(1)硬脑膜外血肿:硬脑膜外血肿指发生于颅骨内板与硬脑膜之间的血肿,是最多见的颅内血肿。绝大多数为急性血肿,其出血来源多是脑膜血管、硬脑膜静脉窦或颅骨板障静脉等。

(2)硬脑膜下血肿:硬脑膜下血肿是指发生于硬脑膜与蛛网膜或脑皮质之间的血肿。出血来源多是脑挫裂伤、脑皮质动静脉出血、皮质下出血破入扩展至硬脑膜下腔,以及脑皮质与硬脑膜或蛛网膜间联系的桥静脉破裂出血。轻微颅脑损伤致脑皮质与静脉窦间联系的桥静脉撕裂出血,或静脉窦、蛛网膜颗粒或硬脑膜下瘤损伤出血,血液积于硬脑膜与蛛网膜之间,且形成血肿包膜,内侧包膜疏松贴于蛛网膜,外侧包膜紧附着硬脑膜,此层薄壁的新生血管(包膜)不断破裂出血,致血肿渐增大而发生慢性硬脑膜下血肿。

(3)外伤性硬脑膜下积液(水瘤):颅脑损伤后液体积聚在硬脑膜下腔,久后积液被粘连的蛛网膜包裹。囊内外渗透压梯度使脑脊液进入囊内形成囊肿样积液,故又称之为硬脑膜下水瘤。其病理基础是因颅脑损伤而致脑表面或各脑池的蛛网膜撕裂,脑脊液经破裂孔道流入硬脑膜下腔,而蛛网膜破孔恰似一个单向活瓣,积聚于硬脑膜下腔的脑脊液与正常脑脊液循环通路不互相交通,且不能被吸收,而导致外伤性硬脑膜下水瘤样积液。

(4)脑内血肿及脑室内出血:脑内血肿是指血肿位于脑实质内,可发生在任何脑叶及脑干部位。出血来源是由于脑受力变形或剪力使脑内部血管撕裂所致。故一般原发性脑损伤较重,也无明确脑挫裂伤出血与脑内血肿的界限;常将出血较集中形成团块状高密度灶者称为脑内血肿;而出血散在合并水肿,头颅 CT 扫描表现为混染密度灶者称为脑挫裂伤。脑室内出血来源于脉络丛和室管膜损伤或脑实质内出血破入脑室内。

(5)多发性血肿:颅脑损伤后于颅内不同部位或同一部位发生两个以上同一类型或不同类型的血肿为多发性血肿。常见多发血肿有同一部位不同类型的多发血肿、不同部位的同一类型的多发血肿和不同部位的不同类型的多发血肿等。

【临床表现】

(一)原发性脑损伤

1.脑震荡和慢性外伤性脑病　　脑震荡以伤后发生短暂的脑功能障碍为主要特点,意识丧失多为数分钟至十几分钟、一般小于半小时;醒后(多为自行恢复意识)出现诸如头痛、头晕、恶心、呕吐、迟钝、疲劳、注意力不集中等症状。对受伤经过不能回忆,即明显的近事遗忘或谓之逆行性遗忘为又一特征。常情绪不稳,易激动发怒、烦躁失眠或抑郁淡漠,也可出现血管神经中枢紊乱及自主神经失调症状,如伤后皮肤苍白、冷汗、血压下降、脉搏慢弱、呼吸较浅及四肢松软等。

慢性外伤性脑病症状多有渐进性认知障碍如综合注意力、记忆力下降,思维迟钝,执行能力缺陷;运动障碍如帕金森综合征、共济失调、构音障碍及锥体束征;精神障碍如情绪不稳定、躁狂、多疑、易激惹、偏执、嫉妒、自主性减低、自知力下降和暴力倾向等。其发病率与头部受打击的次数及力度直接相关。

2.脑挫裂伤 脑挫裂伤后出现意识障碍、颅高压症、脑膜刺激征和创伤灶定位体征。伤后多立即昏迷,可持续数分钟至数小时、数日,甚至数月或迁延昏迷。醒后出现头痛、恶心、呕吐、颈项强直、瞳孔缩小及发热,可有生命体征变化如血压偏低、脉搏快弱、呼吸浅快等。创伤灶定位体征指脑挫裂伤波及脑皮质功能区时使其功能障碍如瘫痪、失语、视力、视野障碍、感觉障碍以及局灶性癫痫、共济失调等。如果仅损伤像额叶前端等所谓哑区,则无定位症状体征。因意识障碍、系统局灶损伤症状的多样性,轻者难以与脑震荡鉴别,重者或多处挫裂伤及深部脑挫伤者单凭临床表现亦难以明确定位。

原发脑干损伤后即出现意识障碍,多为持续昏迷;轻者对疼痛刺激可有反应,重者呈深昏迷,一训反射均消失,四肢软瘫。部分病例出现去脑强直,双侧瞳孔时大时小,或眼球位置歪斜,凝视或两眼球分离。生命体征早期紊乱,呼吸不规则,心跳及血压明显波动。而继发脑干损伤与原发损伤可相互加重成恶性循环。

(二)继发性脑损伤

继发性脑损伤主要包括硬脑膜外、硬脑膜下、脑内血肿等继发性颅内血肿和脑疝形成。根据巾问清醒期的发生情况,可判断有无继发性颅内血肿的发生、发展。虽原发损伤较重,脑震荡昏迷时间较长或是脑挫裂伤昏迷,但经过处理后意识障碍减轻或未加重,则基本可除外继发血肿产生;若处理无效、昏迷呈加深趋势,则须怀疑继发性颅内血肿。

1.硬膜外血肿 典型硬膜外血肿为发生于额、颞、顶部,呈昏迷-清醒-再昏迷模式的颅内血肿。其机制是颅脑损伤后即脑震荡致昏迷,然后渐次清醒,随后颅内血肿(硬脑膜外血肿)发生和加重,使颅内高压加重,致脑疝而再次昏迷。如果有此种表现伴有生命体征紊乱、瞳孔变化、肢体活动障碍、锥体束方面的体征等颅内高压脑疝彤成症状时,经过头颅CT扫描即可确诊。

2.硬脑膜下血肿 系脑表面挫裂伤出血、脑皮质动静脉出血,使血液积聚在硬脑膜与脑皮质之间,多发生于着力点的对冲部位,伤情重、发展快而酷似脑挫裂伤,但颅内压进行性增高,意识障碍程度较重或进行性加重,或稍好转又再次昏迷,容易形成脑疝而致生命体征紊乱,伴有瞳孔变化、偏瘫及锥体束征等局灶性脑损伤征象。根据外伤史、临床症状、体征、外力作用于颅脑暴力点及其对冲部位作相应分析,结合意识障碍程度、颅内压增高情况,特别是对伴有局灶体征者,行头颅CT扫描即可明确诊断。

慢性硬脑膜下血肿多于伤后3周至数月出现进行性颅压增高、局灶性神经功能障碍如肢体乏力或偏瘫、视力减退或复视、展神经麻痹、眼震、失语、共济失调、癫痫;精神症状如智能下降、迟钝或性格改变等。若不及时处理,可继续进展至脑疝形成而出现昏迷、瞳孔变化及生命体征紊乱等,危及生命。

与硬脑膜下血肿相似,外伤性硬脑膜下积液亦分为急性、亚急性和慢性,但临床表现稍轻,头颅CT扫描检查可以明确诊断。

3.脑内血肿 脑内血肿和脑室内出血临床表现与出血来源、出血量相关,基本亦是脑挫裂伤、颅内高压甚或脑疝形成等的临床表现。重者多有中枢性高热、呼吸急促、瞳孔变化等。

【辅助检查】

（一）头颅 CT 扫描

头颅 CT 扫描能清晰、明确地显示脑挫裂伤的部位、程度和有无出血、水肿等继发性改变，并估计颅内压力情况。定期头颅 CT 扫描，可以动态观察脑挫裂伤灶，脑积水、肿胀的演变，发现如迟发性血肿等新灶。脑震荡、轴索损伤的头颅 cT 扫描无明显出血挫伤及水肿。

各种颅内血肿的头颅 CT 扫描典型表现：硬脑膜外血肿是位于颅骨内板与脑表面间形成双凸镜形的高密度占位灶；急性硬脑膜下血肿可见颅内板下与脑表面之间有类半月状高密度占位灶，常伴有脑挫裂伤、脑回沟内脑池间的蛛网膜腔积血征象；慢性硬脑膜下血肿为颅内板下与脑表面间存在一新月状低密度占位灶，占位效应明显，同侧脑室受压，中线结构向对侧移位。若慢性硬脑膜下血肿 CT 值与脑组织相同，需用 CT 增强扫描或 MRI 检查方能与大脑半球占位病变明确区别。

（二）MRl

颅脑损伤急性期一般不进行头部 MRI 检查，常在 CT 不能清楚显示某些等密度的硬脑膜下血肿、脑干损伤、颅底小病灶、颅脑损伤的并发症和后遗症时，才考虑进行头部 MRI 检查。

（三）腰椎穿刺

可确定脑脊液中含血情况，但多因患者及家属不接受以及高颅压时禁忌腰穿等诸多原因而少被临床采用。

【诊断要点】

（一）脑震荡和慢性外伤性脑病

有明确的外伤史及上述一组临床综合征状，而生命体征无明显改变、无神经系统阳性体征，即可诊断脑震荡。但须与轻度脑挫伤相鉴别。慢性外伤性脑病要与外伤后痴呆和外伤后阿尔茨海默综合征相区别。

（二）脑挫裂伤

若临床表现典型，辅以头部 CT 扫描不难诊断。NMR 的应用更能精确显示脑损伤部位及程度，为诊断提供可靠依据。

（三）硬脑膜外、硬脑膜下和脑内血肿

临床表现类似，往往需要进行头部 cT 或 MRI 扫描以资鉴别。

【治疗原则】

（一）脑震荡和慢性外伤性脑病

颅脑外伤后 24 小时注意观察病情变化，发现、处理并发症和颅内继发性病变。脑震荡患者宜卧床休息 1~2 周；辅以镇痛、镇静、维生素及神经营养药物；减少外界刺激，充分做好解释沟通工作，即可恢复正常而痊愈。

若脑震荡症状迁延 3~6 个月仍无明显好转，而神经心理学系列检查、复查脑电图、头颅 CT、MR 影像和脑干诱发电位等的结果均为阴性，则可考虑为精神因素或者为引起注意、经济补偿、药物企图等目的；对此，宜采取消除疑虑和心理暗示等措施。

慢性外伤性脑病治疗的关键是避免反复轻度脑损伤。脑震荡后大脑的易损性增高，故拳击类运动员发生轻度脑损伤时，应休息、治疗，以减少慢性外伤性脑病的发生。

（二）脑挫裂伤

脑挫裂伤治疗以尽量减少脑损伤后病理生理反应、维持机体内外环境的生理平衡、严密观察颅内有无继发性血肿、预防各种并发症发生为原则。多采取非手术综合治疗，对颅内高压、形成脑疝者宜手术处理以降低伤残率和病死率。

具体措施包括观察生命体征变化，如有恶化趋势须及时复查头颅 cT 以及早发现和处理颅内血肿;保持呼吸道通畅;注意水电解质、酸碱、营养平衡和心肺肝肾等重要脏器的功能,防治感染、褥疮等并发症。应用中枢神经代谢药物及神经营养药物,促进脑功能恢复。

（三）硬脑膜外和硬脑膜下血肿

1.急性硬脑膜外和硬脑膜下血肿　硬脑膜外急性血肿除意识清醒,血肿量幕上<30ml、幕下<10ml,中线结构移位<1.0cm 者外,需手术治疗。术式包括骨瓣开颅清除血肿或骨窗开颅清除血肿以及钻孔穿刺清除血肿等,术后辅以脱水、引流、抗感染,脑细胞代谢药物,保证呼吸道通畅,预防和处理并发症等。若能早诊断、处理,在脑疝形成前清除血肿,多预后良好。

硬脑膜下急性血肿多病情重、进展快,致残致死率高,须尽早手术治疗。病情轻、进展慢者,亦应监测颅内压、意识、瞳孔、肢体活动、生命体征等,复查头颅 CT;如有加重宜即手术治疗。

2.慢性硬脑膜外和硬脑膜下血肿　慢性硬脑膜外和硬脑膜下血肿须行钻孔冲洗外引流术。在钻孔冲洗引流术失败、引流后血肿残腔无法闭合或血肿腔内凝血冲洗引流无效等情况下,宜进行骨瓣开颅、清除血肿、切除囊壁。部分硬脑膜下积液可经非手术治疗而痊愈,而大部病例亦需手术处理。

（四）脑内血肿

脑内血肿视颅内高压、意识障碍程度而决定是否手术治疗。幕上脑内血肿超过 30ml、幕下血肿超过 10ml 时,可行脑室穿刺外引流或脑室切开清除积血。多发性颅内血肿的诊断需头颅 CT 扫描,治疗多需手术;术前应全面分析,谨慎制订手术方案,将不同部位、不同类型的颅内血肿按轻重缓急一次手术清除;暂不需要手术者须密切观察,直到病情稳定。为避免术中对侧血肿增大、脑膨出,对多发性颅内血肿,应先清除一侧硬脑膜外血肿,冉清除另一侧硬脑膜下血肿或脑内血肿;对于不同部位的同类型血肿,应先清除较大一侧的血肿,然后再清除较小部位的血肿。

【并发症及后遗症的防治】

（一）外伤性癫痫

多见于颅脑穿透伤后,任何时期均可发生;但以伤后 3~6 个月发病率最高。早期发作与脑挫伤、脑水肿、血肿及凹陷性骨折有关。晚期发作多因脑脓肿、脑瘢痕和脑萎缩等引起。临床以局限性发作为主,亦可呈全面性发作。一般以内科治疗为主,可选用卡马西平、苯妥英钠、丙戊酸等。亦可针对病因进行相应的手术治疗。

（二）颅骨缺损

开放性颅脑伤清创术或闭合性颅脑损伤者进行去骨辨减压术后,可遗留颅骨缺损、直径 3cm 以上,临床有头晕、头痛,有时还引起恶心、呕吐和癫痫。且患者有怕碰伤等不安全感。位于额部影响面容等须修补。一般伤口愈合三个月后即可修补。

（三）颅脑损伤后综合征

颅脑损伤后,不少患者可留有某些神经方面或精神方面障碍的表现,统称为颅脑损伤后综合征。主要表现为头昏、头痛、恶心、厌食、疲劳、易激动、耳鸣、多汗、心悸、记忆力减退、精神萎靡、欠眠、性功能减退、月经失调等。症状时轻时重,与患者精神情绪状态有一定关系。急性期过后,可让患者早期活动。对存在的临床症状给予适当的镇静剂和镇痛剂,关心体贴伤员痛苦,以解除伤员思想上对所谓"后遗症"不能治愈的紧张和忧虑,适当地进行一些体疗,症状缓解有了进步就鼓励患者转入正常的生活、学习和工作。

第五节　震颤麻痹

帕金森病（Parkinsoon disease,PD）又名震颤麻痹（paralysis agitans）。于 1817 年由

Parkinson 首先描述,是常见的中老年人神经系统变性疾病。60 岁以上人群患病率为 1%,并随年龄增长而增高,两性分布差异不大。以静止性震颤、运动迟缓、肌强直和姿势步态异常为主要临床特征。

【病因及发病机制】

帕金森病由于病因未明而称原发性 PD。

(一)年老

PD 主要发生于中老年人,40 岁以前发病少见。中脑黑质 DA 能神经元、酪氨酸羟化酶(TH)和多巴脱羧酶(DDC)活力、30 岁后纹状体 DA 递质随年龄增长而渐减少。但老年人生理性 DA 能神经元退变不足以引起本病,只有黑质 DA 能神经元减少 50%以上,纹状体 DA 递质减少 80%以上,才会出现 PD 的运动症状;故年老只是 PD 发病的促发因素。

(二)环境因素

环境中与吡啶类衍生物 1-甲基,4-苯基,1、2、3、6-四氢吡啶(MPTP)分子结构类似的工业或农业毒素可能是 PD 的病因之一。MPTP 在脑内经 B 型单胺氧化酶(MAO-B)作用转变为甲基—苯基—吡啶离子(MPP+),后者被选择性摄入黑质 DA 能神经元内,抑制线粒体呼吸链复合物 I 活性,使 ATP 生成减少,并促进自由基生成和氧化应激反应,导致 DA 能神经元变性死亡。

(三)遗传因素

PD 有家族聚集现象。有学者报道约 10%PD 患者有家族史,呈不完全外显的常染色体显性遗传。细胞色素 P4502D6 基因是 PD 的可能易感基因,少数家族性 PD 与 Parkin 基因及 a-synuclein 基因突变相关。

总之,PD 是多因素作用所致;遗传因素增加患病易感性,在环境及年老的共同作用下,通过氧化应激、线粒体功能衰竭、钙超载等机制才导致黑质 DA 能神经元大量变性而发病。

【生化病理】

(一)病理

主要是含色素的神经元变性、缺失,以黑质致密部 DA 能神经元为著。刚出现临床症状时黑质致密部 DA 能神经元丢失常在 50%以上,症状明显时神经元丢失则更严重,残留神经元变性,黑色素减少,胞质内出现特征性嗜酸性包涵体即路易小体,a-synuclein 基因是路易小体中的重要成分;蓝斑、中缝核、迷走神经背核等亦有较轻的类似改变。

(二)生化病理

脑内存在多条 DA 递质通路,黑质—纹状体通路最重要。该通路 DA 能神经元在黑质致密部,正常时自血流摄入左旋酪氨酸,经过细胞内 TH 作用转化为左旋多巴,再经过 DDC 作用转化为 DA。DA 通过黑质—纹状体束作用于壳核和尾状核细胞。黑质中储存和释放的 DA 最后被神经元内 MAO 和胶质细胞内的儿茶酚—氧位—甲基转移酶(COMT)分解成高香草酸(HVA)而代谢。

纹状体中 DA 和乙酰胆碱(ACh)两种神经递质系统功能相互拮抗、维持平衡以调节基底节环路活动。PD 患者由于黑质 DA 能神经元变性丢失、黑质—纹状体 DA 通路变性,纹状体 DA 含量显著降低,造成 ACh 系统功能相对亢进、基底节输出过多,丘脑-皮质反馈活动受到过度抑制,皮质运动功能减弱,产生肌张力增高、动作减少等症状。此外,中脑-边缘系统和中脑-皮质系统的 DA 含量亦显著减少,可出现智能减退、行为情感异常、言语错乱等。

患者 DA 递质减少与症状的严重程度一致。病变早期通过 DA 更新率增加(突触前代偿)和 DA 受体失神经后超敏(突触后代偿),使临床症状不出现或不明显(代偿期),但随着疾病进展可产生典型 PD 症状(失代偿期)。基底节中其他递质或神经肽在 PD 亦有改变。

【临床表现】

PD 多在 60 岁以后发病,偶有 20 多岁发病者。起病隐袭,缓慢发展,逐渐加剧。主要症状有静止性震颤、肌张力增高、运动迟缓等。初发症状以震颤最多,其次为步行障碍、肌强直和运动迟缓。症状常自一侧上肢开始,渐波及同侧下肢、对侧上肢及下肢,呈 N 字型进展;部分病例自一侧下肢开始,两下肢同时开始者极少。疾病晚期左右症状差异者亦有。

（一）震颤

常为首发症状,多由一侧上肢远端(手指)开始,逐渐扩展到同侧下肢及对侧肢体,下颌、口唇、舌及、大常最后受累。典型表现是静止性震颤,拇指与屈曲的食指间呈"搓丸样"动作,节律为 4~6Hz,安静或休息时出现或明显,随意运动时减轻或停止,紧张时加剧,入睡后消失。强烈的意志努力可暂时抑制震颤,但持续时间很短,过后反有加重趋势。令患者一侧肢体运动如握拳和松拳,可引起另一侧肢体出现震颤,该试验有助于发现早期轻微震颤。70 岁以上发病的少数患者可不出现震颤,部分患者可合并姿势性震颤。

（二）肌强直

屈肌和伸肌同时受累,被动运动关节时始终保持增高的阻力,类似弯曲软铅管的感觉,故称"铅管样强直";部分患者因伴有震颤,检查时可感到在均匀的阻力中出现断续停顿,如同转动齿轮感,称为"齿轮样强直"。四肢、躯干、颈部肌强直可使患者出现特殊的屈曲体姿,表现为头部前倾,躯下俯屈,上肢肘关节屈曲,腕关节伸直,前臂内收,髋、膝关节均略为弯曲。老年患者肌强直可引起关节的血供受阻而疼痛。

（三）运动迟缓

表现随意动作减少,包括始动困难和运动迟缓,并因肌张力增高,姿势反射障碍而表现一系列特征性运动症状,如起床、翻身、步行、方向变换等运动迟缓;面部表情肌活动减少,呈现双眼凝视、瞬目减少的"面具脸",手指作精细动作如扣钮、系鞋带等困难及字越写越小的"写字过小征"。

（四）姿势步态异常

站立时呈屈曲体姿,步态障碍突出。疾病早期表现走路时下肢拖曳,随病情进展呈小步态,步伐逐渐变小变慢,启动困难,行走时上肢的前后摆动减少或完全消失;转弯时,平衡障碍特别明显,此时凶躯干僵硬,乃采取连续小步使躯干和头部一起转弯。晚期患者自坐位、卧位起立困难,迈步后即以极小的步伐向前冲去,越走越快,不能及时停步或转弯,称慌张步态,在下坡时更突出。

（五）其他症状

反复轻敲眉弓上缘可诱发眨眼不止。口、咽、腭肌运动障碍,讲话缓慢,语音低沉单调,流涎,严重时可有吞咽困难。自主神经受损引起脂颜、多汗、顽固性便秘及直立性低血压等。本病不侵犯直肠及括约肌。晚期可有轻度认知障碍、抑郁和视幻觉等。

【辅助检查】

血、脑脊液常规化验均无异常,CT、MRI 检查亦无特征性所见,分子生物学及功能显像检测有一定意义。

（一）生化检测

采用高效液相色谱(HPLC)可检测到脑脊液和尿中 HVA 含量降低。

（二）基因检测

DNA 印迹技术(southern blot)、PCR、DNA 序列分析等在少数家族性 PD 患者可能会发现基因突变。

（三）功能显像检测

采用 PET 或 SPECT 与特定的放射性核素检测,疾病早期即可发现 PD 脑内 DAT 功能显著降低,D2 型 DA 受体(D2B)活性在疾病早期超敏、后期低敏,以及 DA 递质合成减少。可用于 PD 的早期诊断、鉴别诊断及病情进展监测等。

【诊断要点】

（一）依据发病年龄、临床表现及病程,诊断不难。

（二）鉴别诊断

PD 应与帕金森综合征区别,后者是指因药物、毒素、脑血管病变、脑炎、外伤等所致的继发性 PD,以及其他神经变性疾病(症状性 PD),有类似 PD 的临床表现。

1.继发性 PD 有明确病因可寻,如感染、药物、中毒、动脉硬化和外伤等。脑炎病后、动脉硬化性脑梗死可致帕金森综合征;利舍平、甲氧氯普胺、酚噻嗪类及丁酰苯类神经安定剂等药物,MPTP、锰尘、二硫化碳及一氧化碳等毒性物质亦可引起帕金森综合征。

2.抑郁症 因表情贫乏、言语单调、随意运动少而易误认为 PD,这两种疾病也可同时存在。抑郁症不具肌强直和震颤,抗抑郁剂治疗有效。

3.特发性震颤 以姿势性或运动性震颤为特征,发病年龄、可有家族史,饮酒或用心得安可减轻震颤,无肌强直和运动迟缓。

4.伴发帕金森表现的其他神经变性疾病 弥散性路易体病、肝豆状核变性、亨廷顿舞蹈病、多系统萎缩、进行性核上性麻痹及皮质基底节变性等。

【治疗原则】

（一）药物治疗

早期无需特殊治疗,应鼓励患者多做主动运动。若疾病影响到日常生活和工作,则需药物治疗。其原理是恢复纹状体 DA 和 Ach 两大递质系统的平衡,包括应用抗胆碱和改善 DA 递质功能的药物,这些药物只能改善症状,不能阻止病情发展,需要终生服用。药物治疗原则:自小剂量缓慢递增,尽量以小剂量取得较好疗效;治疗方案个体化,即根据年龄、症状类型、严重程度、就业情况、药物价格和经济承受能力等选择药物。

1.抗胆碱能药物 对震颤和强直有一定效果,但对运动迟缓疗效较差,适用于震颤突出且年龄较轻的患者。常用药物有苯海索、丙环定、金刚烷胺及其衍生物美金刚烷。

2.多巴胺能药物 有左旋多巴及复方左旋多巴,是治疗 PD 的最基本最有效药物,对震颤、强直、运动迟缓等均有较好疗效。左旋多巴作为 DA 合成前体可透过血脑屏障进入脑内,被 DA 能神经元摄取后转变成 DA 发挥替代治疗作用。副作用有周围性和中枢性两类,前者为恶心、呕吐、低血压、心律失常(偶见);后者有症状波动、运动障碍(异动症)和精神症状等。闭角型青光眼、精神病者禁用,活动性消化道溃疡者慎用。

3.DA 受体激动剂 疗效不如复方 L-Dopa,可与之合用,发病年龄轻的早期患者可单独应用。均应从小剂量开始,渐增剂量至获得满意疗效而不出现副作用为止。其副作用与复方 L-Dopa 相似,不同之处是症状波动和运动障碍发生率低,而体位性低血压和精神症状发生率较高。常用的 DA 受体激动剂有溴隐亭、培高利特、麦角乙脲、泰舒达缓释片、阿扑吗啡。

4.单胺氧化酶 B 抑制剂 司来吉兰为选择性单胺氧化酶 B(MAO-B)抑制剂,能阻止 DA 降解成 HVA,增加脑内 DA 含量。与复方 L-Dopa 合用有肯定的协同作用,能延缓"开关现象"的出现及改善运动症状波动,减少 L-Dopa 用量约 1/4,并可保护神经。副作用有口干、胃纳减退、位置性低血压等,有胃溃疡者慎用。

5.儿茶酚-氧位-甲基转移酶抑制剂 答是美、柯丹通过抑制 L-Dopa 在外周的代谢,使血浆 L-Dopa 浓度保持稳定,并能增加 L-Dopa 进脑量;柯丹还能阻止脑内 DA 降解而增加其含量。与

L-Dopa 合用可增强后者疗效,单独使用无效。副作用有腹泻、头痛、多汗、口干、转氨酶升高、腹痛、尿色变深等。用药期间须监测肝功能。

(二)外科治疗

常用苍白球、丘脑毁损术和深部脑刺激术(DBS),其原理都是纠正基底节过高的抑制性输出。适应证是药物治疗失效、不能耐受或出现运动障碍(异动症)的患者。对年龄较轻、症状以震颤、强直为主且偏于一侧者效果较好,术后仍需药物治疗。

(三)细胞移植及基因治疗

细胞移植是将自体肾上腺髓质或异体胚胎中脑黑质细胞移植到患者的纹状体,可纠正 DA 递质缺乏,改善 PD 的运动症状。问题有供体来源有限、远期疗效不肯定及免疫排斥等。TH 和成神经营养因子基因治疗是正在探索中的一种较有前景的新疗法,尚在动物实验阶段。

(四)康复治疗

是改善症状的辅助手段,对患者进行语言、进食、走路及各种日常生活的训练和指导对改善生活质量十分重要。晚期卧床者应加强护理,减少并发症的发生。康复治疗包括语音语调的锻炼,面部肌肉的锻炼,手部、四肢及躯干的锻炼,松弛呼吸肌锻炼,步态及平衡锻炼,以及姿势恢复锻炼等。

【预后】

PD 呈慢性进行性发展,目前无法根治;在发病数年内多能继续工作,也可迅速发展致残。晚期因严重肌强直、全身僵硬而卧床不起。本病死亡的直接原因是肺炎、骨折等并发症。

第六节 癫 痫

癫痫(epilepsy)是一组疾病和综合征,为脑部神经元反复突然异常过度放电所致,以反复发作性、短暂性和刻板性神经功能失常为特征。临床可表现为短暂的运动、感觉、自主神经、意识和精神状态不同程度的障碍,或兼而有之。约 2/3 的痫性发作始于儿童期,每次或每种发作均称为痫性发作,偶有一次痫性发作不能诊断为癫痫,同一患者可有一种或多种痫性发作形式。癫痫的危害在于:生命危险(癫痫持续状态、意外事故、自杀、不能解释的突然死亡)、外伤、癫痫性精神障碍、智力衰退、药物副作用、严重的个人及社会负担等。

【病因与发病机制】

(一)原发性癫痫

即真性、特发性或隐源性癫痫。除遗传倾向外,无其他明显病因及脑部结构性损害。

(二)继发性癫痫

即症状性癫痫。为各种明确或可能致中枢神经系统病变的病因所致。

1.脑部疾病 各种先天性脑部疾病、颅内原发性或转移性肿瘤、颅脑外伤、颅内感染、脑血管病、变性疾病、自身免疫病等均可导致癫痫。

2.全身或系统性疾病 缺氧、代谢性疾病、内分泌疾病、心血管疾病、中毒性疾病、血液系统疾病、风湿类疾病、儿童佝偻病、肿瘤等也可导致癫痫。

【影响因素】

(一)遗传

原发性癫痫的遗传性可呈单或多基因遗传,但不一定都有临床发作。而外伤、感染、中毒等引发的癫痫也可能有遗传因素参与。

(二)年龄

儿期首次发作者多为脑器质性病变,特别是围产前期疾病所致。青年患者以颅脑外伤、中年期后以颅脑肿瘤、老年者以脑血管病常见。

（三）觉醒与睡眠周期

有的在晨醒后及傍晚时发作，称觉醒癫痫；有的则在入睡后和觉醒前发作，称睡眠癫痫。觉醒和睡眠时均可发作者称为不定期癫痫，多为症状性癫痫。

（四）内分泌改变

全身强直-阵挛性发作及部分性发作在月经初潮、经前或经前期易发，或仅在妊娠期发作。

（五）诱发因素

1.综合因素　发热、过量饮水、过度换气、饮酒、缺少睡眠、过劳和饥饿等均可诱发癫痫发作。某些药物亦可诱发癫痫。

2.感觉因素　视觉（光、电视）、听觉（巨响、音乐）、前庭觉、嗅觉、味觉、触觉或本体觉等的刺激均可成为诱因。若癫痫只可在特定诱因刺激下才发作，称为反射性癫痫。

3.精神因素　在强烈情感活动、受惊、计算、弈棋、打牌等时发生，称为精神反射性癫痫。

【临床表现】

（一）部分性发作

指最先的临床表现和脑电图变化始于一侧大脑半球某部分。

1.单纯部分性发作　不伴意识障碍，临床表现取决于痫性电活动的部位。分为单纯部分运动性发作、单纯部分感觉性发作、单纯部分自主神经性发作、单纯部分精神性发作。

2.复杂部分性发作　即颞叶发作、精神运动性发作。为伴有意识模糊的部分性发作，源于颞叶、额叶眶回、岛叶、顶叶和枕叶等边缘叶系统的痫性放电，发作后只可回忆先兆症状。常见发作形式包括仅有意识模糊、意识模糊与自动症、意识障碍与运动症状等的发作。

3.部分性发作继发泛化　一侧大脑半球痫性放电泛化到两侧大脑半球时，单纯性或复杂部分性发作转变成全面性发作，即全身性强直阵挛发作、强直性发作、阵挛性发作等。

（二）全面性发作

双侧大脑半球从开始即同时受累，以及脑电图痫性放电开始即为双侧同步对称性的发作类型。常表现为：

1.全身性强直阵挛发作　以发作性意识丧失和全身惊厥为特征。分为三期：第一期为强直期，表现为突然意识丧失、常伴一声大叫而摔倒，全身骨骼肌强直性收缩，眼球上翻，呼吸肌强直收缩导致呼吸暂停，可咬破舌，持续 10~20 秒。第二期为阵挛期，口面部及四肢肌肉交替性收缩与松弛，呈一张一弛交替抽动，呼吸肌收缩与松弛出现病态的呼吸。本期持续 30~60 秒或更长。以上两期发作期间由于自主神经皮层亦异常放电而出现瞳孔散大，对光反射消失，唾液和呼吸道分泌物增多，心率增快，血压增高等。随着发作时间的延长而出现缺氧症、发绀。第三期为痉挛后期，最后一次阵挛后全身肌肉放松，可有大小便失禁，自主呼吸先恢复，多伴有昏睡，5~10 分钟醒后可有头痛、疲乏及全身酸痛，对惊厥发作全无记忆。

2.失神发作　患者几乎均为儿童，表现为突然意识丧失，凝视，中止动作，多伴有轻微的肌阵挛、不倒地，历时 5~10 秒，恢复后不能回忆其过程，脑电图为双侧对称性的 3Hz 棘慢波综合节律性发放；不典型失神发作指失神发作时意识丧失不完全，或伴有明显的肌阵挛，或脑电图无典型的 3Hz 棘慢波综合节律性发放者。

（三）癫痫持续状态

癫痫频繁发作，两次发作间意识不恢复或癫痫发作持续 30 分钟以上不自行停止者。任何类型的癫痫均可出现癫痫状态，分惊厥性癫痫状态和非惊厥性癫痫状态，通常是指大发作持续状态。

（四）其他

肌阵挛发作、强直发作、阵挛发作和失张力发作等。

【辅助检查】

（一）脑电图检查

包括棘波、尖波、棘慢波综合、尖慢波综合、高幅失律等痫性波形和突出于背景的阵发性高波幅活动是癫痫脑电图的特征性表现。视频脑电图可同步记录患者发作情况和相应的脑电图改变，有利于癫痫诊断和分类。但发作间期脑电图痫性波检出率仅 40%～50%，故未检出痫性波并不能排除癫痫。

（二）神经影像学检查

脑 CT、MRI、单光子发射计算机断层脑显像（SPECT）、正电子发射断层扫描（PET）和脑血管造影等有助于癫痫病灶的检出，在癫痫诊断中有重要价值。

（三）脑脊液检查

对中枢神经系统感染性疾病，特别是脑囊虫病，脑脊液常规和生化以及免疫学和分子生物学（PCR）检查对明确癫痫的病因有重要意义。

【诊断要点】

（1）主要依据病史（发作史）、发作过程和表现。对刻板性、发作性的神经症状以及发作后意识模糊者要想到痫性发作的可能；具有慢性发作倾向者可考虑癫痫的可能。

（2）脑电图检出痫性波。

（3）抗癫痫药物治疗有效。

具备第一条和（或）第二、第三条者可诊断为癫痫。

（4）注意排除癔症、晕厥、短暂性脑缺血发作及发作性低血糖等疾病。

【治疗原则】

（一）治疗原则

1.注意癫痫卫生，避免诱发因素。

2.去除病因。

3.药物治疗为主，手术治疗为辅。

（二）主要措施

1.癫痫卫生与注意事项　避免癫痫的各种诱因，特别是睡眠不足和饮酒。不能参加有危险的工作和活动。痫性发作完全控制 6 个月以后方可驾驶车辆。注意心理健康，鼓励和帮助享有正常人的生活。注意药物治疗的规范性和毒副作用。

2.病因治疗　注意治疗针对颅外和颅内的原发疾病。

3.药物治疗　若癫痫发作>2 次/年可药物治疗。药物治疗要遵循按类选药、单药治疗、服药规则、疗程充足和定期随访的原则。

4.手术治疗　有颞叶切除术、皮质切除术、大脑半球切除术等，适应某些部分性发作的难治性癫痫。手术本身可造成脑损害和脑组织瘢痕而可能形成新的致痫灶，因此不作为常规治疗的手段。

第七节　阿尔茨海默病

痴呆（dementia）是一种获得性持续性认知障碍综合征，影响意识内容而非意识水平。智能损害包括不同程度的记忆、语言、视空间功能、人格异常及认知（概括、计算、判断、综合和解决问题）能力的降低，常伴有行为和情感的异常，这些功能障碍导致患者日常生活、社会交往和工作能力减退。痴呆的原因包括变性病性和非变性病性，前者主要包括阿尔茨海默病（Alzheimer's disease，AD）、路易体痴呆、Pick 病和额颞痴呆等；后者包括血管性痴呆、感染性痴呆、代谢性或中毒性脑病等。

若认知障碍继发于某一明显的全身性疾病，痴呆的诊断较易；若仅有认知功能改变而神经系统损害症状和体征不明显或无特异性，则较难诊断。

【病因及发病机制】

AD 病因未明，可能与遗传和环境因素有关。AD 患者海马和新皮层胆碱乙酰转移酶及乙酰胆碱显著减少引起皮层胆碱能神经递质功能紊乱，被认为是记忆障碍和其他认知功能障碍的原闪之一；Meynert 基底核是新皮层胆碱能纤维的主要来源，AD 早期此区胆碱能神经元即减少，由于 Ach 合成持续明显不足，胆碱乙酰转移酶减少与痴呆严重性、老年斑及神经原纤维缠结数量增多有关。

约 10%AD 者有明确家族史，尤其是 65 岁前发病者。至今已发现类淀粉蛋白前体基因、早老素 1 基因和早老素 2 基因突变可导致常染色体显性遗传性 FAD。而载脂蛋白 K 多态性等位基因存存于正常人群中，APoE4 等位基因可显著增加老年人患 AD 风险。此外，低密度脂蛋白受体相关蛋白基因多态性位点亦认为可能增加患 Alzheimer 病的风险。

AD 的发生亦受环境因素的影响，脑外伤、文化程度低、吸烟、重金属接触史、父母怀孕时年龄轻和一级亲属患有 Down 综合征等被认为可增加患病的危险性；而长期使用雌激素和非甾体类抗炎药物及 ApoE2 等位基因可能对患病有保护作用。

【病理】

AD 有颞、顶及前额叶萎缩，其病理特征包括老年斑、神经原纤维缠结、神经元减少及轴索和突触异常、颗粒空泡变性、星形细胞和小胶质细胞反应和血管淀粉样改变。

（一）老年斑

是 AD 的病理特征，是位于细胞外的大小 50~200μm 球形结构，银染色易显示。其核心由类淀粉前体蛋白断裂后产生的多肽组成，核心周围是变性的轴索、树突、类淀粉纤维及胶质细胞，这些突起含有由大量异常磷酸化的 tau 蛋白组成的双股螺旋细丝结构。在老年斑附近可见免疫炎性反应，包括大量胶质细胞增生和激活的小胶质细胞。

（二）神经原纤维缠结

是由异常细胞骨架组成的神经元内结构，为磷酸化 tau 蛋白的变异型，是微管相关糖蛋白的一种主要成分。NFTs 也见于正常老年人的额叶和其他神经系统变性病中；但在 AD 中 NFTs数量较多、且遍及整个大脑最常见于海马和内嗅皮层，与神经元死亡及临床症状有关。

（三）神经元丢失

主要是表浅皮层较大的胆碱能神经元，发病早的患者神经元丢失和神经胶质细胞增生均较明显。AD 神经元突触减少 36%~46%，多发生在老年斑部位，神经元和突触丢失与临床表现关系密切。

（四）颗粒空泡变性

足细胞质内的一种空泡结构，由一个或多个直径 3.5μm 的空泡组成，每个空泡的中心都有一个致密颗粒，这种颗粒成分与抗 tubulin、tau 蛋白、泛素抗体呈阳性反应。

（五）Aβ

Aβ 也沉积在患者脑血管内皮细胞，经刚果红染色在偏振光下，脑血管壁上 Aβ 呈现苹果绿色光，故称为嗜刚果红血管病或脑类淀粉血管病，这种病变多影响软脑膜和皮层表浅小动脉。现已知血管的类淀粉与老年斑中发现的类淀粉核心是同一物质。

【临床表现】

（1）记忆障碍

隐匿起病，早期易被患者及家人忽略，主要表现为逐渐发生的记忆障碍，当天发生的事不能记忆，刚刚做过的事或说过的话不记得，熟悉的人名记不起来，忘记约会，忘记贵重物品放何处，词汇减少—早期出现经常性遗忘主要表现近记忆力受损，随后远记忆力也受损，使日常生活受到影响。

（2）认知障碍

是 AD 特征性表现，掌握新知识、熟练运用及社交能力下降，并随时间的推移而逐渐加重。渐渐出现语言功能障碍，不能讲完整的语句，语言减少，找词困难，命名障碍，出现错语症，交谈能力减退，阅读理解受损，但朗读可相对保留，最后完全失语；计算力障碍常表现算错账，付错钱，最后连最简单的计算也不能；严重时出现视空定向力障碍，穿外套时手伸不进袖子，铺台布不能把台布的角和桌角对齐，迷路或不认家门，不能面最简单的几何图形；不会使用最常用的物品如筷子、汤匙等，但仍可保留运动的肌力和协调。

（3）伴随的思维、心境、行为等精神障碍往往是患者就医的原因，精神症状包括抑郁、情感淡漠或失控、焦躁不安、兴奋和欣快等，主动性减少，注意力涣散，白天自言自语或大声说话，害怕单独留在家里；部分患者出现片段妄想、幻觉状态和攻击倾向等，有的怀疑自己年老的配偶有外遇；妄想和古怪行为，如怀疑子女偷他的钱物，把不值钱的东西也当作财宝藏匿起来；可忽略进食或贪食；多数患者有失眠或夜间谵妄。

（4）检查时可发现患者表现坐立不安、易激动、少动、不修边幅、个人卫生不佳。一般视力、视野保持相对完整，无锥体束征和感觉障碍等；步态一般正常，后期可出现小步，平衡障碍等。可出现癫痫发作和帕金森综合征。

【辅助检查】

（1）目前尚无确诊 AD 的特殊检查，脑脊液多正常，脑电图可有广泛慢波。脑脊液 tau 蛋白、Aβ 蛋白、多巴胺、去甲肾上腺素、5-羟色胺等含量增多。FAD 患者检测 APP、PS-1 或 PS-2 基因突变有助于确诊，散发性 AD 的 ApoE4 基因携带者明显增加，但特异性和敏感性低，不能用作疾病诊断。

（2）CT 和 MRI 检查可见侧脑室扩大和脑沟增宽，尤其在额颞叶；MRI 冠状切面可显示海马萎缩，准确测量脑容量，排除其他器质性脑病。PET、SPECT 及功能性 MRI 可发现额、颞、顶叶脑区代谢率或脑血流减低，尤其在中重度患者。

（3）神经心理学检查及其相应量表使用对痴呆诊断及鉴别诊断起重要作用，简易精神状态检查量表（MMSE）、韦氏成人智力量表（WAIS-RC）、临床痴呆评定量表（CDR）、Blessed 行为量表（BBS）及 Hachinski 缺血积分（HIS）等是常用的量表。

【诊断要点】

根据详细病史、临床资料，结合精神量表检查及有关的辅助检查来诊断 AD，准确性可达 85~90%。美国 NINCDS-ADRDA 的诊断标准将 AD 分类为确诊、很可能及可能三种。

（一）很可能 Alzheirner 病的诊断标准

1.临床检查确认痴呆，MMSE 及 Blessed 痴呆量表等神经心理测试支持。

2.有 2 个或 2 个以上认知功能障碍。

3.进行性加重的记忆和其他智能障碍。

4.无意识障碍，可伴有精神和行为异常。

5.发病年龄 40~90 岁，多在 65 岁以后。

6.排除其他可以导致进行性记忆和认知功能障碍的脑部疾病。

（二）PET 或 SPECT 或且 MRI 发现额、颞和顶叶代谢率减低，基因检查发现相关基因突变等有助于诊断。

（三）确诊则根据病理诊断。

（四）AIzheimer 病应注意与以下疾病鉴别

1.轻度认知障碍（MCI）　一股仅有记忆障碍,无其他认知功能障碍,如老年性健忘与遗忘;健忘是启动回忆困难,通过提示可使同忆得到改善;而遗忘是记忆过程受损,提示不能改善。

2.抑郁症　表现为抑郁心境,对各种事情缺乏兴趣,睡眠障碍,易疲劳或无力。

3.其他疾病导致的痴呆　如血管性痴呆、帕金森病性痴呆等。

【治疗原则】

目前尚无特效治疗方法,主要为对症治疗。

（一）一般治疗

脑血流减少和糖代谢减退是 AD 重要的病理改变,使用扩血管药物及脑细胞代谢药可能改善症状或延缓疾病进展。常用银杏叶提取物制剂、脑复康和都可喜等。

（二）改善认知功能药物

可用乙酰胆碱前体如卵磷脂和胆碱增加乙酰胆碱合成和释放。目前常用乙酰胆碱酯酶（AChE）抑制剂,抑制 ACh 降解并提高活性,改善神经递质传递功能。常用毒扁豆碱、他克林、donepezil 或 aricept、石杉碱甲。

（三）神经保护性治疗

维生素 E、单胺氧化酶抑制剂丙炔苯丙胺和雌激素替代疗法等有可能防止和延缓 AD 发生。

（四）康复治疗及社会参与

鼓励患者参加各种社会日常活动,维持生活能力,加强家庭和社会对患者的照顾、帮助和训练。有定向和视空间能力障碍者应尽量减少外出,以防意外。

【预后】

AD 病程通常持续 5 年或以上,患者常死于肺部感染、褥疮等并发症。

第八节　精神分裂症

精神分裂症（schizophrenia）是一组多起于青壮年的病因未明的精神疾病,具有思维、情感、行为等方面的障碍,以精神活动和环境不协调为特征。通常意识清晰,智能尚好,部分患者可出现认知功能损害。常起病慢、病程迁延,部分患者可保持痊愈或基本痊愈状态。

精神分裂症可见于各个社会阶层中。精神分裂症的发病高峰男性为 15~25 岁,女性稍晚;其慢性病程使患者逐步脱离正常生活轨道,陷入痛苦和混乱。精神分裂症患者自杀、遭受意外伤害的概率高于常人,平均寿命缩短。

我国流调资料提示女性患病率高于男性,性别差异在 35 岁以上年龄组较明显;城市患病率高于农村。同时发现,无论城乡,精神分裂症的患病率均与家庭经济水平呈负相关。

【病因与发病机制】

（一）遗传因素

同内外有关精神分裂症的家系调查,发现本病患者近亲的患病率比一般人群高数倍,血缘关系越近则发病率越高。双生子研究发现同卵双生的患病率是异卵双生的 4~6 倍。寄养子研究发现精神分裂症母亲所生子女从小寄养出去,生活于正常家庭环境巾,成年后患病率仍较高,提示遗传因素在本病发病中的主要作用。

（二）神经病理学及大脑结构的异常

选取典型病例进行尸解研究，发现恒定在小前颞叶（海马、嗅外皮质、海马旁间）存在脑组织萎缩，类似的表现也存在于额叶。CT 发现精神分裂症患者出现脑室的扩大和沟回的增宽，这些变化在精神疾病早期甚至治疗开始之前就已经存在。PET（正电子发射成像）更提供了在活体身上研究大脑功能活动的手段。精神分裂症患者在测试状态如进行威斯康星卡片归类试验（应当由额叶完成的活动）时，并不出现额叶活动的增强，提示患者存在额叶功能低下。

（三）神经生化方面的异常

神经生化研究认为，精神分裂症患者中枢 DA 功能亢进、中枢谷氨酸功能不足及 5-HT 代谢障碍。但精神分裂症涉及范围很广，这些神经递质的变化是因、是果，还是相关因素，仍无定论。

（四）孕期病毒感染

围产期并发症多的新生儿，成年后患精神分裂症的比例高于对照组。

（五）神经发育病因学假说

遗传、母孕期或围产期的损伤，使胚胎期大脑新皮质形成期神经细胞从脑深部向皮层迁移过程紊乱，心理整合功能差。青春期或成年早期，在不良环境因素刺激下，出现精神分裂症。

（六）社会心理因素

精神分裂症者病前性格多内向、孤僻、敏感多疑，很多患者病前 6 个月可追溯到相应的生活事件。

【临床表现】

（一）感知觉障碍

最突出的是幻觉，以幻听最常见。其内容以争论性或评论性的多，如两个声音议论患者的好坏，声音不断对患者的行为评头论足。幻听还能以表现为思维鸣响，即患者的思考都被自己的声音读出来。其他幻觉如幻视、幻触等少见。无论具体生动还是模糊的幻觉体验，都会影响精神分裂症患者的思维和行动；在幻觉的支配下做出违背本性、不合常理的举动，如患者在幻听影响下自伤、伤人、毁物等。

（二）思维障碍

1.妄想　是一种病态信念，虽无事实依据，但患者坚信不疑、难以说服。如被害妄想、夸大妄想和关系妄想等。妄想内容与生活经历、教育背景有一定联系。

2.被动体验　正常人能够自由支配自己的思维和运动，并有主观支配感。但精神分裂症患者常感到自己的躯体运动、思维和情感活动、冲动都受人控制，思考和行动身不由己。被动体验常与被害妄想联系起来。

3.联想障碍　轻度联想障碍表现为联想松弛，言语无重点。进一步呈现思维散漫，此时患者说话或书写内容不连贯、难理解。病情严重者可为思维破裂，言语支离破碎、语不成句，不能表达思想，无法交谈。

4.思维贫乏　语量贫乏，缺乏主动言语，在回答问题时异常简短；多为"是""否"，很少加以发挥；应答问题时延迟很长时间。即使回答时语量足够，内容却含糊、过于概括，传达信息量很有限。

（三）情感障碍

主要表现为情感迟钝或平淡。不仅表情呆板、缺乏变化，同时自发动作减少、缺乏体态语言；语调单调、缺乏抑扬顿挫，与交谈对象少有眼神接触；患者丧失了幽默感及对幽默的反应。检查者的诙谐很难引起患者会心的微笑。患者对亲人感情冷淡，亲人的伤病痛苦对患者来说无关痛痒。可有抑郁与焦虑情绪。

（四）意志行为障碍

1.意志减退　患者难以坚持工作、完成学业和料理家务,对前途不关心、无打算,或有计划却从不施行。活动减少,可以连坐几个小时而没有任何自发活动。忽视仪表和个人卫生。

2.紧张综合征　全身肌张力增高,包括紧张性木僵和紧张性兴奋两种状态,两者可交替出现,是精神分裂症紧张型的典型表现。木僵时以缄默、随意运动减少或缺失以及精神运动无反应为特征。严重时患者保持一个固定姿势,不语不动、不进食、不自动排便,对任何刺激均不起反应。在木僵患者中,可出现蜡样屈曲,特征是患者的肢体可任人摆布,即使被摆成不舒服的姿势,也较长时间似雕塑一样维持不变。如将患者的头部抬高,好似枕着枕头,患者也能保持这样的姿势一段时间,称之为"空气枕头"。木僵患者有时可以突然出现冲动行为,即紧张性兴奋。

【临床分型】

1.可按临床特征将精神分裂症分为几个亚型,这种划分的依据偏重于精神病理学。

（1）偏执型　是精神分裂症最常见的类型。其临床表现以相对稳定的妄想为主,往往伴有幻觉(多为幻听)。情感、意志、言语行为障碍不突出。起病多在 30 岁以后。这类患者较少出现显著的人格改变和衰退,但幻觉妄想症状长期保留。

（2）紧张型　以明显的精神运动紊乱为主要的表现。可交替出现紧张性木僵与紧张性兴奋,或自动性顺从与违拗。典型表现是患者出现紧张综合征。此型有减少趋势。

（3）青春型　多于青春期发病,起病急、进展快,多在 2 周之内达高峰。以情感改变为突出表现,情感肤浅、不协调,有时面带微笑,却给人傻气的感觉;有时义态度高傲、不可一世;或喜怒无常、扮鬼脸、恶作剧,不分场合与对象,开幼稚的玩笑。思维破裂,言语内容松散、不连贯,令人费解,有时会伴有片段的幻觉、妄想。行为不可预测,缺乏目的。病情进展迅速,预后欠佳。

（4）单纯型　起病缓慢,持续发展。早期多表现类似"神经衰弱"的症状,如主观的疲劳感、失眠、工作效率下降等,逐渐出现日益加重的孤僻退缩、情感淡漠、懒散、丧失兴趣、社交活动贫乏、生活毫无目的。治疗效果较差。

（5）其他类型　有相当数量的患者无法被归入上述分型中的任一类别。有时会将其归到"未分化型"中,表明患者的临床表现同时具备一种以上亚型的特点,但没有明显的分组特征。

2.上述分型是以临床现象学为基础进行的。

精神分裂症亚型划分的方法很多。80 年代,Crow 根据前人与自己的研究,提出精神分裂症生物异质性的观点,且以生物学和现象学相统一的观点,进行了多维度的比较和分析,将精神分裂症按阳性、阴性症状群进行分型。

1.Ⅰ型精神分裂症(阳性精神分裂症)　以阳性症状为特征,对抗精神病药物反应良好,无认知功能改变,预后良好,生物学基础是多巴胺功能亢进。阳性症状指精神功能的异常或亢进,包括幻觉、妄想、明显的思维形式障碍、反复的行为紊乱和失控。

2.Ⅱ型精神分裂症(阴性精神分裂症)　以阴性症状为主,对抗精神病药物反应差,伴有认知功能改变,预后差,脑细胞丧失退化(额叶萎缩),多巴胺功能没有特别变化。阴性症状指精神功能的减迟或缺失,包括情感平淡言语贫乏、意志缺乏、无快感体验、注意障碍。

3.混合型精神分裂症　包括不符合Ⅰ型和Ⅱ型精神分裂症的标准或同时符合的患者。

【诊断与鉴别诊断】

精神分裂症的临床相复杂多变,病程跌宕起伏、混杂其中的社会、心理因素,有时缺乏可靠的病史,对其准确诊断并不容易。

（一）精神分裂症诊断中须考虑的因素

1.起病　大多数精神分裂症患者初次发病的年龄在青春期至 30 岁之间。起病多较隐匿,急性起病者较少。

2.前驱期症状　在出现典型的精神分裂症症状前,常有行为方式和态度的不寻常变化。这种变化缓慢、迁延且不引人注目,易被忽视。可持续数月至数年。前驱期症状包括神经衰弱症状如失眠、紧张性疼痛、敏感、孤僻、回避社交、胆怯、情绪不好、难于接近、对抗性增强、与亲人好友关系冷淡疏远等。可出现不可理解的行为特点和生活习惯的改变。

3.症状学　上文已有描述,但有些症状与临床诊断一致性不高。Sehneider 在 1959 年提出精神分裂症的"一级症状":争论性幻听、评论性幻听、思维鸣响或思维回响、思维被扩散、思维被撤走、思维阻塞、思维插入、躯体被动体验、情感被动体验、冲动被动体验及妄想知觉。"一级症状"并非精神分裂症的特异性症状,在其他精神障碍如双相情感障碍、脑器质性精神障碍中均可见到。

(二)CCMD-3 中精神分裂症诊断标准

1.症状标准　至少有下列 2 项,并非继发于意识障碍、智能障碍、情感高涨或低落,单纯型精神分裂症另有规定。

(1)反复出现的言语性幻听。

(2)明显的思维松弛、思维破裂、言语不连贯,或思维贫乏或思维内容贫乏。

(3)思想放插入、被撤走、被播散、思维中断或强制性思维。

(4)被动、被控制,或被洞悉体验;

(5)原发性妄想(包括妄想知觉,妄想心境)或其他荒谬的妄想。

(6)思维逻辑倒错、病理性象征性思维,或语词新作。

(7)情感倒错或明显的情感淡漠。

(8)紧张综合征、怪异行为,或愚蠢行为。

(9)明显的意志减退或缺乏。

2.严重标推　自知力障碍,并有社会功能严重受损或无法进行有效交谈。

3.病程标准

(1)符合症状标准和严重标准至少已持续 1 个月,单纯型另有规定。

(2)若同时符合精神分裂症和心境障碍的症状标难,当情感症状减轻到不能满足心境障碍症状标准时、分裂症状需继续满足精神分裂症的症状标准至少 2 周以上,方可诊断为精神分裂症。

4.排除标准　排除器质性精神障碍及精神活性物质和非成瘾物质所致精神障碍;尚未缓解的精神分裂症患者,若仅本项中前述两类疾病,应并列诊断。

(三)鉴别诊断

应排除脑器质性及躯体疾病、精神活性物质所致精神障碍及情感性精神障碍。

1.脑器质性及躯体疾病　癫痫、颅内感染、脑肿瘤等脑部病变和某些躯体疾病如系统性红斑狼疮以及药物中毒,都可引起类似精神分裂症的表现,如生动鲜明的幻觉和被害妄想。但这类患者往往伴有意识障碍,症状有昼轻夜重的波动性,幻觉多为恐怖性幻视。临床及实验室证据证明患者的精神状态与脑器质性或躯体疾病有密切的联系,精神症状在躯体疾病的基础上发生,随着躯体疾病的恶化而加重,躯体疾病的改善会带来精神症状的好转。

2.心境障碍　躁狂或抑郁状态,都可伴有精神分裂症的症状。但在多数情况下,精神病性症状是在情感高涨或抑制的背景下产生的,与患者的心境相协调。如躁狂患者出现夸大妄想,抑郁患者出现贫穷或自罪妄想;但有时也会出现与当前心境不协调的短暂幻觉、妄想症状。

3.神经症　一些精神分裂症早期可出现神经症的某些表现,如强迫症状。但精神分裂症对种种不适缺乏痛苦感,动机不足、意志减退、无求治愿望。有些精神分裂症患者的强迫症状内容荒谬离奇,且"反强迫"意愿并不强烈。

【病程与预后】

精神分裂症在初次发病缓解后,约1/3 的患者可临床痊愈,即不再存有精神病理症状,但自我感受较过去也有所不同。部分患者可呈发作性病程,发作期长短不一,复发的次数也不尽相同,复发与社会心理因素有关;发作与缓解间转变的界限不明显。部分患者在反复发作后可出现不同程度的人格改变、社会功能下降等的残疾状态。有利于预后的因素:起病年龄较大,急性起病,明显的情感症状,人格正常,病前社交与适应能力良好,病情发作与心因关系密切。通常女性的预后要好于男性。

【治疗与康复】

(一)药物治疗

抗精神病药物按其作用机制可分为经典药物与非经典药物两类。经典药物又称神经阻滞剂。主要通过阻断 D2 受体起到抗幻觉妄想的作用,按临床特点分为高效价和低效价两类。前者以氯丙嗪为代表,镇静作用强,抗胆碱能作用明显,对心血管和肝功能影响较大,锥体外系副作用较小,治疗剂量比较大;后者以氟哌啶醇为代表,抗幻觉妄想作用突出,镇静作用很弱、心血管及肝脏毒性小,但锥体外系副作用较大。

维持治疗对于减少复发或再住院具有肯定的作用。第一次发作维持治疗 3~5 年,第二次或多次复发者维持治疗时间应更长一些,甚至是终生服药;对于经典抗精神病药物,急性期治疗3~6 个月后可逐渐减量。维持治疗的剂量应个体化,一般为急性期治疗剂量的 1/2~2/3。不管是急性期还是维持治疗,尽量单一用药,作用机制相似的药物不宜合用。

(二)心理治疗

心理治疗是精神分裂症治疗的一部分,它不但可以改善患者的精神症状、提高自知力、增强治疗的依从性,也可改善家庭成员间的关系。促进患者与社会的接触。行为治疗有助于纠正患者的某些能力缺陷,提高人际交往技巧。家庭治疗使家庭成员发现存在已久的沟通方面的问题,有助于宣泄不良情绪,简化交流方式。

(三)心理与社会康复

仅达到临床痊愈的标准即患者精神症状消失、自知力恢复是不够的;应努力让患者达到全面的社会康复,即恢复患者的精力和体力、达到并保持良好的健康状态,恢复工作或学习能力,重建恰当稳定的人际关系。

对临床痊愈的患者,应当鼓励其参加社会活动和从事力所能及的工作。对慢性精神分裂症有退缩表现的患者,可进行日常生活能力、人际交往技能的训练和职业劳动训练,使患者尽可能保留一部分社会生活功能,减轻残疾程度。

应对患者的亲属进行健康教育,让其了解有关精神分裂症的基本知识,以期增加对患者的理解、支持,减少可能为患者带来的压力如过多的指责、过高的期望。应当向社会公众普及精神卫生知识,使社会对精神病患者多一些宽容和关怀,少一些歧视和孤立。

第九节　情感性障碍

心境障碍(mood disorder)又称情感性精神障碍(affective disorder),是以显著而持久的情感或心境改变为主要待征的一组疾病。主要表现为情感高涨或低落,伴有认知和行为改变,可有幻觉、妄想等精神病性症状。多有反复发作倾向,部分患者可有残留症状或转为慢性。根据中国精神疾病分类方案与诊断标准(第三版),心境障碍包括双相障碍、躁狂症和抑郁症等类型。双相障碍具有躁狂和抑郁交替发作的特征。躁狂症或抑郁症是指仅有躁狂或抑郁发作,常称为单相躁狂(少见)或单相抑郁。

【病因与发病机制】

遗传因素、神经生化因素和心理社会因素对本病的发生有明显影响。

（一）遗传因素

心境障碍可有家族史者，其先证者亲属患本病的概率为一般人群的 10~30 倍，血缘关系越近，患病率越高，且发病年龄逐代提早、疾病严重性逐代增加。单卵双生的同病率远高于双卵双生子；患心境障碍的寄养子的亲生父母患病率为 31%，而养父母为 12%；可见，遗传因素对心境障碍发病的影响远甚于环境因素。其遗传方式有单基因常染色体显性遗传、性连锁显性遗传和多基因遗传等假说。

（二）神经生化改变

中枢神经系统单胺类神经递质如 5-羟色胺、去甲肾上腺素和多巴胺等的功能活动降低与抑郁症的抑郁心境、食欲减退、失眠、昼夜节律紊乱、内分泌功能紊乱、性功能障碍、焦虑不安、不能对付应激、活动减少等密切相关。增强这些递质的功能活动则可改善抑郁症状。γ-氨基丁酸是中枢神经系统主要的抑制性神经递质，双相障碍患者血浆和脑脊液中该递质水平下降。情绪稳定剂如卡马西平、丙戊酸钠的抗躁狂和抗抑郁作用，即通过调控脑中单胺类神经递质含量而发挥作用。

（三）神经内分泌功能异常

心境障碍者有下丘脑-垂体-肾上腺轴、下丘脑体-垂体-甲状腺轴、下丘脑-垂体-生长素轴的功能异常。研究发现抑郁症脑中促皮质激素释放激素分泌增加，使晚间自发性皮质醇分泌抑制、地塞米松抑制皮质醇分泌的负反馈作用削弱，皮质醇分泌过多。

（四）脑电生理变化

抑郁症患者觉醒次数增多，总睡眠时间减少，快眼动睡眠潜伏期缩短；抑郁程度越重，快眼动睡眠潜伏期越短。30% 左右的心境障碍患者有脑电图异常，抑郁发作时多倾向于低 α-频率，而躁狂发作时多为高 α-频率或出现高幅慢波。左右脑半球平均整合振幅与抑郁严重程度呈负相关，且脑电图异常有侧化现象（70% 在右侧）。

（五）神经影像变化

心境障碍患者脑室扩大的发生率为 12.5%~42%，单相抑郁与双相抑郁 CT 异常率无显著差异。抑郁症患者左额叶、左前扣带回局部脑血流量降低，降低程度与抑郁的严重程度呈正相关；若伴有认知功能缺损，则脑血流量下降更重。

（六）心理社会因素

生活事件在抑郁症发生中起促发作用。负性生活事件如丧偶、离婚、婚姻不和谐、失业、严重躯体疾病、家庭成员患重病或突然病故，均可导致抑郁症的发生；丧偶是与抑郁症关系最密切的应激源。经济状况差、社会阶层低下者也易患本病。女性应付应激能力低于男性，更易患本病。

【临床表现】

（一）躁狂发作

躁狂发作的典型症状是情感高涨、思维奔逸和活动增多。

1.情感高涨　患者主观体验特别愉快，自我感觉良好，整天兴高采烈，洋溢着欢乐的风趣和神态；甚至感到天空格外晴朗，周围事物的色彩格外绚丽，自己亦感到无比快乐和幸福。这种高涨的心境常博得旁人的欢笑。有的患者尽管情感高涨，但情绪不稳、变幻莫测，时而欢乐愉悦，时而激动暴怒。部分患者以愤怒、易激惹、敌意为特征，动辄暴跳如雷、怒不可遏，甚至可出现破坏及攻击行为，但很快转怒为喜或赔礼道歉。患者情感高涨时，自我评价过高，可出现夸大或富贵妄想、关系妄想、被害妄想等，持续时间较短。

2.思维奔逸　联想过程明显加快，自觉思维非常敏捷，思维内容丰富多变，头脑中的概念接踵而至,有时感到自己舌头在和思想赛跑,言语跟不上思维的速度,常言语增多、手舞足蹈,即使口干声嘶,仍不停止。但讲得肤浅凌乱、不切实际。话题常突然改变(意念飘忽),可出现音联和意联。

3.活动增多　表现精力旺盛,整天忙碌;但做事随心所欲、有始无终,一事无成。重打扮而不得体,乱开玩笑;自觉才智过人而专横跋扈。随便请客,常去娱乐场所,行为轻浮好色。不知疲倦,睡眠亦明显减少。严重时自控力差,可有冲动毁物行为。

4.躯体症状　少有躯体不适,常表现为面色红润,两眼有神,体格检查可发现瞳孔轻度扩大,心率加快,且有交感神经亢进的症状如便秘。因患者极度兴奋,体力过度消耗,容易引起失水,体重减轻等:患者食欲增加,性欲亢进,睡眠需要减少。

5.其他症状　躁狂时患者的主动和被动注意力均增强而不持久,易为周围事物所吸引。在急性发作期这种随境转移的症状最为明显。部分患者记忆力增强,且漫无目标、多变动;对时间记忆混乱,以致对事物的记忆无连贯。严重时,患者呈极度兴奋躁动状态,可有短暂、片段的幻听,行为紊乱而毫无目的指向,伴有冲动行为;也可出现意识障碍,有错觉、幻觉及思维不连贯等症状,称为谵妄性躁狂。多数患者在疾病的早期即丧失自知力。

(二)抑郁发作

抑郁发作临床上是以情感低落、思维迟缓、意志活动减退和躯体症状为主。

1.情感低落　主要表现为显著而持久的情感低落、抑郁悲观。程度轻者感到闷闷不乐,无愉快感,凡事缺乏兴趣,平时非常爱好的活动也觉乏味;重者可痛不欲生,悲观绝望,有度日如年、生不如死之感。部分患者可伴有焦虑、激越症状,特别是更年期和老年抑郁症患者更明显。其晨重夜轻的特点有助于诊断。因情感低落,患者自我评价低,自感一切都不如人,并将过错归咎于己,常产生无用、无希望、无助和无价值感;感到自己无能力、无作为,觉得自己连累家庭和社会;回想过去,一事无成,并对过去不重要的、求诚实的行为有犯罪感;自觉前途渺茫,一切都暗淡无光。严重时可出现罪恶妄想、疑病观念,还可能出现关系、贫穷和被害妄想等。亦可出现幻觉,以幻听多见。

2.思维迟缓　患者思维联想速度缓慢,反应迟钝,思路闭塞;表现为主动言语减少,语速明显减慢,声音低沉,思考问题困难,工作和学习能力下降。

3.意志活动减退　为显著持久的行为缓慢,生活被动、疏懒,不想做事,不愿和周围人接触交往,常独坐一旁,或整日卧床,不想去上班,不愿外出,不愿参加平常喜欢的活动和业余爱好。严重时,连吃、喝、个人卫生都不顾,甚至发展为不语、不动、不食的"抑郁性木僵"状态;但仔细精神检查,患者仍流露出痛苦抑郁情绪。伴有焦虑则可坐立不安、手指抓握、搓手顿足等症状。严重抑郁者常伴消极自杀的观念或行为。

4.躯体症状　很常见,可涉及各脏器。主要有睡眠障碍、食欲减退、体重下降、性欲减退、便秘、身体任何部位的疼痛、阳痿、闭经、乏力等,还有自主神经功能失调的症状。睡眠障碍主要为特征性早醒,醒后不能再入睡。有的表现为入睡困难,睡眠不深;少数患者表现为睡眠过多。体重减轻与食欲减退不一定成比例,少数患者可出现食欲增强、体重增加。

5.其他　抑郁发作时也可出现人格解体、现实解体及强迫症状。轻度抑郁可表现为情感低落、兴趣和愉快感的丧失、易疲劳,工作能力及社交能力有所下降,无幻觉和妄想等精神病性症状,但临床症状较环性心境障碍和恶劣心境为重。老年抑郁症除抑郁心境外,多数患者有突出的焦虑烦躁情绪,有时也可表现为易激惹和敌意。精神运动性迟缓和躯体不适较年轻患者明显;因思维联想明显迟缓以及记忆力减退,可出现较明显的认知功能损害症状;躯体不适以消化道症状多见。常纠缠于某躯体主诉而产生疑病观念,进而发展为疑病、虚无和罪恶妄想。病程较长,易发展为慢性。

（三）双相障碍混合性发作

指躁狂和抑郁症状在一次发作中同时出现，较少见。常在躁狂与抑郁快速转相时发生，如躁狂发作突然转为抑郁，几小时后又再复躁狂。这种状态一般持续时间短，多数较快转入躁狂相或抑郁相。混合发作时临床上躁狂症状和抑郁症状均不典型，容易误诊为分裂情感障碍或精神分裂症。

（四）环性心境障碍

指程度较轻的情感高涨与低落交替出现，且均不符合躁狂或抑郁发作的诊断标准。轻度躁狂发作时表现为十分愉悦、活跃和积极，轻易许诺；转为抑郁时，乐观自信变为痛苦失败感。随后，可能回到长达数月的情绪相对正常或轻度情绪高涨期；其主要特征是与生活应激无明显关系的持续性心境不稳定，这与患者的人格特征有关，过去有人称为"环性人格"。

（五）恶劣心境

恶劣心境指一种以持久心境低落状态为主的轻度抑郁，常伴有焦虑、躯体不适感和睡眠障碍，患者有求治要求，从不出现躁狂。精神运动性抑制或精神病症状轻，对生活影响小。

患者在大多数时间里，心情沉重、沮丧，感觉周围一片暗淡；对工作无兴趣、无热情、无信心，对未来悲观失望，常感精神不振、疲乏、能力降低等。抑郁加重时也会有轻生的念头，但工作、学习和社会功能无明显受损，有自知力，要求治疗。常持续 2 年以上，期间缓解期短，一般不超过 2 个月。其发作与生活事件和性格都有关。也有人称为"神经症性抑郁"，常伴焦虑情绪，也可有强迫症状。其躯体症状的特点为入睡困难、噩梦、睡眠较浅，常伴头痛、背痛、四肢痛等慢性疼痛症状及自主神经功能失调症状，如胃部小适、腹泻或便秘等。但无明显早醒、昼夜节律改变及体重减轻等生物学症状。

【诊断要点】

诊断心境障碍主要根据病史、临床症状、病程及体格检查和实验室检查。把握疾病横断面的主要症状及纵向病程的特点，进行科学分析是临床诊断的可靠基础。

（一）诊断要点

1.临床诊断特征

（1）躁狂症和抑郁症分别以显著而持久的心境高涨或低落为主要表现。躁狂发作时，在情感高涨的背景上，伴有思维奔逸及意志活动增多；抑郁发作时，在情感低落的背景上，伴有思维迟缓和意志活动减少。多数患者的思维和行为异常与高涨或低落的心境相协调。

（2）可伴有躯体不适症状。躁狂发作时，常伴食欲增加、性欲亢进、睡眠需要减少；抑郁发作时，可早醒、食欲减退、体重下降、性欲减退及抑郁心境，表现为昼重夜轻的节律改变。

2.病程特点　多为发作性病程，发作间歇期精神状态可恢复病前水平。

3.近亲中阳性家族史较高，躯体和神经系统检查以及实验室检查一般正常，脑影像学检查和精神生化检查结果供参考。

（二）鉴别诊断

1.继发性心境障碍　器质性脑和躯体疾病、某些药物和精神活性物质等均可引起继发性心境障碍，与原发性心境障碍的鉴别要点：①前者有明确的器质性疾病，或有服用某种药物或使用精神活性物质史，体格检查有阳性体征，实验室及其他辅助检查有相应指标的改变。②前者可出现意识障碍、遗忘综合征及智能障碍，后者除谵妄性躁狂发作外，无意识障碍、记忆障碍及智能障碍。③器质性和药源性心境障碍的症状随原发疾病的病情消长而波动，原发疾病好转，或住有关药物停用后，情感症状相应好转或消失。④某些器质性疾病如甲状腺功能亢进所致躁狂发作表现为易激惹、焦虑和紧张,而心境高涨的症状不明显;或表现为欣快、易激惹、情绪不稳。⑤前者既往无心境障碍的发作史,而后者可有类似的发作史。

2.精神分裂症　　精神分裂症早期常出现精神运动性兴奋或抑郁症状,或在精神分裂症恢复期出现抑郁,类似于躁狂或抑郁发作,其鉴别要点为:①精神分裂症出现的精神运动性兴奋或抑郁症状,其情感症状并非是原发症状,而是以思维障碍和情感淡漠为原发症状;心境障碍以心境高涨或低落为原发症状。②精神分裂症患者的思维、情感和意志行为等精神活动是不协调的,常表现言语零乱、思维不连贯、情感不协调,行为怪异;急性躁狂发作可表现为易激惹,亦可出现不协调的精神运动性兴奋,若患者过去有类似的发作而缓解良好,或用情绪稳定剂治疗有效,应考虑诊断为躁狂发作。③精神分裂症的病程多数为发作进展或持续进展,缓解期常有残留精神症状或人格的缺损;而心境障碍是间歇发作性病程,间歇期基本正常。④病前性格、家族遗传史、预后和药物治疗的反应等均可有助于鉴别。

3.心因性精神障碍　　心因性精神障碍常伴抑郁,应与抑郁症鉴别,鉴别要点是:①前者常在严重的、灾难性的、对生命有威胁的创伤性事件如被强奸、地震、被虐待后出现,以焦虑、痛苦、易激惹为主的情感障碍,情绪波动性大,无晨重夕轻的节律改变;后者可有促发的生活事件,临床上以心境抑郁为主要表现,且有晨重夕轻的节律改变。②前者精神运动性迟缓不明显,睡眠障碍多为入睡困难,有与创伤有关的噩梦、梦醒,特别是从睡梦中醒来尖叫;而抑郁症有明显的精神运动性迟缓,睡眠障碍多为早醒。③前者常重新体验到创伤事件,有反复闯入性回忆、易惊。

4.抑郁症与恶劣心境障碍　　抑郁与恶劣心境可交替发作,但症状严重程度或病期不同。主要鉴别点:①前者以内因为主,家族遗传史明显;后者发病以心因为主,家族遗传史不明显。②前者临床上精神运动性迟缓症状明显,有明显的生物学特征性症状,如食欲减退、体重下降、性欲降低、早醒及晨重夜轻的节律改变;后者均不明显。③前者可伴有精神病性症状,后者无。④前者多为自限性病程,后者病期冗长,至少持续 2 年,且间歇期短。⑤前者病前可为循环性格或不一定,后者为多愁善感,郁郁寡欢,较内向。

5.躁狂症和抑郁症与环性心境障碍的主要区别在于后者心境障碍的严重程度较轻,均不符合躁狂或抑郁发作的诊断标准,且不会出现精神病性症状。

【治疗原则】

(一)躁狂发作的治疗

1.药物治疗

(1)锂盐:用于躁狂急性和缓解期治疗,有效率约为80%。从小剂量开始,3~5 天内渐加至治疗量;年老体弱、与抗抑郁药或抗精神病药合用时宜减量。一般起效时间为7~10 天。

急性躁狂发作时,在锂盐起效以前可合并抗精神病药或电抽搐治疗;在合并电抽搐治疗时,宜减少锂盐用量,以免抑制呼吸。锂盐的治疗与中毒剂量接近,除观察病情变化和治疗反应外,应监测血锂浓度、调整剂量。

(2)抗癫痫药:此类药物主要有卡马西平和丙戊酸盐(钠盐或镁盐),广泛用于治疗躁狂发作、双相心境障碍及用锂盐治疗无效的快速循环型,也可与碳酸锂联用。卡马西平不良反应有镇静、恶心、视物模糊、皮疹、再生障碍性贫血、肝功能异常等。丙戊酸盐较安全,常见不良反应为胃肠道症状、震颤、体重增加等。

(3)抗精神病药:氯丙嗪、氯氮平、奥氮平、喹硫平、利培酮等均能有效控制躁狂发作。利培酮和碳酸锂合并可治疗躁狂发作,而氯氮平和碳酸锂合并则能治疗难治性躁狂症。

2.电抽搐治疗　　用于急性重症躁狂或用锂盐治疗无效者。可单独应用或合并药物治疗,一般隔日一次,4~10 次为一疗程。合并药物治疗时应减少药物剂量。

(二)抑郁发作的治疗

1.抗抑郁药

(1)三环及四环类抗抑郁药:丙米嗪、氯丙咪嗪、阿米替林及多塞平(多虑平)等三环类抗抑郁药,用于抑郁症的急性期和维持治疗,总有效率约为70%。对环性心境障碍和恶劣心境障碍疗效较差。应从小剂量开始,逐渐增加。急性期治疗6~8周,一般用药后2~4周起效;若使用治疗剂量4~6周仍无明显疗效应换药;若有效则继续维持治疗6~8个月,再逐步减量。抗抑郁药的维持和治疗用药剂量应相同,否则易复发。

三环类抗抑郁药的不良反应较多,常见口干、便秘、视物模糊、排尿困难、心动过速、体位性低血压和心率改变等。四环类抗抑郁药马普替林的抗抑郁作用与三环类相似,也有明显的镇静作用,但起效较快(约4~7天)、不良反应较少,主要有口干、嗜睡、视物模糊、皮疹、体重增加等,偶可引起癫痫发作。

(2)单胺氧化酶抑制剂(MAOI):新型的单胺氧化酶抑制剂吗氯贝胺(moclobemide)是一种可逆性选择性单胺氧化酶A抑制剂,抗抑郁作用与米帕明相当,不引起高血压危象、肝脏毒性及体位性低血压,主要不良反应有恶心、口干、便秘、视物模糊及震颤等。

(3)选择性5-HT再摄取抑制刑(SSRIs):有氟西汀、帕罗西汀、舍曲林、氟伏沙明、西酞普兰等。SSRIs的半衰期长达18~26小时,每日只需服药一次;但起效慢,需2~4周。其疗效与米帕明或阿米替林相当,而不良反应少、耐受性好;常见不良反应有恶心、呕吐、厌食、便秘腹泻、口干、震颤、失眠、焦虑及性功能障碍等。偶尔出现皮疹。少数患者能诱发轻躁狂,不能与MAOI合用。

(4)其他新抗抑郁药:曲唑酮、文拉法新、米氮平均有较好的抗抑郁作用。

2.电抽搐治疗 用于消极自杀企图严重或抗抑郁药治疗无效者。见效快,疗效好。6~10次为一疗程。电抽搐治疗后仍需用药物维持治疗。

3.心理治疗 心理社会因素作用明显的抑郁症患者,常需合并心理治疗。通过倾听、解释、指导、鼓励和安慰等帮助患者正确认识和对待自身疾病,主动配合治疗;能帮助患者识别和改变认知歪曲,矫正患者适应不良性行为,改善患者人际交往能力和心理适应功能,提高患者家庭和婚姻生活的满意度,以减轻抑郁症状,调动患者的积极性,纠正其不良人格,提高解决问题和应对应激的能力,节省医疗费用,促进康复,预防复发。

(三)预防复发

服用锂盐可有效防止躁狂或抑郁复发,预防躁狂发作有效率超过80%。第一次发作且经药物治疗临床缓解的患者,药物的维持治疗时间需0.5~1年;若第二次发作,主张维持治疗3~5年;若第三次发作,应长期维持治疗。维持治疗的药量应与治疗剂量相同。

心理治疗和社会支持系统对预防复发也有重要作用,应尽量解除或减轻患者心理负担和压力,帮助患者解决生活和工作中的实际困难及问题,提高患者应对能力,并积极为其创造良好的环境,以防复发。

【预后】

(一)躁狂发作

单发或复发性躁狂症皆多为急性或亚急性起病,春末夏初好发。30岁左右发病,90%以上起病于50岁以前;有5~6岁发病,也有晚至50岁以后发病者。自然病程为数周到半年,平均3个月;有短至数天或长于10年者。约50%患者可完全恢复正常;反复发作的躁狂症,每次发作持续时间相仿,多次发作后可成慢性,少数患者残留轻度情感症状,社会功能也未能恢复至病前水平。最初的3次发作,每次发作间歇期会越来越短,以后发作间歇时间不再改变。对每次发作而言,显著和完全缓解率为 70%~80%。

（二）抑郁发作

多数抑郁症也表现为急性或亚急性起病,秋冬季好发。单相抑郁发病年龄较双相障碍晚,每次发作持续时间比躁狂症长,但也有短至几天,长者可以超过 10 年;平均病程为 6~8 个月。一般年龄大、病情重、发作次数多、伴有精神病性症状,则病程长、缓解期短。

经治疗恢复的抑郁症患者,有 30%一年内复发;有过 1 次、2 次和 3 次抑郁发作的患者复发率分别为 50%、70% 和几乎 100%。心境障碍的预后一般较好,但年老、反复发作、慢性、有心境障碍家族史、病前为适应不良人格、有慢性躯体疾病、缺乏社会支持系统、未经治疗和治疗不充分者,易复发且预后往往较差。

第十二章 传染病

第一节 概 述

传染病(infectious disease)是由各种病原微生物和人体寄生虫感染人体后引起的具有传染性的、在一定条件下还能造成流行的一类疾病。病原微生物有细菌、病毒、真菌、螺旋体、立克次体、衣原体、支原体等;人体寄生虫有原虫、蠕虫等。病原体中大部分是微生物,小部分为人体寄生虫,寄生虫引起者又称寄生虫病。

一、传染的概念

人和高等动物受到各种病原微生物的侵入后,在一定条件下它们会克服机体的防御机制,破坏机体内部环境的相对稳定性,在一定部位寄生的过程,称为传染。

构成传染的必备条件是病原体、人体和环境三个因素共同存在。当人体防御能力低下时,病原体便可在人体内生长、繁殖,导致疾病。病原体作为一种致病因素是致病的外因,能否发病主要取决于内因,即人体的免疫防御能力。

二、传染的发生

(一)病原体的致病力

通常把能使宿主致病的微生物统称为病原体。病原体侵入人体后能否发病,取决于病原体的侵袭力、毒力和入侵病原体的数量、变异力以及机体免疫功能等因素。

(二)入侵门户

病原体经一定的门户侵入宿主的机体,病原体的入侵门户与发病机制有密切关系,入侵门户适当,病原体才能在机体内定居、繁殖。如志贺氏菌属必须经口感染才能引起病变。

(三)机体内定位

病原体入侵机体后,在机体内有恒定的定位,定位在一处或多处,然后开始发育繁殖。可在入侵部位直接引起病变,如皮肤炭疽;或者在入侵部位繁殖,分泌毒素,在远离入侵部位引起病变,如破伤风;或者进入血循环再定位于靶器官引起该脏器的病变,如病毒性肝炎;或者经过一系列的生活史阶段,最后在某个脏器定居,如蠕虫病。每种传染性疾病都有其特异性定位。

三、传染病的流行过程

传染病在人群中的发生,传播和终止的过程,称为传染病的流行过程。

(一)流行的基本环节

传染病在人群中发生、传播的过程称流行过程。传染病在人群中发生流行需要三个基本条件,也称三个环节,即传染源、传播途径、易感人群。只有这三个环节同时存在、并相互联系,才构成传染病的流行过程。

1.传染源(source of infection) 是指在体内有病原体生长繁殖、并能将其排出体外的人和动物,包括传染病患者、隐性感染者、病原携带者和动物宿主。患者是重要的传染源。

2.传播途径(route of transmission) 是病原体自传染源排出后,在外界环境停留,再侵入易感机体的过程。常见的传播途径有以下几种。

(1)经呼吸道传播:是呼吸系统传染病的主要传播途径,空气飞沫是主要传播方式,如麻疹病毒、脑膜炎球菌、百日咳杆菌等都是通过飞沫传播。

(2)经消化道传播:主要为肠道传染病、某些寄生虫病的传播方式,如痢疾、霍乱、血吸虫病等。

(3)经接触传播:分直接接触和间接接触两种,如性病、狂犬病等。

(4)经节肢动物传播:蚊、蚤、蜱、恙虫、蝇等昆虫为重要传播媒介,如菌痢、伤寒等。

(5)经血液传播:通过注射、输液(血)、针灸或一些血液生物制品的应用引起传染病,如乙型和丙型病毒性肝炎、艾滋病(获得性免疫缺陷综合征)等。

(6)经垂直传播:孕妇感染了某种传染病的病原体,可经胎盘、产道或哺乳,使胎儿、新生儿受到感染,如乙型病毒性肝炎、艾滋病等。

(7)经土壤传播:某些传染病的病原体,可通过污染的土壤传播,如破伤风、炭疽等。

(8)经医源性传播:是指在医疗及预防工作中,由于未能严格执行规章制度和操作规程,人为地引起某种传染病传播。

3.易感人群(herd susceptibility) 是指对某种传染缺乏免疫力,易受该病感染的人群和对传染病病原体缺乏特异性免疫力,易受感染的人群。易感者是指对某种致病因子缺乏足够抵抗力的人。人群对某种传染病容易感染的程度会影响传染病的发生和传播。

(二)影响传染病流行的因素

传染病的流行环节受到自然因素和社会因素的影响。这两类因素是通过作用于传染源、传播途径及易感人群而影响到流行过程。

四、传染病的特征

(一)传染病的基本特征

传染病是由病原微生物和人体寄生虫引起的能够在人与人、动物与动物和动物与人之间相互传播的疾病。具有以下基本特征。

1.有病原体 每一种传染病都有特异的病原体,包括致病性微生物和寄生虫,特异的病原体是确诊传染病的最基本特征。

2.有传染性 病原体能通过某种途径感染他人。

3.有流行病学特征 传染病的流行过程表现为散发、流行、大流行、暴发。某些传染病常局限于一定的地区内发生,称为地方性。某些传染病的发病率,在年度内有季节性升高,称为季节性。

4.有感染后免疫 人体感染病原体后,人体对同一种传染病病原体产生不感受性,称为免疫。不同的传染病、病后免状态有所不同,有的传染病患病一次后可终身免疫,有的还可再感染。

(二)传染病的临床特点

1.病程发展的阶段性 按传染病的发生、发展及转归可分为四个阶段。

(1)潜伏期:即是指病原体侵入人体起,至首发症状时间。不同传染病其潜伏期长短各异,短至数小时,长至数月乃至数年。推算潜伏期对传染病的诊断与检疫有重要意义。

(2)前驱期:是潜伏期末至发病期前,出现某些临床表现的一短暂时间。

(3)发病期:是各传染病之特有症状和体征,随病日发展陆续出现的时期。症状由轻而重,由少而多,逐渐或迅速达高峰。

(4)恢复期:病原体完全或基本消灭,免疫力提高,病变修复,临床症状陆续消失的时间。

2.特殊临床表现

(1)发热及热型:发热为传染病之共同表现,然而,不同传染病其热度与热型又不尽相同。按热度高低可呈低热,中度热,高热和超高热。

(2)皮疹:为传染病特征之一。不同传染病有不同的疹形,皮疹出现的日期、部位、出疹顺序、皮疹的数目等,各种传染病不完全相同。

(3)中毒症状:病原体及其毒素进入血循环乃至扩散全身,可出现毒血症、菌血症、败血症、脓毒血症等形式的中毒症状。

五、传染病的诊断

早期明确传染病的诊断有利于对患者的隔离和治疗,传染病的诊断需要综合分析,包括以下三方面的资料。

（一）临床资料

全面而准确的临床资料是正确诊断的重要保障,临床资料来源于详尽的并是询问和细致的体格检查。发病诱因和起病方式对传染病的诊断具有重要参考价值。

（二）流行病学资料

流行病学资料在传染病诊断中占有重要地位。由于某些传染病在发病的年龄、性别、职业、季节、地区及生活习惯等方面具有高度的选择性,应该充分参考流行病学资料。

（三）实验室及其他检查资料

实验室检查资料对传染病诊断有特殊意义。检出或分离到病原体可直接确定诊断,免疫学检查亦可提供重要依据。对许多传染病,一般的实验室检查对早期诊断即有很大意义。

六、传染病预防与控制

根据传染病流行的三个基本环节,阻断其中的任何一个环节,都可有效地控制传染病的流行。

（一）管理传染源、消灭病原体

对于传染病患者要做到早发现、早诊断、早隔离、早治疗、早报告。对于传染病患者的接触者,应分情况采取检疫、医学观察、留验等措施;对病原携带者,进行适当治疗、健康教育,并随访观察,加强国境卫生检疫;对动物宿主,按其经济价值分别考虑采取治疗、宰杀、消毒等措施。

（二）切断传播途径

应根据传染病的不同传播途径采取不同的措施。如呼吸道传染病,应加强室内通风、换气;对肠道传染病,应以注意饮水、食品卫生,加强粪便、垃圾、污物的处理,以切断食物、水源或接触传播途径为主;对虫媒传染病应采取消灭传播媒介的措施。

（三）保护易感人群

保护易感人群包括两个方面,一是提高人群的特异性免疫力,关键措施是预防接种;另一是增强机体的非特异免疫力。

【传染病疫情报告】

传染病管理制度是依据《中华人民共和国传染病防治法》,发现甲类传染病以及乙类传染病中的传染性非典型肺炎、肺炭疽、高致病性禽流感的病人、病原携带者和疑似病人时,2小时内填写传染病报告卡通过疫情网络直报,并以最快的通讯方式向县级疾病预防控制中心报告。发现乙类传染病人、病原携带者和疑似病人和丙类传染病24小时内通过疫情网络报出传染病报告卡。

报告法定传染病分为甲、乙、丙 3 类 35 种。

甲类传染病：鼠疫、霍乱。

乙类传染病：传染性非典型肺炎、艾滋病、病毒性肝炎、脊髓灰质炎、人感染高致病性禽流感、甲型 H1N1 流感、麻疹、流行性出血热、狂犬病、流行性乙型脑炎、登革热、炭疽、细菌性和阿米巴性痢疾、肺结核、伤寒和副伤寒、流行性脑脊髓膜炎、百日咳、白喉、新生儿破伤风、猩红热、布鲁氏菌病、淋病、梅毒、钩端螺旋体病、血吸虫病、疟疾。

丙类传染病：流行性感冒、流行性腮腺炎、风疹、急性出血性结膜炎、麻风病、流行性和地方性斑疹伤寒、黑热病、包虫病、丝虫病，除霍乱、细菌性和阿米巴性痢疾、伤寒和副伤寒以外的感染性腹泻病、手足口病。

第二节 中枢神经系统传染病

主要包括细菌感染，如流行性脑—脊髓膜炎；病毒感染，如流行性乙型脑炎、脊髓灰质炎，亚急性硬化性全脑炎；寄生虫感染，如脑型疟疾、脑型囊虫病等。

一、流行性脑-脊髓膜炎

流行性脑脊髓膜炎（epidemic cerebrospinal meningitis）简称流脑，是由脑膜炎奈瑟氏球菌（脑膜炎双球菌）引起的急性化脓性炎症。主要临床表现有高热，剧烈头痛、呕吐、皮肤淤点及脑膜刺激征等。本病以冬春季多发，儿童多见。

【病原学】

脑膜炎球菌属奈瑟氏菌属，为革兰阴性球菌，呈卵圆形，常成对排列。该菌仅存在于人体，可从带菌者鼻咽部、患者的血液、脑脊液和皮肤淤点中检出。

脑膜炎球菌可用血清凝集试验可分为 A、B、C、D、X、Y、Z、29E、W135 9 个血清群。根据我国资料，引起发病及流行者国内 90% 以上病例由 A、B、C 三群引起，大流行均由 A 群引起，B 群和 C 群仅引起散发和小流行。本菌对寒冷、干燥及消毒剂极为敏感。在体外极易死亡，病菌能形成自身溶解酶，故采集标本后必须立即送检接种。

【流行病学】

（一）传染源

人为本病唯一的传染源，病原菌存在于带菌者或患者的鼻咽部。在流行期间人群带菌率可高达 50%，病后带菌者有 10%~20%，其排菌时间可达数周至 2 年。

（二）传染途径

原菌可通过咳嗽、打喷嚏借飞沫直接传播。密切接触传播机会较少，但对 2 岁以下儿童具有重要意义。

（三）人群易感性

本病在 6 个月~2 岁婴儿的发病率最高，以后又逐渐下降，与抗体水平密切相关。男女发病率大致相等。

（四）流行特征

本病流行或散发于世界各国，发病率均随着冬季来临而增加，一般从每年 11 月份开始上升，至次年 2~4 月份为高峰，5 月份开始下降。平均每隔 3~5 年一次小流行，10 年左右有一次流行高峰。

【发病机制】

病原菌自鼻咽部侵入人体，如人体免疫力强，则可迅速将病原菌杀灭，或成为带菌状态；若体内缺乏特异性杀菌抗体,或细菌毒力较强时,则病菌可从鼻咽部黏膜进入血液,发展为败血症,最后通过血脑屏障,侵犯脑膜及脊髓膜,形成化脓性脑脊髓膜炎。

【临床表现】

潜伏期1~7日,一般为2~3日。流脑的病情复杂多变,轻重不一,一般可有三种临床表现,即普通型、暴发型和慢性败血症型。

(一)普通型

占全部患者的90%左右,按病程发展过程可分为四期。

1.上呼吸道感染期 大多数患者无症状,部分患者有咽喉疼痛,鼻咽部黏膜充血及分泌物增多。鼻咽拭子培养可发现病原菌,此期约1~2日。

2.败血症期 此期患者突然寒战、高热、头痛、呕吐、食欲减退、关节痛、全身乏力及神志淡漠等症状。幼儿则有啼哭吵闹,烦躁不安及惊厥等。多数患者于1~2日内发展为脑膜炎。

3.脑膜炎期 此期患者持续高热、剧烈头痛、呕吐频繁,脑膜炎症表现为颈项强直、凯尔尼格征及布鲁津斯基阳性等,常有狂躁及惊厥。可出现呼吸或循环衰竭。

婴儿发作除高热、拒食、烦躁、啼哭不安及拒乳外,惊厥、腹泻及咳嗽较成人为多见,而脑膜刺激征可能缺如。

4.恢复期 此期患者体温逐渐降至正常,淤点(斑)大部分吸收,意识逐渐清醒,口唇及口周可见单纯疱疹,一般1~3周内痊愈。

(二)暴发型

起病急骤,病情凶险,进展快,若不及时抢救,常于24小时内死亡。根据临床表现分为休克型、脑膜脑炎和混合型。

1.休克型 多见于儿童,以突然寒战、高热、头痛、呕吐开始,中毒症状严重。休克是本型的主要表现,脑膜刺激征大都缺如。

2.脑膜脑炎 此型亦多见于儿童。脑实质损害的临床表现明显。患者除了突然寒战、高热、头痛、呕吐外,迅速进入昏迷,惊厥频繁,锥体束征常阳性,血压持续升高,眼底可见视乳头水肿。部分患者发展为脑疝。

3.混合型 兼有上述二型的临床表现,常同时或先后出现,是本病最严重的一型,病死率较高。

(三)轻型

多见于流脑流行后期,病情轻微,临床表现主要为低热、轻微头痛、咽痛,亦可见少数皮肤出血点。咽拭子培养可发现脑膜炎奈瑟氏菌生长。

(四)慢性型

少见,一般为成年患者。病程常迁延数周甚至数月。患者常有间歇性畏寒、发热发作,每次历时12小时后即缓解,相隔1~4日后再次发作。发作时可出现淤斑、斑疹、常伴关节疼痛等。诊断主要依据发热期的血培养阳性。

【辅助检查】

(一)血象

白细胞总数明显增加,中性粒细胞占80%~90%。有DIC时血小板明显减少。

(二)脑脊液检查

是确立诊断的重要方法。病程初期仅有压力增高,外观正常。典型脑膜炎期,脑脊液压力高达1.96kPa以上,外观呈混浊或脓样。白细胞总数明显增加,以中性粒细胞为主。蛋白质含量显著提高,而糖含量明显减少,氯化物降低。

（三）细菌学检查

1.涂片检查　用针尖刺破皮肤淤点,取少许血液及组织液,涂片染色后镜检,脑膜炎奈瑟氏菌阳性率高达80%以上。脑脊液沉淀涂片的阳性率为60%～70%,脑脊液不宜搁置太久,否则病原菌易自溶而影响检出。

2.细菌培养　血培养及脑脊液培养阳性率均不高。但血培养对普通型流脑败血症期、暴发型败血症及慢性脑膜炎球菌败血症诊断有重要价值。

（四）免疫学试验

是流脑快速诊断的方法。临床常用的抗原检测方法有对流免疫电泳、乳胶凝集、反向间接血凝试验、菌体协同凝集试验、放射免疫法、酶联免疫吸附试验等。脑脊液中抗原的检测有利于早期诊断,其敏感性高,特异性强。抗体检测不能作为早期诊断方法,如恢复期血清效价大于急性期4倍以上,则有诊断价值。脑膜炎奈瑟菌的DNA特异性片段检测有确诊价值。

【诊断要点】

（一）流行病学资料

本病在冬春季节流行,主要见于儿童。

（二）临床表现

突然寒战、高热、头痛、呕吐、食欲减退、关节痛、全身乏力及神志淡漠等症状。幼儿在流行季节有高热、惊厥、烦躁不安、啼哭吵闹、呕吐频繁等应怀疑本病。

（三）实验室检查

白细胞总数明显增加,中性粒细胞占80%～90%;皮肤淤点涂片检查及血或脑脊液培养脑膜炎奈瑟氏菌阳性;免疫学特异性抗原检测阳性有助于早期诊断。

【治疗原则】

（一）一般治疗

卧床休息,病室保持安静,空气流通。以流质饮食为主,维持水、电解质平衡,保证充足的营养。密切观察病情,加强护理,保持清洁卫生,防止呼吸道感染。

（二）病原治疗

1.磺胺药　鉴于我国所流行的A群菌株大多对磺胺药敏感,故仍为首选。

2.抗生素　青霉素G,氨苄青霉素,头孢菌素类亦可应用。

（三）对症治疗

高热时可用酒精擦浴,安乃近滴鼻或小剂量安乃近肌肉注射。头痛可酌情用可待因、阿司匹林。惊厥时可用副醛或用10%水合氯醛灌肠。镇静剂不宜过大,以免影响病情的观察。

（四）暴发型的治疗

1.休克治疗　给予补充血容量,纠正酸中毒,调整血管舒缩功能,消除红细胞凝集,以防止微循环淤滞和维护重要脏器功能等。

2.脑膜脑炎的治疗　须加强脱水治疗,降低颅内压,减轻脑水肿,防止脑疝及呼吸衰竭的发生。应用脱水剂,激素也有作用。高热和频繁惊厥者可用亚冬眠疗法。

【预防措施】

（一）管理传染源

早期发现患者,就地隔离治疗。

（二）切断传播途径

流行期间做好卫生宣传,应尽量避免大型集会及集体活动,不要携带儿童到公共场所,不要携带儿童到公共场所,外出应戴口罩。

（三）药物预防

国内仍采用磺胺药。

（四）菌苗预防

目前国内外广泛应用 A 和 C 两群荚膜多糖菌苗。国内尚有用多糖菌苗作"应急"预防者,若 1~2 月份的流脑发病率大于 10/10 万,或发病率高于上一年同时期时,即可在人群中进行预防接种。

二、流行性乙型脑炎

流行性乙型脑炎（epidemic encephalitis B）简称乙脑,是由乙脑病毒所致的中枢神经系统急性传染病。经蚊传播,临床上以发病急、高热、意识障碍、惊厥、强直性痉挛和脑膜刺激征等为特征。重型患者病后往往留有后遗症。本病主要分布在亚洲远东和东南亚地区,好发于儿童,流行于夏秋季。

【病原学】

乙脑病毒属虫媒病毒乙组披盖病毒科黄病毒属,呈球形,直径 30nm,含单股正链 RNA。乙脑病毒具较强的嗜神经性,对温度、乙醚、酸等都很敏感,100℃2 分钟或 56℃30 分钟即可灭活,但耐低温和干燥。适宜在蚊内繁殖的温度为 25~30℃。

【流行病学】

流行性乙型脑炎的流行病学特点主要包括以下内容。

（一）传染源及储存宿主

主要传染源是家畜、家禽。猪是乙脑病毒的主要传染源和中间宿主,构成猪→蚊→猪的传播环节。其次为马、牛、羊、狗、鸡、鸭。

（二）传播途径

本病系经蚊虫叮咬而传播。能传播本病的蚊虫很多,包括库蚊、伊蚊、按蚊等,国内主要为三带喙库蚊。

（三）易感人群

人群对乙脑病毒普遍易感,感染后少数出现典型乙脑症状,多数人通过临床上难以辨别的轻型感染或隐性感染而获得免疫力。病后免疫力强而持久,罕有二次发病者。

（四）流行特点

乙脑呈季节流行,80%~90%病例集中在 7、8、9 这 3 个月,均与蚊虫密度曲线相一致。气温和雨量与本病的流行也有密切关系。

【发病机制】

感染乙脑病毒的蚊虫在叮咬人和动物时,病毒即侵入机体,进入血液循环引起病毒血症,若不侵入中枢神经系统则呈隐性感染或轻型感染;如当机体防御功能降低或者病毒量多、毒力强时,则病毒通过血脑屏障侵入中枢神经系统,引起脑炎。病变可累及脑及脊髓,尤其以大脑皮质、丘脑和中脑最为严重。大脑和脑膜有水肿、充血和出血,严重者脑实质出现大小不等的坏死软化灶。

【临床表现】

潜伏期 10~15 天。大多数患者症状较轻或呈无症状的隐性感染,仅少数出现中枢神经系统症状。典型病例的病程可分 4 个阶段。

（一）初期

起病急,体温急剧上升至 39~40℃,伴头痛、恶心和呕吐,部分患者有嗜睡或精神倦怠,并有颈项轻度强直,病程 1~3 天。

（二）极期

体温持续上升,可达 40℃ 以上。初期症状逐渐加重,意识明显障碍,由嗜睡、昏睡乃至昏迷。重症患者可出现全身抽搐、强直性痉挛或瘫痪。严重患者可出现中枢性呼吸衰竭。体检可发现脑膜刺激征,瞳孔对光反应迟钝、消失或瞳孔散大,腹壁及提睾反射消失,深反射亢进,病理性锥体束征,如巴氏征等可呈阳性。

（三）恢复期

极期过后体温逐渐下降,精神、神经系统症状逐日好转。重症患者仍神志迟钝、痴呆、失语、吞咽困难、颜面瘫痪、四肢强直性痉挛或扭转痉挛等。经过积极治疗大多数症状可在半年内恢复。

（四）后遗症期

少数重症患者半年后仍有精神神经症状,为后遗症,主要有意识障碍、痴呆、失语及肢体瘫痪、癫痫等,如给予积极治疗可有不同程度的恢复。

【辅助检查】

（一）血象

白细胞总数常升高,中性粒细胞在 80% 以上。

（二）脑脊液

压力升高,外观透明或微浊,白细胞计数增加,蛋白常轻度增高,糖及氯化物正常。

（三）血清学检查

乙脑早期快速诊断通常采集急性期患者血清或脑脊液特异性 lgM,也可做 RT-PCR 检测标本中的病毒核酸片段,一般 6 个小时内可初步报告结果。需取双份血清,同时做对比试验,当恢复期血清抗体滴度比急性期≥4 倍时,有辅助诊断意义。

常规血清学试验,血凝抑制试验、补体结合试验、中和试验、特异抗体 IgM 抗体测定等有利于诊断。

【诊断要点】

临床诊断主要依靠流行病学资料、临床表现和实验室检查的综合分析,确诊有赖于血清学和病原学检查。

诊断标准:

1.疑似病例　在流行地区蚊虫叮咬季节出现发热、头痛、恶心、呕吐、嗜睡、颈抵抗、抽搐等。

2.确诊病例　①曾在疫区有蚊虫叮咬史。②高热、昏迷、肢体痉挛性瘫痪、脑膜刺激征及大脑锥体束受损(肌张力增强、巴氏征阳性)。③高热、昏迷、抽搐、狂躁,甚至由于呼吸衰竭、循环衰竭而死亡。④病原学或血清学检查获阳性结果。

3.临床诊断　疑似病例加①和②或②、③项,并排除细菌性脑膜炎。

【治疗原则】

（一）一般治疗

应密切观察病情,细心护理,注意饮食和营养,摄入足够水量,对昏迷患者宜采用鼻饲。

（二）对症治疗

1.高热的处理　室温争取降至 30℃ 以下。高温患者可采用物理降温或药物降温,一般可肌注安乃近,幼儿可用安乃近肛塞。

2.惊厥的处理　可使用镇静止痉剂,如地西泮、水合氯醛、苯妥英钠等。

3.呼吸衰竭的处理　呼吸衰竭者,可给予脱水剂、肾上腺皮质激素等。

4.循环衰竭的处理 心源性心力衰竭,则应加用强心药物,如毛花苷丙等。

(三)肾上腺皮质激素及其他治疗

对重症和早期确诊的患者即可应用。

(四)抗病毒治疗

在疾病早期可应用广谱抗病毒药物利巴韦林或双嘧达莫治疗。

(五)康复治疗

康复治疗的重点是智力、语言、吞咽和肢体功能的恢复,可酌情采用中医药、针灸、推拿、理疗等。

【预防措施】

(一)控制传染源

早期发现患者,及时隔离和治疗患者,但主要的传染源是家畜,尤其是未经过流行季节的幼猪。

(二)切断传播途径

防蚊和灭蚊是控制本病流行的重要环节,特别是针对库蚊的措施。

(三)预防接种

进行预防接种是保护易感人群的重要措施,接种对象为 10 岁以下的儿童和从非流行区进入流行区的人员。

三、脊髓灰质炎

脊髓灰质炎(poliomyelitis)俗称小儿麻痹症(Infantile paralysis),是由脊髓灰质炎病毒引起的主要侵犯中枢神经系统的急性肠道传染病。临床主要表现为发热,全身不适,严重时肢体疼痛,发生分布不规则的瘫痪。患者多为 1~6 岁儿童。口服脊髓灰质炎减毒活疫苗推广后,发病率明显降低。

【病原学】

脊髓灰质炎的病原体为 27~30nm 大小的小核糖核酸病毒,属单链、正链的核糖核酸。病毒大量存在于患者的脊髓和脑部。脊灰病毒有三个血清型,称为Ⅰ型、Ⅱ型和Ⅲ型,每个型别的脊灰都可引起致病,各型之间缺少交叉免疫。脊灰病毒耐酸,耐乙醚、氯仿等脂溶剂,耐寒,低温(-70℃)可保存活力达 8 年之久,在水中,粪便和牛奶中生存数月,在 4℃冰箱中可保存数周。但对干燥、紫外线敏感,甲醛能灭活病毒。

【流行病学】

(一)传染源

人是脊髓灰质炎病毒的唯一的天然宿主,患者、隐性感染者和无症状病毒携带者都是传染源。

(二)传播途径

主要通过粪-口途径传播,通过被感染者粪便污染的水、食物、手、生活用具及玩具为主要传播方式。亦可以通过空气飞沫方式传播。

(三)易感性

人群普遍易感,感染后获得持久免疫力,本病隐性感染率高达90%以上,以 6 个月至 5 岁儿童发病为主。

(四)流行特征

本病广泛分布于世界各国,以温带地区发病多 5~10 月份,且夏秋季发病明显高于冬春季。

在热带和亚热带地区则无明显季节性。

【发病机制】

脊髓灰质炎病毒自口、咽或肠道黏膜侵入人体后迅速播散,在数小时内即开始在局部淋巴组织处生长繁殖,并向局部排出病毒。若人体产生多量特异抗体,可将病毒控制在局部,形成隐性感染;若人体免疫力低下病毒可进一步侵入中枢神经系统,由于脊髓前角运动神经元受损,与之有关的肌肉失去了神经的调节作用而发生萎缩,同时皮下脂肪、肌腱及骨骼也萎缩,使整个机体变细。病变严重者可发生瘫痪。

【临床表现】

潜伏期为 5 天~14 天,临床上可分为多种类型:①隐性感染;②顿挫型;③无瘫痪型;④瘫痪型。

（一）前驱期

主要症状为发热、食欲缺乏、多汗、烦躁和全身感觉过敏;亦可见恶心、呕吐、头痛、咽喉痛、便秘、弥漫性腹痛、鼻炎、咳嗽、咽渗出物、腹泻等,持续 1~4 天。

（二）瘫痪前期

多数患者由前驱期进入本期,患儿出现高热、头痛、颈背、四肢疼痛、多汗、皮肤发红、烦躁不安等,脑膜刺激征阳性。脑脊液出现异常,呈现细胞蛋白分离现象。

（三）瘫痪期

一般于瘫痪前期的第 3~4 天开始,大多在发热后 1~2 天出现不对称性肌群无力或迟缓性瘫痪,随发热而加重,热退后瘫痪停止发展,多无感觉障碍。根据病变部位可分为脊髓型、延髓型、脑型和混合型。

（四）恢复期

一般在瘫痪后 1~2 周,瘫痪从肢体远端开始恢复,持续数周至数月,一般病例 8 个月内可完全恢复,严重者需 6~18 个月或更长时间。

（五）后遗症期

严重者受累肌肉出现萎缩,神经功能不能恢复,造成受累肢体畸形。

【辅助检查】

（一）血常规

向细胞总数及中性粒细胞百分比大多正常。

（二）脑脊液检查

瘫痪前期及瘫痪早期可见细胞数增多(以淋巴细胞为主),蛋白增加不明显,呈细胞蛋白分离现象,对诊断有一定的参考价值。

（三）病毒分离

病毒分离是本病最重要的确诊性试验。起病一周内从患儿鼻咽部、血、脑脊液中也可分离出病毒。

（四）血清学检查

特异性 IgM 抗体,可帮助早期诊断;恢复期患者血清中特异性 IgG 抗体滴度较急性期有 4 倍以上增高,有诊断意义。

【治疗原则】

主要是对症处理和支持治疗。治疗原则是减轻恐惧,减少骨骼畸形,预防及处理并发症,康复治疗。

（一）急性期治疗

1.一般治疗　卧床休息隔离,至少到起病后40天,避免劳累。注意营养及体液平衡,可口服大量维生素C及B族。重症患者可予强的松口服或氢化可的松静脉滴注,一般用3~5日,以减轻神经水肿。肌痛处可局部湿热敷以减轻疼痛。瘫痪肢体应置于功能位置,以防止手、足下垂等畸形。

2.对症治疗　高热、中毒症状重的早期患者,可考虑肌注丙种球蛋白制剂,继发感染时加用抗菌药物。

3.呼吸障碍的处理　重症患者常出现呼吸障碍,往往是引起死亡的主因。要针对不同病因妥善处理。必须保持呼吸道畅通,密切注意血气变化和电解质紊乱,随时予以纠正。

（二）恢复期

促进神经传导的药物如地巴唑、加兰他敏等,目前很少应用。在热退尽、瘫痪不再进行时,及早选用针灸、推拿、理疗等。鼓励患者作自主运动,进行体育疗法,借助体疗工具锻炼肌力和矫正畸形。

【预防措施】

（一）管理传染源

及早发现和隔离患者。患者自发病日起隔离40天,密切接触者应接受医学观察20日。健康带病毒者被检出之后,应按患者要求隔离。

（二）切断传播途径

患者的呼吸道分泌物、粪便及其污染物应彻底消毒。

（三）保护易感人群

强化普遍接种疫苗。

1.主动免疫　常用的有以下几种:

（1）减毒活疫苗（OPV）:基础免疫自出生后2个月开始,连服3剂,每次间隔1个月,4岁时加强免疫一次,接种者可产生长期特异性免疫。

（2）灭活疫苗（IPV）:一般用于免疫功能缺陷者及其家庭成员。

2.被动免疫　未服用疫苗而与患者密切接触的小于5岁的小儿和先天性免疫缺陷的儿童应及早注射免疫球蛋白。

第三节　肠道传染病

肠道传染病是指各种病原体经口侵入肠道,并能由粪便排出病原体的一类疾病的总称。其病原体大多随患者或携带者的粪便排出,通过水、食物、手、苍蝇、蟑螂等媒介经口感染。包括霍乱、细菌性痢疾、伤寒、副伤寒、病毒性肝炎、脊髓灰质炎、细菌性食物中毒等。肠道传染病的发病率在所有传染病中位居前列,其预防重在注重环境卫生（水源、粪便）、饮食卫生和个人卫生;提倡分食制;及早发现、隔离患者;同时进行必要的预防接种等。

一、病毒性肝炎

病毒性肝炎（viral hepatitis）系指由肝炎病毒引起的以肝炎为主要表现的全身性疾病,可分为甲型、乙型、丙型、丁型及戊型。虽然其病原不同,但临床表现基本相似,故统称为病毒性肝炎。其他病毒,如巨细胞病毒（CMV）、EB病毒、黄热病毒、风疹病毒、单纯疱疹病毒、柯萨奇病毒、埃可（ECHO）病毒等.也可引起肝脏炎症,但各有特点,故不包括在病毒性肝炎之内,而分别称为CMV肝炎等。

【病原学】

病毒性肝炎的病原学分型,比较肯定的包括甲、乙、丙、丁、戊(A、B、C、D、E)五型,除乙型肝炎病毒为 DNA 病毒外,其余均为 RNA 病毒。近年来报导了庚型肝炎(GBV-C)和输血相关病毒(TTV),目前与人类肝炎的关系尚存在争议。

(一)甲型肝炎病毒(HAV)

属微小病毒科嗜肝 RNA 病毒属,新型肠道病毒 72 型。病毒呈球形,直径约为 27nm。病毒的核心为单股正链 RNA。HAV 对外界抵抗力较强,耐酸碱,加热 100℃5 分钟可使之灭活。

(二)乙型肝炎病毒(HBV)

属于正嗜肝 DNA 病毒属,完整的乙肝病毒成颗粒状直径为 42 纳米,也称为丹娜颗粒(Dane)。HBV 对外界具有顽强的抵抗力,对热、低温、干燥、紫外线、及一般浓度的化学消毒剂,都能够耐受。高压蒸汽消毒、加热 100℃10 分钟就可使其失去传染性。

(三)丙型肝炎病毒(HCY)

为黄病毒科丙型肝炎病毒属,直径在血液中为 30~60nm 球形颗粒,为单股正链 RNA 病毒。加热 100℃5 分钟或血清 60℃10 小时可使其失去传染性。

(四)丁型肝炎病毒(HDV)

直径 35~37nm,核心含单股负链环状 RNA 和 HDV 抗原(HDAg),是一种缺陷病毒,不能单独增殖,需要在乙肝病毒(HBV)辅助下才能复制。

(五)戊型肝炎病毒(HEV)

属于戊型肝炎病毒科戊型肝炎病毒属,是单股正链 RNA 病毒,呈球形、直径 27~34nm。HEV 埘高热敏感,煮沸可将其灭活。

(六)庚型肝炎病毒(HGV)

属于黄病毒科,基因组结构与 HCV 相似,为单正链 RNA 病毒。

【流行病学】

(一)传染源

1.甲、戊型肝炎　急性患者和隐性感染者是主要传染源。以发病前 5 天至发病后 1 周最强。

2.乙、丙、丁、庚型肝炎　主要是急、慢性患者的病毒携带者。病毒存在于患者的血液及各种体液(汗、唾液、泪、乳汁、阴道分泌物等)中。慢性患者和病毒携带者作为传染源的意义更大。

(二)传播途径

1.甲、戊型肝炎　主要经粪、口途径传播。以日常生活接触为主要方式,通常引起散发性发病,如水源被污染可导致局部地区暴发流行。

2.乙、丙、丁、庚型肝炎　包括:①输血及血制品以及使用污染的注射器或针刺等;②母婴垂直传播(主要通过胎盘、产道及哺乳感染);③性接触传播。此外,生活上的密切接触亦有传播的可能性。

(三)人群易感性

人类对各型肝炎普遍易感,各种年龄均可发病。各型肝炎之间无交叉免疫,可重叠感染或先后感染。

(四)流行特征

病毒性肝炎全球分布,我国属于甲型及乙型肝炎的高发地区。

【发病机制】

目前对病毒性肝炎发病机制还不完全清楚。病毒的数量、毒力强弱、机体的免疫状态等均于发病有关。病毒主要通过机体的免疫应答导致肝细胞病理损伤，其基本病变以肝细胞变性、坏死为主，伴有炎细胞浸润、肝细胞再生及纤维组织增生。在重症患者血清中，肿瘤坏死因子（TNF）及白细胞介素（IL-1，IL-6）水平均显著升高。

【临床表现】

潜伏期：甲型肝炎为15~45日，乙型肝炎为30~160日，丙型肝炎在15~180日。丁型肝炎为28~140日，戊型肝炎为10~75日，庚型肝炎的潜伏期尚无公认的资料，有人认为输血后庚型肝炎平均为61日。

（一）临床类型

1.急性肝炎 ①急性无黄疸型肝炎；②急性黄疸型肝炎。

2.慢性肝炎 按照病变程度分为轻、中、重三度：①轻度慢性肝炎；②中度慢性肝炎；③重度慢性肝炎。

3.重型肝炎 ①急性重型肝炎；②亚急性重型肝炎；③慢性重型肝炎。

4.淤胆型肝炎

5.肝炎肝硬化 根据肝脏炎症情况分为活动性肝硬化和静止性肝硬化。

（二）临床经过

1.急性肝炎 分为急性黄疸型肝炎和急性无黄疸型肝炎。

（1）黄疸前期：有畏寒、发热、乏力、食欲缺乏、恶心、厌油、腹部不适、肝区痛、尿色逐渐加深，本期一般持续5~7日。

（2）黄疸期：退热，巩膜、皮肤黄染，黄疸出现而自觉症状有所好转，肝大伴压痛、叩击痛，部分患者轻度脾大，本期一般持续2~6周。

（3）恢复期：黄疸逐渐消退，症状减轻以至消失，肝脾恢复正常，肝功能逐渐恢复，本期持续2周至3个月，一般为1~2个月。

2.慢性肝炎 急性肝炎病程超过6个月或发病日期不明确而临床有慢性肝炎症状、体征及肝功能异常者，均可诊断为慢性肝炎。临床表现常有乏力、全身不适、食欲减退、肝区不适或疼痛、腹胀、低热等症状，面色晦暗、巩膜黄染、可有蜘蛛痣或肝掌、肝大、质地中等或充实感，有叩痛、脾大等体征。病情严重者，可有黄疸加深、腹腔积液、下肢水肿、出血倾向及肝性脑病。根据肝损害程度临床可分为轻度、中度、重度。

3.重型肝炎

（1）急性重型肝炎：以急性黄疸型肝炎起病，进展快，黄疸迅速加深，肝脏迅速缩小，多在10日内，迅速出现神经精神症状，出血倾向明显、肝肾综合征、肝功能明显异常。

（2）亚急性重型肝炎：在起病10天以后，仍有极度乏力、纳差、重度黄疸（胆红素>171μmol/L）、腹胀，多有明显出血现象，胆酶分离，A/G比例倒置，凝血酶原时间延长，凝血酶原活动度<40%。

（3）慢性重型肝炎：有慢性肝炎肝硬化史，出现亚急性重症肝炎的临床表现和实验室改变者。

4.淤胆型肝炎 起病类似急性黄疸型肝炎，但自觉症状常较轻，有明显肝大、黄疸深，皮肤瘙痒、大便色浅，胆红素升高以直接增高为主，转氨酶上升幅度小。较轻的临床症状和深度黄疸不相平行为其特点。

5.肝炎后肝硬化 早期肝硬化必须依靠病理诊断、超声和CT检查等，腹腔镜检查最有参考价值。临床诊断肝硬化，指慢性肝炎患者有门脉高压表现，且排除其他原因能引起门脉高压者，依肝炎活动程度分为活动性和静止性肝硬化。

【辅助检查】

（一）实验室检查

1.肝功能检测

（1）血清酶学检测：急性肝炎丙氨酸氨基转移酶（ALT）、门冬氨酸氨基转移酶（AST）升高若血清 AST 明显增高，常表示肝细胞严重坏死。但重症肝炎时，可出现胆红素不断增高，而转氨酶反而下降，即胆酶分离，提示肝细胞坏死严重。

（2）血清胆红素检测：肝功损伤致胆红素水平升高，胆红素水平与肝损伤严重程度成正比。

（3）血清蛋白检测：临床上常把血清蛋白作为肝脏蛋白代谢的生化指标，慢性肝炎肝硬化时，常有血清白蛋白下降，球蛋白水平升高，且以 γ-球蛋白升高为主。

（4）凝血酶原时间（PT）：肝病时 PT 长短与肝损伤程度呈正相关。

2.肝炎病毒标志检测

（1）甲型肝炎：急性肝炎患者，血清 HAVAbIgM 阳性可确诊为 HAV 近期感染，HAVAbIgG 阳性提示既往感染。

（2）乙型肝炎：①HBsAg 与 HBsAb：HBsAg 阳性提示处于 HBV 感染，HBsAb 阳性提示已产生对 HBV 的免疫力。②HBeAg 与 HBeAb：HBeAg 阳性提示 HBV 活跃复制及传染性强的指标，HBeAb 阳性提示 HBV 感染性减弱。③HBcAg 与 HBcAb：HBcAg 阳性提示存在完整的 HBV 颗粒，由于检测方法复杂临床少用。HBcAb 为 HBV 感染的标志，HBcAbIgM 阳性提示处于感染早期，体内有病毒复制。

在慢性轻度乙型肝炎和 HBsAg 携带者中 HBsAg、HBeAg 和抗-HBc 三项均阳性具有高度传染性指标难以阴转。

分子生物学标记：用 PCR 法或分子杂交法检测，血清中 HBV DNA 阳性，直接反应 HBV 活跃复制具有传染性。

（3）丙型肝炎：用套式反转录 PCR 法检测，血清 HCV-RNA 阳性示病毒活跃复制具有传染性。血中 HCVAb 为 HCV 感染标记，不是保护性抗体。

（4）丁型肝炎：血清中 HDAg 仅在血中出现数天，随之出现 HDIgM 抗体、慢性 HDV 感染 HDIgG 抗体持续升高，自血清中检出 HDV-RNA 则是更直接、更特异的诊断方法。

（5）戊型肝炎：血清中检出 HEVIgM 抗体、HEVIgG 抗体均可作为 HEV 近期感染指标。

（6）庚型肝炎：RT-PCR 技术可检测 HGV-RNA，是 HGV 早期诊断的有效方法。

3.肝穿活组织检查　是诊断各型病毒性肝炎的主要指标，亦是诊断早期肝硬化的确切证据。

4.超声波及电子计算机 X 线断层扫描（CT）　超声检查对慢性肝炎、肝炎肝硬化的诊断、黄疸的鉴别以及帮助对肝硬化与肝癌的鉴别。CT 检查亦对上述诊断有重要价值。

【诊断要点】

根据流行病学资料、临床表现和实验室及其他辅助检查可作出诊断。

【治疗原则】

（一）一般治疗

病毒性肝炎尚缺乏可靠的特效治疗，一般急性肝炎及慢性肝炎活动期以适当休息、合理营养、保证热量、蛋白质、维生素供给、避免饮酒和适当用药的综合疗法为治疗原则。慢性病毒性肝炎除上述原则外以减缓和防止肝纤维化等为治疗原则。重型肝炎要绝对卧床，尽量减少饮食中蛋白质，保证热量、维生素，可输白蛋白或新鲜血浆，维持水电解质平稳。

（二）抗病毒治疗

急性肝炎一般不用抗病毒治疗。慢性病毒性肝炎需要抗病毒治疗。

1.干扰素　丙型肝炎的首选药物为干扰素，可与利巴韦林联合应用提高疗效。

2.其他抗病毒药物　如拉米夫定、泛昔洛韦、阿德福韦、膦甲酸钠等均有一定抑制 HBV 效果。

(三)免疫调节剂

可重建原发、继发性免疫缺陷患者的免疫功能,增强机体免疫功能。如胸腺素 α1、胸腺素、免疫核糖核酸。

(四)护肝药物

非特异性护肝药,包括促进代谢药(ATP,辅酶 A,肌苷等);维生素类(B 族,C,E,K 等),促进解毒功能药物如葡醛内酯(肝泰乐)等;水飞蓟宾葡甲胺,甘草酸二铵(甘利欣),腺苷蛋氨酸(思美泰)等。

(五)促进肝细胞再生

促肝细胞生长素具有促进肝细胞再生,对肝细胞损伤有保护作用,并能调节机体免疫功能和抗纤维化作用。

(六)中医中药

急性黄疸型肝炎属阳黄,可分为热重、湿重和湿热并重三种。辨证施治对改善临床症状及肝功能有较好疗效,如热重者可用茵陈蒿汤;湿重者用胃苓汤加减;湿热并重者以茵陈蒿汤加胃苓汤和方加减治疗;黄疸重者用茵栀黄等。

【预防措施】

对病毒性肝炎要尽早发现、早诊断、早隔离、早报告、早治疗及早处理,以防止流行。

(一)管理传染源

对急性甲型肝炎患者进行隔离至传染性消失,慢性肝炎及无症状、HBV、HCV 携带者应禁止献血及从事饮食幼托等工作。对 HBV 标志阳性肝病患者,要分别进行管理。

(二)切断传播途径

甲、戊型肝炎重点防止粪-口传播,加强水源保护食品及个人卫生,加强粪便管理。乙、丙、丁、庚型肝炎重点在于防止通过血液、体液传播、母婴传播,严格掌握输血及血制品应用,介入性检查治疗,器械应严格消毒。

(三)保护易感人群

人工免疫特别是主动免疫为预防肝炎的根本措施。对 HBV 阳性孕妇所生婴儿,于出生 24 小时内注射高效价乙肝免疫球蛋白(HBIG),同时接种一次乙肝疫苗,于出生后 1 个月再注射 HBIG 和疫苗。然而有些肝炎病毒(如 HCV)因基因异质性,迄今尚无可广泛应用的疫苗。

二、细菌性痢疾

细菌性痢疾(bacillary dysentery)简称菌痢。是痢疾杆菌引起的急性肠道传染病,以结肠化脓性炎症为主要病变。临床以发热、腹痛、腹泻、里急后重、黏液脓血样便为特征。是我国的常见病、多发病。常年散发,夏秋多见,本病有有效的抗菌药治疗,治愈率高。

【病原学】

痢疾杆菌属肠杆菌科志贺菌属,为革兰阴性兼性菌。按其抗原结构和生化反应不同,分为 4 群和 47 个血清型,即 A 群痢疾志贺菌、B 群福氏志贺菌、C 群鲍氏志贺菌、D 群宋内志贺菌。我国以福氏和宋内氏菌占优势,某些地区仍有志贺氏菌群流行。痢疾杆菌最适宜温度为 37℃,在水果、蔬菜及腌菜中能生存 10 日左右,在阴暗潮湿及冰冻条件下生存数周。阳光直射有杀灭作用,加热 60℃10 分钟即死,一般消毒剂能将其杀灭。

【流行病学】

（一）传染源

传染源包括患者和带菌者。患者中以急性、非急性典型菌痢与慢性隐匿型菌痢为重要传染源。

（二）传播途径

粪—口途径是主要传播途径，食物、水、生活接触和苍蝇、蟑螂污染为主要传播因素。食物和水的污染可引起痢疾暴发。

（三）人群易感性

人群对痢疾杆菌普遍易感。患病后免疫时间短，不同菌群间以及不同血清型痢疾杆菌之间无交叉免疫，故造成重复感染或再感染而反复多次发病。

（四）流行特征

菌痢集中在温带或亚热带。我国全年均可发生，但有明显的季节高峰，以夏秋季最为常见，一般8~9月达高峰。

【发病机制】

各种痢疾杆菌均可产生内毒素，是主要的致病因素；痢疾志贺菌还产生外毒素，具有神经毒、细胞毒和肠毒素作用，可引起更严重的临床表现。

【临床表现】

潜伏期一般为1~3日（数小时至7日）。分为急性菌痢、慢性菌痢和中毒性菌痢。

（一）急性菌痢

典型病变过程分为初期的急性卡他性炎，后期的假膜性炎和溃疡，最后愈合。主要有全身中毒症状与消化道症状，可分成四型。

1.普通型（典型）　起病急，有畏寒、发热达39℃、乏力、食欲减退、恶心、呕吐、腹痛、腹泻、里急后重，黏液脓血便，每日10~20次，量少。一般病程10~14日。

2.轻型　全身中毒症状、腹痛、里急后重均较轻，可有低热、糊状或水样便，混有少量黏液，无脓血，一般每日10次以下。一般病程3~6日。

3.重型（中毒型）　多见于2~7岁体质好的儿童，有严重全身中毒症状，肠道症状较轻。起病急骤、高热、体温达40℃以上，恶心、呕吐，剧烈腹痛，里急后重明显，脓血便，便次频繁，甚至失禁。可根据不同的临床表现分为三型：①休克型：以感染性休克为主要表现；②脑型：以呼吸衰竭为主要表现；③混合型：具有周围循环衰竭和呼吸衰竭两种表现，病死率高。

（二）慢性菌痢

菌痢患者可反复发作或迁延不愈达2个月以上，多为急性菌痢治疗不当或耐药性痢疾菌或感染致病菌种类（福氏菌感染易转为慢性）有关。主要病理变化为结肠溃疡性病变，息肉形成，愈合后留有瘢痕，导致肠道狭窄。

【辅助检查】

1.血象　白细胞总数和中性粒细胞增加。

2.粪便常规　黏液脓血便。镜检有大量脓细胞、红细胞与巨噬细胞。粪便细菌培养可分离到痢疾杆菌。粪便免疫检测示痢疾杆菌抗原阳性。

3.乙状结肠镜　主要为肠黏膜弥漫性充血、水肿、浅表溃疡。

【诊断要点】

有不洁的饮食史或与菌痢患者密切接触史，急性腹泻伴有发冷、发热、腹痛、腹泻、里急后重，排黏液脓血便，左下腹有压痛等临床表现结合相应辅助检查可明确诊断。

【治疗原则】

（一）急性菌痢的治疗

1.一般治疗 症状明显者卧床休息、消化道隔离（至症状消失，大便培养连续二次阴性为止）。给予易消化、高热量、高维生素饮食。

2.抗菌治疗 近年来痢疾杆菌的耐药菌株，尤其是多重耐药菌株渐见增多，粪便培养检得致病菌时需作药敏试验，以指导合理用药。常用药物如：①喹诺酮类：成人的首选药，吡哌酸、诺氟沙星等可选用；②磺胺类药：磺胺药对痢疾杆菌有抗菌活性，如复方磺胺甲恶唑（SMZ-TMP）片剂；③呋喃唑酮：对本病仍有效，但呕吐等副作用较大；④抗生素：可选用庆大霉素或氨苄西林等。

3.对于高热、腹痛、失水者给予退热、止痉、口服含盐米汤或给予口服补液盐，呕吐者需静脉补液。

（二）中毒性菌痢

本型病情凶险，应早期诊断，及时采取急救措施。密切观察病情变化，及时采取有效措施，阻止病情继续恶化。包括抗感染、抗休克、防治脑水肿与呼吸衰竭。

（三）慢性菌痢的治疗

需长期、系统治疗。应尽可能地多次进行大便培养及细菌药敏试验，必要时进行乙状结肠镜检查，作为选用药物及衡量疗效的参考。

【预防措施】

菌痢的自我预防非常重要，主要措施有如下几方面。

（一）管理传染源

发现患者及带菌者及时隔离治疗。

（二）切断传播途径

搞好环境卫生，加强厕所及粪便管理，消灭苍蝇孳生地，加强饮食卫生及水源管理，加强卫生教育。

（三）保护易感人群

近年来使用志贺菌依链株减毒活菌苗口服。

三、伤寒

伤寒（typhoid fever）是由伤寒杆菌引起肠源性急性传染病，又称为肠热病（enteric fever）。以持续高热，腹部不适，肝脾肿大，相对缓脉和白细胞减少，部分患者有玫瑰疹为特征。本病以单核-巨噬细胞系统增生，回肠远端微小脓肿及溃疡形成为基本病理特征。

【病原学】

本病的病原是伤寒杆菌，属沙门菌属 D 族（组），革兰染色阴性，不产生芽胞，无荚膜。菌体（O）抗原，鞭毛（H）抗原和表面（Vi）抗原均能产生相应的抗体，但这些并非保护性抗体。

伤寒杆菌只感染人类，在自然条件下不感染动物。在自然界中的生活力较强，能耐低温。日光直射数小时即死，煮沸后立即死亡。

【发病机制】

伤寒杆菌随污染的水或食物进入消化道后，未被胃酸杀死的致病菌可侵入小肠黏膜，部分病菌在巨噬细胞内繁殖，再经淋巴管进入血流而引起短暂的菌血症。然后血流进入肝、脾、胆囊、肾和骨髓后继续大量繁殖，并再次进入血流，引起第二次严重菌血症并释放强烈的内毒素，产生发热、全身不适、皮疹和肝、脾肿大等临床症状。伤寒杆菌经胆管进入肠道随粪便排出，部分穿过小肠黏膜产生严重的炎症反应和单核细胞浸润，引起坏死，脱落而形成溃疡，若侵及肌层与浆膜层则可引起肠穿孔。也可引起其他组织化脓性炎症如骨髓炎、肾脓肿、胆囊炎、脑膜炎、心包炎等。

【流行病学】

（一）传染源

为患者及带菌者。患者从潜伏期开始可从粪便排菌,整个病程中均有传染性,尤以病程的2~4周内传染性最大。

（二）传播途径

粪-口传播是主要传播途径。通过患者或带菌者的粪、尿污染水,食物或日常生活接触和苍蝇,蟑螂等媒介而传播。

（三）人群易感性

人对伤寒普遍易感。病后可获得持久性免疫,再次患病者极少。

（四）流行特征

本病全年均可发生,但以夏秋季最多。以儿童和青壮年居多,40~50岁以上者少见。

【临床表现】

潜伏期7~14日,其长短与感染菌量有关。

（一）典型伤寒

典型的伤寒自然病程为时约4周,可分为4期。

1.初期　发生于病程的第1周,起病缓慢,发热是首发症状,伴有头痛、咽痛、全身不适、乏力、食欲减退等。病情逐渐加重,体温呈阶梯形上升,于3~7日内达39~40℃。

2.极期　发生于病程的第2~3周,常有伤寒的典型表现。

(1)高热:高热持续不退,多呈稽留热型,少数呈弛张热型或不规则热型,持续约10~14日。

(2)消化系统症状:食欲缺乏更明显、腹胀,腹痛,腹泻或便秘。舌尖与舌缘的舌质红,苔厚腻(即所谓伤寒舌)。

(3)神经系统症状:患者精神恍惚,表情淡漠,呆滞,反应迟钝,听力减退,重者可有谵妄,昏迷或出现脑膜刺激征。

(4)相对缓脉:是本病的临床特征之一,但并发中毒性心肌炎时,相对缓脉不明显。

(5)肝、脾肿大:脾肿大,质软或伴压痛。肝脏亦可肿大,质软或伴压痛,重者出现黄疸,肝功能有明显异常者,提示巾毒性肝炎存在。

(6)皮疹:部分患者皮肤出现淡红色玫瑰疹,直径2~4mm,压之退色,主要分布于胸、腹,多在2~4日内消失。

3.缓解期　病程第4周,体温开始下降,食欲逐渐好转,腹胀减轻,脾肿开始回缩。但本期内有发生肠出血或肠穿孔的危险。

4.恢复期　相当于病程第5周。体温恢复正常,食欲好转,各种症状和体征消失。一般在1个月左右完全恢复健康。

（二）其他类型

除上述典型伤寒外,根据发病年龄,人体免疫状态,致病菌的毒力与数量,病程初期不规则应用抗菌药物等因素,伤寒又可有几种类型。

1.轻型　全身毒血症状轻,病程短,1~2周内痊愈。由于症状不典型,易致漏诊或误诊。

2.暴发型　起病急,毒血症状严重,有中毒性脑病,心肌炎,肝炎,肠麻痹,休克等表现,也可并发DIC。

3.迁延型　由于人体免疫功能低下,发热持续不退,可达45~60天之久。

（三）复发与再燃

1.复发　症状消失后1~2周,临床表现与初次发作相似,血培养阳转为复发,复发的症状较轻,病程较短,与胆囊或网状内皮系统中潜伏的病菌大量繁殖,再度侵入血循环有关。

2.再燃 是指病程中,体温于逐渐下降的过程中又重升高,持续5~7天,血培养常阳性,机制与初发相似。

【辅助检查】

(一)常规检查

血白细胞大多为(3~4)×10⁹/L,中性粒细胞数量减少和嗜酸粒细胞消失。粪便隐血试验阳性。

(二)细菌学检查

血、骨髓、粪便、尿及玫瑰疹的刮取物或活检切片培养。血培养是确诊的依据,病程早期即可阳性。

(三)免疫学检查

伤寒血清凝集试验即肥达反应阳性者对伤寒,副伤寒有辅助诊断价值。

(四)分子生物学诊断方法

1.DNA探针(DNA Probe) 用DNA探针对培养所得的伤寒杆菌进行检测,敏感性需标本中达1000个细菌才能检出。

2.聚合酶链反应(PCR) 能在数小时内在体外将目标基因或DNA片段扩增到数百万倍,检出率较DNA探针高100~10 000倍。

【诊断要点】

伤寒可依据流行病学资料,临床经过及免疫学检查结果作出临床诊断,但确诊伤寒则以检出致病菌为依据。

(一)临床诊断标准

在伤寒流行季节和地区有持续性高热(40~41℃)为时1周~2周以上,并出现特殊中毒面容,相对缓脉,皮肤玫瑰疹,肝脾肿大,周围血象白细胞总数低下,嗜酸性粒细胞消失,骨髓象中有伤寒细胞(戒指细胞),可临床诊断为伤寒。

(二)确诊标准

疑似病例如有以下项目之一者即可确诊:

1.从血、骨髓、尿、粪便、玫瑰疹刮取物中,任一种标本分离到伤寒杆菌。

2.血清特异性抗体阳性,肥达氏反应"O"抗体凝集效价≥1:80,"H"抗体凝集效价≥1:160,恢复期效价增高4倍以上者。

【治疗原则】

(一)一股治疗

卧床休息,消化道隔离至临床症状消失(每隔5~7天送检粪便培养,连续2次阴性)后可解除隔离。给予高热量,高营养,易消化的饮食,多饮水。

(二)对症治疗

有严重毒血症者,可在足量有效抗菌治疗配合下使用激素。常用氢化可的松或地塞米松,疗程不超过3天。

(三)抗菌药物治疗

1.氟喹诺酮类 为首选,目前常用的有氧氟沙星,静脉滴注,疗程14日。

2.头孢菌素类 第二、三代头孢菌素在体外对伤寒杆菌有强大抗菌活性,毒副反应低,尤其适用于孕妇,儿童,哺乳期妇女以及氯霉素耐药菌所致伤寒。

（四）带菌者的治疗

可选氨苄西林或氧氟沙星或环丙沙星,疗程6周。

【预防措施】

（一）管理传染源

加强对患者的隔离,对密切接触者进行医学观察;对带菌者进行监督、管理和治疗。

（二）切断传播途径

重点是加强饮食,饮水卫生和粪便管理。

（三）保护易感人群

近年来口服减毒活菌苗株多糖疫苗在试用中。

第四节　性传播疾病

性传播疾病(sexually transmitted diseases,STD),亦称"性病",是一组具有特殊传染途径的传染性疾病的总称。传统观念是指通过性交行为传染的疾病,主要病变发生在生殖器部位。目前在国外列入性传播疾病的病种多达30余种,其中包括梅毒、淋病、软下疳、性病性淋巴肉芽肿和腹股沟肉芽肿等传统的五种性病及非淋菌性尿道炎、尖锐湿疣、生殖器疱疹、艾滋病、细菌性阴道病、外阴阴道念珠菌病、阴道毛滴虫病、疥疮、阴虱和乙型肝炎等。我国目前要求重点防治的八种性传播疾病是梅毒、淋病、软下疳、性病性淋巴肉芽肿、生殖道沙眼衣原体感染、尖锐湿疣、生殖器疱疹、艾滋病。性传播疾病的传播有其独特的途径,预防应从社会预防和个人预防两方面抓起。

一、淋病

淋病(gonorrhoea)是淋病奈瑟菌(又称淋球菌)引起的以泌尿生殖系统化脓性炎性传染病。其发病率居我国性传播疾病第二位。淋病多发生于性活跃的青年男女。淋病仍为我国常见的性传播疾病,也是《中华人民共和国传染病防治法》中规定的需重点防治的乙类传染病。

【病原学】

淋病的病原体即淋病奈瑟菌(neisseria gonorrhoeae),1879年由Neisseria首次分离出。属奈瑟球菌科奈瑟球菌属。淋球菌需氧,革兰染色阴性,离开人体不易生存,对外界理化条件的抵抗力差,在干燥环境中1~2小时即可死亡,在高温或低温条件下都易致死,一般消毒剂容易将其杀灭。

【流行病学】

（一）传染源

人是淋球菌的唯一天然宿主,患者是主要的传染源。

（二）传播途径

1.性接触传播　通过不洁性交而传染,是主要传播方式。

2.非性接触传播　主要是接触患者含有淋球菌的分泌物或污染的用具,如沾有分泌物的毛巾、被褥等而间接感染。

3.母婴传播　孕妇患淋病可以感染胎儿或新生儿。

4.其他　包括医源性感染、自身感染等。

（三）人群易感性

人群普遍易感,感染后获得较低的免疫力,因而,再感染和慢性感染普遍存在。

【发病机制】

淋球菌对柱状上皮和移行上皮有特别的亲和力。男女性尿道,女性宫颈覆盖柱状上皮和移行上皮,故易受淋球菌侵袭,导致炎症反应,使黏膜红肿。同时,由于白细胞的聚集和死亡,上皮细胞的坏死与脱落,出现了脓液。严重时淋球菌可进入血液向全身各个组织器官播散。

【临床表现】

(一)男性淋病

潜伏期一般为2~14日。

1.急性淋病 开始尿道口灼痒、红肿及外翻。排尿时灼痛,伴尿频,尿道口有少量黏液性分泌物。3~4天后,产生大量脓性分泌物,晨起时尿道口可结脓痂,尿道中可见淋丝或血液。伴轻重不等的全身症状。

2.慢性淋病 一般多无明显症状,当机体抵抗力减低,如饮酒、性交时,即又出现尿道炎症状。病程迁延,不易治愈,并成为重要的传染源。

(二)女性淋病

潜伏期一般为7~12日。

1.急性淋病 感染后开始症状轻微或无症状,一般经3~5天后,相继出现尿道炎、宫颈炎、尿道旁腺炎、前庭大腺炎及直肠炎等,其中以宫颈炎最常见。70%的女性淋病患者存在尿道感染。

2.慢性淋病 急性淋病如未充分治疗可转为慢性。表现为下腹坠胀、腰酸背痛、白带较多等。

3.妊娠合并淋病 孕妇分娩时,可感染新生儿,引起淋病性结膜炎,如未及时治疗,可形成角膜溃疡和角膜白斑,导致失明。

【辅助检查】

男性急性淋菌性尿道炎涂片检查有诊断意义,但对于女性应进行淋球菌培养。有条件的地方可采用基因诊断(聚合酶链反应)方法确诊。

【诊断要点】

根据患者有不洁性交史,配偶有感染史,与淋病患者共用物品史,新生儿母亲有淋病史等。淋病的主要临床表现结合实验室检查可确诊。

【治疗原则】

对淋病的治疗,应遵循以下原则:早期诊断,早期治疗;及时、正确、足量、规则、全面治疗;严格掌握治愈标准,坚持疗效考核;夫妻或性伴侣双方应同时接受检查和治疗。

(一)一般疗法

治疗期间禁止性生活,适当休息,保持会阴部清洁,污染物(如内裤、浴巾等)应煮沸消毒。

(二)药物疗法

治疗淋病的药物很多,可参照中国疾病预防控制中心2006年颁布的《性传播疾病临床诊疗指南》进行选择。首选青霉素类。其他如阿莫西林、庆大霉素、头孢菌素及氟喹诺酮类等,可根据临床情况或药敏试验选择使用。

(三)治愈标准

在治疗结束后3周内,无性接触的情况下,符合下列标准即可判为治愈。

1.临床症状和体征全部消失。

2.尿液澄清透明。

3.应在临床症状消失后2周,分别作前列腺按摩液、尿沉渣或阴道分泌物涂片和培养,每5~7天1次,连续2次淋球菌培养均阴性。

二、梅毒

梅毒(syphilis)是由苍白螺旋体引起的慢性性传播疾病。主要通过性途径传播,是《传染病防治法》中,列为乙类防治管理的病种。

【病原学】

梅毒螺旋体(Treponema Pallidum TP)细长,形似细密的弹簧,螺旋弯曲规则,平均8~14个,两端尖直。梅毒螺旋体是一种厌氧寄生物,在人体内可长期生存,但在体外则不易生存。干燥、肥皂水及一般消毒剂如1:1000苯酚、新洁尔灭、稀酒精均可于短时间将其杀死。干燥1~2小时死亡。

【流行病学】

(一)传染源

梅毒螺旋体只感染人类,患者和隐性梅毒患者是唯一传染源。

(二)传播途径

1.直接传播　性接触是梅毒的主要传播途径,占95%以上。感染梅毒的早期传染性最强。

2.间接传播　少数通过接亲吻、输血、污染的衣物等传染。

3.母婴传播　患有梅毒的孕妇可通过胎盘传染给胎儿,引起胎儿宫内感染,可导致流产、早产、死胎或分娩胎传梅毒儿。

(三)人群易感性

人群普遍易感,感染后机体逐渐产生免疫力,以细胞免疫为主。妓女、嫖娼者为高危人群。

(四)流行特征

梅毒在全世界流行,主要集中在南亚、东南亚和非洲。一年四季均可发病,也无年龄和性别的差异。

【发病机制】

目前未证明梅毒螺旋体具有内毒素或外毒素。有学者认为其致病性与黏多糖和黏多糖酶可能有关。由于黏多糖是宿主组织和血管支架的重要基质成分,黏多糖被梅毒螺旋体分解后,组织受到损伤破坏,从而引起血管的塌陷,血供受阻,造成管腔闭合性动脉内膜炎,动脉周围炎及坏死,溃疡等病变。梅毒螺旋体对皮肤、主动脉、眼、胎盘、脐带等组织有较高的亲合力,因这些组织含有较多黏多糖基质。

【临床表现】

梅毒潜伏期为9~90天,平均3周。患者通常在梅毒感染后2~4周开始发病。

(一)获得性(后天)梅毒

1.一期梅毒　特征症状是硬下疳。好发部位为阴茎、龟头、冠状沟、包皮、尿道口;大小阴唇、阴蒂、宫颈;肛门、肛管等。也可见于唇、舌、乳房等处。特点为患者为单发、无痛无痒、圆形或椭圆形、边界清晰的溃疡,高出皮面,疮面较清洁,触之有软骨样硬度。持续时间为3~4周自愈。出现硬下疳后1~2周,部分患者出现附近淋巴结肿大(尤其腹股沟多见),肿大的淋巴结大小不等、质硬、不粘连、不破溃、无痛。

2.二期梅毒　以梅毒疹为特征,一般在硬下疳消退后,梅毒螺旋体随血液循环播散,侵犯皮肤黏膜、内脏及神经系统等,引发多部位损害和多样病灶。全身症状表现为发热、头痛、骨关节酸痛、肝脾肿大、淋巴结肿大等,3~5日好转。接着出现梅毒疹,特点为疹型多样(主要有斑疹、丘疹、脓疱疹及扁平湿疣等)和反复发生、广泛而对称、不痛不痒、愈后多不留瘢痕、驱梅治疗迅速消退。

3.三期梅毒　约有1/3的未经治疗的显性梅毒螺旋体感染发生三期梅毒,包括结节性梅毒疹、树胶样肿、心血管梅毒、神经梅毒等。

（二）先天性显性梅毒

1.早期先天梅毒　发生在2岁以内，患儿出生时即瘦小，出生后3周出现全身淋巴结肿大，无粘连、无痛、质硬。出生后约6周出现皮肤损害。

2.晚期先天梅毒　发生在2岁以后。一类是早期病变所致的骨、齿、眼、神经及皮肤的永久性损害（如马鞍鼻），无活动性。另一类是仍具活动性损害所致的临床表现（如角膜炎、神经性耳聋等）。

【辅助检查】

1.暗视野显微镜检查　在暗视野显微镜下检查，见到可运动的梅毒螺旋体，可作为梅毒的确诊依据。

2.梅毒血清学试验　梅毒血清学试验方法很多，所用抗原有非螺旋体抗原（用于判断疗效、判断病情活动程度）和梅毒螺旋体特异性抗原（用于TP感染的确证）两类。

3.梅毒螺旋体IgM抗体检测　感染梅毒后，首先出现IgM抗体，随后IgG抗体随后才出现并慢慢上升。TP-IgM抗体不能通过胎盘，如果婴儿TP-IgM阳性则表示宫内感染，对诊断婴儿的胎传梅毒诊断意义很大。

4.脑脊液检查　对神经梅毒的诊断、治疗及预后的判断均有帮助。

【诊断要点】

根据有不洁性交，输注血液，孕产妇梅毒感染史等流行病学病史。有各期梅毒相应的临床表现结合实验室检查可明确诊断。

【治疗原则】

（一）治疗原则

强调早诊断，早治疗，疗程规则，剂量足够。治疗后定期进行临床和实验室随访。性伴侣要同查同治。

（二）治疗方案

1.早期梅毒（包括一期、二期梅毒及早期潜伏梅毒）　青霉素，如水剂青霉素、普鲁卡因青霉素、苄星青霉素等为不同分期梅毒的首选药物。对青霉素过敏者可选四环素、红霉素等。梅毒治疗后第一年内应每3个月复查血清一次，以后每6个月1次，共3年。神经梅毒和心血管梅毒应随访终身。

2.晚期梅毒（包括三期皮肤、黏膜、骨骼梅毒、晚期潜伏梅毒）及二期复发梅毒　选青霉素或苄星青霉素G或普鲁卡因青霉素G。

【预后】

梅毒患者在经过正规治疗以后，每三个月复查一次RPR，在治疗后3~6个月，滴度有4倍以上的下降，说明治疗有效。滴度可持续下降乃至转为阴性。如果连续三次到四次检测的结果都是阴性，则可以认为该患者的梅毒已临床治愈。以后每半年复查一次RPR，随访2~3年，观察比较RPR滴度变化的情况。

三、尖锐湿疣

尖锐湿疣（condyloma acuminatum，CA）是由人乳头瘤病毒（HPV）感染所致的以生殖器-肛门部位增生性损害为主要表现的性传播疾病。大多发生于18~50岁的中青年人。主要通过性接触传播。是现代社会最常见的性传播疾病之一。

【病原学】

人乳头瘤病毒（HPV）是一种嗜上皮性病毒，乳多空病毒科A属成员，核心为环状双链DNA。HPV有不同的亚型。最常引起尖锐湿疣的HPV有6、11等，HPV在人和动物中分布广泛,有高度的特异性,感染表皮和黏膜鳞状上皮。人体外生殖器和肛周是最容易发生感染的部位。HPV对外界的抵抗力相对较强,耐寒不耐热,在干冰温度(-70℃)和液氮(-196℃)温度下可长期保持其感染性,100℃几秒钟内即可灭活。对大部分的消毒剂如双氧水、甲醛、酒精等都较敏感。

【流行病学】

（一）传染源

主要为患者和亚临床感染患者,潜伏感染者作为传染源具有重要意义。

（二）传播途径

1.性接触传染　为最主要的传播途径。过早性接触和多性伴是本病流行的重要因素。

2.间接接触传染　少部分患者可因接触患者使用过的物品传播而发病,如内裤、浴巾、马桶圈等。

3.母婴传播　分娩过程中可感染新生儿。

（三）人群易感性

本患者群普遍易感,高峰发病年龄为行活跃人群。

（四）流行特征

尖锐湿疣的传染性很强,居淋病之后,占第二位,其年增长率超过100%,居各类性病之首。

【发病机制】

HPV感染与致癌机制与感染的HPV型别、病毒致癌产物、病毒基因与宿主细胞的整合、机体的免疫状态等因素密切相关。HPV通过皮肤黏膜微小损伤侵入有增殖能力的基底细胞,病毒随表皮更新而排除体外,可造成自身接种传染或人与人之间的传染。病毒以染色体外或整合到宿主染色体的形式存在,导致宿主染色体不稳定、DNA复制转录紊乱而引发肿瘤。

【临床表现】

潜伏期为1~8个月,平均3个月。

（一）典型的尖锐湿疣

生殖器和肛周为好发部位,偶可见于阴部及肛周以外的部位,如腋窝、脐窝、口腔、乳房和趾间等。初起为细小淡红色丘疹,以后逐渐增大增多,单个或群集分布,湿润柔软,表面凹凸不平,呈乳头样、菜花样或鸡冠状突起,红色或污灰色,触之易出血,根部常有蒂。本病常无自觉症状,部分患者可出现异物感、痛、痒感或性交痛。

（二）HPV亚临床感染

指HPV感染后在临床上肉眼不能辨认,但以醋酸白试验、组织病理或核酸检测技术能够发现HPV感染的证据。

（三）与肿瘤的关系

大量流行病学资料表示,HPV感染(主要是高危型HPV,如HPV-16、18型)与生殖器癌的发生有密切的关系,如宫颈癌、阴茎癌等。

【辅助检查】

1.醋酸白实验　用3%~5%醋酸液局部外涂或湿敷5~10分钟可在HPV感染区域发白,即所谓"醋酸白现象"。可出现假阳性。

2.细胞学检查　用阴道或宫颈疣组织涂片,巴氏染色,可见到空泡化细胞及角化不良细胞同时存在,对尖锐湿疣有诊断价值。

3.组织病理检查　如在棘层上方及颗粒层出现空泡化细胞,是诊断HPV感染的重要证据。

4.免疫学试验　采用抗HPV蛋白的抗体检测病变组织中的HPV抗原。

5.核酸杂交试验 是检测 HPV 感染的重要的手段,包括斑点印迹法、组织原位杂交法、核酸印记法。这些方法是诊断 HPV 感染的敏感而可靠的方法。

6.聚合酶链反应(PCR) 是目前检出 HPV 感染的最敏感的方法,具有敏感度高、方法简便迅速的特点。

【诊断要点】

根据患者多有不洁性交史或配偶感染史,典型皮损为生殖器或肛周等潮湿部位出现丘疹,乳头状、菜花状或鸡冠状肉质赘生物,表面粗糙角化结合辅助检查诊断可明确。

【治疗原则】

尖锐湿疣的治疗必须采用综合治疗。

（一）治疗诱因

如包皮过长、阴道炎、包皮龟头炎、淋病等。

（二）化学治疗

0.5%鬼臼毒素酊(或 0.15%霜)首选,适用于治疗直径≤10mm 的生殖器疣,临床治愈率可达 90%左右。副作用以局部刺激作用为主,另外,可能有致畸作用,孕妇忌用。其他药物,选用 5%咪喹莫特霜、80%～90%三氯醋酸或二氯醋酸等。

（三）物理疗法

冷冻疗法、激光治疗、电灼治疗等。

（四）手术治疗

适用于巨大尖锐湿疣,对疣体整个或分批切除。

（五）免疫疗法

可作为辅助治疗及预防复发。可用干扰素、白介素-2、聚肌胞等。

四、艾滋病

艾滋病(acquired immunodefieieney syndrome,AIDs)是由感染艾滋病病毒(HIV 病毒)引起。HIV 把人体免疫系统中最重要的 T 淋巴细胞作为主要攻击目标,大量破坏该细胞,使人体丧失免疫功能。因此,人体易于感染各种疾病,并可发生恶性肿瘤,病死率较高。艾滋病已被我国列入乙类法定传染病,并被列为国境卫生监测传染病之一。

【病原学】

艾滋病属于逆转录病毒科慢病毒属,分为 HIV-1 型和 HIV-2 型。目前世界范围内主要流行 HIV-1。HIV-1 核心包括两条单股 RNA 链、核心结构蛋白和病毒复制所必须的酶类。HIV-2 主要存在于西非。

HIV 在外界环境中的生存能力较弱,对物理因素和化学因素的抵抗力较弱。对热敏感,56℃30 分钟、100℃20 分钟可将 HIV 完全灭活。多数化学消毒剂如 75%的酒精、0.2%次氯酸钠、1%戊二醛、20%的乙醛及丙酮、乙醚、漂白粉及巴氏消毒等及均可灭活 HTV。但紫外线或 γ 射线不能灭活 HIV。

【流行病学】

（一）传染源

艾滋病患者与 HIV 携带者是本病的传染源。

（二）传播途径

艾滋病传染途径主要有三条,其核心是通过性传播和血传播,一般的接触如共同进餐、握手等都不会传染艾滋病。

1.性接触传播　包括同性及异性之间的性接触。肛交、口交有着更大的传染危险。

2.血液传播　包括:污染了 HIV 的血液或血液制品以及输骨髓和器官移植;静脉药瘾者共用受 HIV 污染的针头及注射器等。

3.母婴传播　感染了 HIV 的母亲在产前、分娩过程中或哺乳将 HIV 传染给了胎儿或婴儿。

（三）人群易感性

人群普遍易感。高危人群包括:男性同性恋者、静脉吸毒者、妓女和暗娼、与 HIV 携带者经常有性接触者、经常输血及血制品者和 HIV 感染母亲所生婴儿。

（四）流行特征

艾滋病起源于非洲,后由移民带人美国。1981 年 6 月 5 日,美国疾病预防控制中心在《发病率与死亡率周刊》上登载了 5 例艾滋病患者的病例报告,不久以后,艾滋病迅速蔓延到各大洲。目前世界上 HIV 感染者 500 万~1000 万人,艾滋患者和无症状携带者之比约为 5:100,发病年龄以 20~50 岁青壮年居多,男女之比在欧美约为 14:1,在非洲男女患者大致相等。

【发病机制】

HIV 需借助于易感细胞表面的受体进入细胞,HIV 进入人体后,产生病毒血症,导致急性感染。HIV-1 感染人体后,选择性的吸附于靶细胞的 CD4 受体上,在辅助受体的帮助下进入宿主细胞。由于机体的免疫系统不能完全清除病毒,形成慢性感染。病变累及皮肤黏膜、淋巴结、眼部、呼吸系统、消化系统、神经系统、泌尿系统等全身多器官系统。因机体抵抗力极度下降会出现多种感染,后期常常发生恶性肿瘤,以至全身衰竭而死亡。

【临床表现】

（一）急性期

通常发生在初次感染 HIV 后 2~4 周。临床主要表现为发热、咽痛、盗汗、恶心、呕吐、腹泻、皮疹、关节痛、淋巴结肿大及神经系统症状。多数患者临床症状轻微,持续 1~3 周后缓解。

（二）无症状期

可从急性期进入此期,或无明显的急性期症状而直接进入此期。此期持续时间一般为 6~8年。无症状的艾滋病病毒携带者是最主要的传染源。

（三）发病早期

此期患者表现有全身淋巴结肿大,常见分布在颈、腋窝及腹股沟等处。淋巴结肿大的特点是坚硬不粘连,无触痛及波动感。各种症状日趋严重。

（四）艾滋病期

为感染 HTV 后的最终阶段。此期主要临床表现为各种机会性感染及肿瘤。如长期发热(达 1 个月以上),进行性体重减轻(2 个月内体重减轻 10% 以上),持久性腹泻、乏力、厌食、智力减退、反应迟钝等。由于艾滋病患者免疫功能完全损失,发生常见的机会性感染,如结核、乙型肝炎、口腔与咽部霉菌感染等。艾滋病也常并发恶性肿瘤如卡波济氏肉瘤、淋巴瘤、肝癌、肾癌等。

【辅助检查】

（一）PCR 技术检测 HIV 病毒。

（二）HIV 抗体检测

采用酶联免疫吸附法、明胶颗粒凝集试验、免疫荧光检测法、免疫印迹检测法、放射免疫沉淀法等,其中前三项常用于筛选试验,后二者用于确证试验。

（三）机体免疫功能检查

主要是中度以上细胞免疫缺陷包括:CD4$^+$T 淋巴细胞耗竭,外周血淋巴细胞显著减少,CD4

<200/μl,CD4/CD8<1.0,(正常人为1.25~2.1)。NK细胞活性下降。

（四）各种致病性感染的病原体检查

如用PCR方法检测相关病原体。

（五）恶性肿瘤的组织病理学检查。

【诊断要点】

有流行病学史和临床表现,结合实验室HIV抗体由阴性转为阳性即可诊断,或仅实验室检查HIV抗体由阴性转为阳性即可诊断。80%左右HIV感染者感染后6周初筛试验可检出抗体,几乎100%感染者12周后可检出抗体,只有极少数患者在感染后3个月内或6个月后才检出。

【治疗原则】

治疗目标是:最大限度和持久的降低病毒载量,获得免疫功能重建和维持免疫功能,提高生活质量,降低HTV相关的发病率和死亡率。

（一）一般治疗

对HIV感染者或获得性免疫缺陷综合征患者均无须隔离治疗。对艾滋病前期或已发展为艾滋病的患者,应根据病情注意休息,给予高热量、多维生素饮食。加强支持疗法,包括输血及营养支持疗法,维持水及电解质平衡。

（二）抗病毒治疗

抗病毒治疗是艾滋病治疗的关键。随着采用高效抗逆转录病毒联合疗法的应用,大大提高了抗HIV的疗效,显著改善了患者的生活质量和预后。抗反转录病毒（ARV）药物:国际现有药物:六大类30多种。核苷类反转录酶抑制剂（NRTIs）、非核苷类反转录酶抑制剂（NNRTIs）、蛋白酶抑制剂（PIs）、整合酶抑制剂（raltegravir）、融合酶抑制剂（FIs）及CcR5抑制剂（maraviroc）。国内ARV药物:有前4类,12种。

【预后】

（一）无症状长期稳定

见于感染后长期不进展者,也见于及时、规范抗病毒治疗,且未出现病毒耐药及严重药物不良反应者。

（二）致残

部分患者因并发症,导致失明或其他器官功能障碍。

（三）死亡

见于晚期患者,或未及时抗病毒治疗,死因主要是并发症或药物的副反应。

【红丝带活动】

红丝带是对HIV和艾滋病认识的国际符号,1991年在美国纽约第一次出现。它代表了关心,这一标志被越来越多的人佩戴,用来表示他们对HTV和艾滋病的关心,关心那些活着的HIV感染者,关心那些已经死去的患者,关心那些受艾滋病影响的人。

红丝带愿意成为一种希望的象征,象征疫苗的研究和治疗感染者的成功,象征HIV感染者生活质量的提高。

红丝带代表着一种支持,支持HIV感染者,支持对未感染者的继续教育,支持尽全力去寻找有效的治疗方法、疫苗,支持那些因艾滋病失去至爱亲朋的人。

第五节　狂犬病

狂犬病（rabies hydrophobia）又名恐水症,是狂犬病毒所致的中枢神经系统急性传染病,人兽共患,多因被病犬、狼、猫等肉食动物咬伤或抓伤而感染。病死率几乎 100%。

【病原学】

狂犬病毒为弹状病毒科,狂犬病毒属,形如子弹,核心为单股负链 RNA。从血清学上分为血清 Ⅰ、Ⅱ、Ⅲ、Ⅳ型。病毒于 -70℃ 可保持活力数年。日光、紫外线、脂溶剂、强酸、强碱、酒精等灭活。

【流行病学】

（一）传染源

主要是是病犬,几乎所有的温血动物都对狂犬病病毒易感,犬类动物是本病的主要宿主之一,猪、猫及牛也占有重要地位。

（二）传播途径

病犬、病猫等动物的唾液中含病毒较多,病毒通过被咬伤的伤口侵入体内。此外,还可通过消化道、呼吸道以及动物密切接触等途径传播。偶可通过剥病兽皮、进食染毒肉类而发病。

（三）人群易感性

人群普遍易感。人被咬伤或抓伤后是否发病与咬伤部位、咬伤程度、局部处理情况及注射疫苗情况有关。

（四）流行特征

本病主要分布在亚洲、非洲和拉丁美洲等发展中国家。其巾东南亚国家的发病率尤高。狩猎者、兽医、饲养动物者、农村青少年与病兽接触机会多更易感染。本病可以发生于任何季节。

【发病机制】

狂犬病毒自咬伤部位侵入后并不出现病毒血症,而是在伤口的横纹肌肌梭感受器神经纤维处聚集繁殖,以后再侵入附近的末梢神经,沿周围传人神经而到达中枢神经系统。导致脑实质呈充血、水肿及微小出血。

【临床表现】

潜伏期长短不一,5 日~19 年,多数在 3 个月以内,潜伏期的长短与年龄、伤口部位、伤口深浅、入侵病毒的数量及毒力等因素有关。典型临床表现过程可分为以下 3 期。

（一）前驱期

大多数患者有低热、食欲缺乏、头痛、倦怠、周身不适等,继而出现恐惧不安,对声、光、风等较敏感,并有喉咙紧缩感。在愈合的伤口及其附近有麻、痒、痛及蚁走感等感觉异常,此乃病毒繁殖时刺激神经元所致,持续 3~5 日。

（二）兴奋期

患者突出表现为高度兴奋状态,恐怖、恐水、怕光、怕风、发作性咽肌痉挛、呼吸困难、排尿排便困难及多汗流涎等。体温多在 38~40℃。患者常凶咽肌痉挛而窒息死亡。

（三）昏迷期

患者如果能够度过兴奋期,则痉挛停止,但出现迟缓性瘫痪,尤以肢体软瘫为多见。逐渐进入昏迷期,临终前患者多进入昏迷状态,呼吸渐趋微弱或不规则、脉搏细数、血压下降、反射消失、瞳孔散大,多数患者最终因呼吸和循环衰竭而死亡。狂犬病的整个病程一般不超过 6 日,偶见超过 10 日者。

【辅助检查】

（一）血、尿常规

周围血白细胞总数增高,中性粒细胞一般占 80% 以上。尿常规检查可发现轻度蛋白尿,偶有透明管型。

（二）脑脊液

脑脊液压力可稍增高，细胞数稍增多，主要为淋巴细胞，蛋白质增高，糖及氯化物正常。

（三）免疫学试验

血清中和抗体于病后6日测得，15日时全部阳性，可达640IU。

（四）病毒分离

患者的唾液腺、脑脊液及尿沉渣等均可分离出病毒，以脑组织活检阳性率最高。

【诊断要点】

根据被狗或猫咬伤史、咬人动物已确定有狂犬病、以及突出的临床表现，如咬伤部位感觉异常、兴奋躁动、恐水、怕声、怕风、咽喉痉挛、流涎多汗、各种瘫痪等，即可作出诊断。免疫荧光试验阳性则诊断可确立。

【治疗原则】

（一）紧急措施

1.伤口处理　早期的伤口处理极为重要。人被咬伤后应及时以20%肥皂水充分地清洗伤口，并不断擦拭。因为犬咬伤口像瓣膜一样多半是闭合着，所以必须掰开伤口进行冲洗。如有免疫血清，作皮试阴性后，可注入伤口底部和四周，伤口不宜缝合或包扎。

2.注射疫苗　被动物咬伤后，应及时注射狂犬疫苗和破伤风抗毒素，以及早预防。

（二）一般治疗

单室严格隔离，专人护理，大静脉插管行高营养疗法。患者的分泌物、排泄物及其污染物均须严格消毒。

（三）对症处理，防治各种并发症

有恐水现象者应禁食禁饮，避免一切不必要的刺激；痉挛发作可予苯妥英、地西泮等；高热者给予物理降温；脑水肿可予甘露醇及速尿等脱水剂；低血压者予补液；吸气困难者给氧，必要时气管切开或插管并应用器械辅助呼吸等。

（四）抗血清与疫苗联合应用

WHO推荐用被动—主动免疫治疗以提高疗效。

【预防】

本病尚缺乏有效的治疗手段，故应加强预防措施以控制疾病的蔓延。预防接种对防止发病有肯定价值，严格执行犬的管理，可使发病率明显降低。

（一）管理传染源

对家犬、猫等动物，应进行登记，并做好预防接种。咬过人的家犬、家猫应设法捕获，并隔离观察10天。对野犬，发病的犬、猫捕杀，死亡动物焚毁或深埋。

（二）预防接种

我国广泛使用田鼠肾细胞疫苗，被咬伤者于第0、3、7、14及30天各肌注2ml。

（三）免疫血清

抗狂犬病马血清，需皮试阴性后方可应用。

第六节　其　　他

一、水痘

水痘是由水痘-带状疱疹病毒初次感染引起的急性传染病。临床以发热、剧烈瘙痒及皮肤黏膜分批出现斑丘疹、水疱和结痂为特点。冬春两季多发,其传染力强,接触或飞沫均可传染,学龄前儿童多见。该病为自限性疾病,病后可获得终身免疫。

【病原学】

水痘-带状疱疹病毒(varicel-lazoster virus,VZV)属疱疹病毒亚科,核心含 DNA,在细胞内繁殖。仅有一个血清型,皮肤是病毒的主要靶器官。VZV 感染人有两种类型,即原发感染水痘(varicella)和复发感染带状疱疹(zoster)。在外界抵抗力弱,不耐热、不耐酸、对乙醚敏感,在痂皮中不能存活。

【流行病学】

(一)传染源

VZV 没有动物储存宿主,人是唯一自然宿主。水痘患者是唯一的传染源,出疹前 1 日至疱疹全部结痂时均有传染性。且传染性很强。

(二)传播途径

病毒存在于患儿上呼吸道鼻咽分泌物及疱疹液中,经飞沫和直接接触传播。

(三)易感人群

普遍易感,但学龄前儿童发病最多。但可以发生带状病疹。

(四)流行特征

本病一年四季均可发生,冬春季多见。感染病毒后约90%发病,故托幼机构、小学等易引起流行。

【发病机制】

水痘病毒经上呼吸道侵入机体,在呼吸道黏膜细胞中复制,而后进入血流,到达单核一巨噬细胞系统内再次增殖后释放入血流,引起病毒血症而发病。

【临床表现】

潜伏期潜伏期2~3 周。

起病较急,可有发热、头痛、全身倦怠等前驱症状。在发病 24 小时内出现皮疹,水痘的皮损为表皮有浆液渗出形成单房性水泡,泡液内含大量病毒,经 2~3 日水疱干涸结痂,痂脱而愈。由于病变浅表,愈后不留疤痕。皮损常分批发生,因而丘疹、水疱和结痂往往同时存在,病程经过 2~3 周。

此外,若妊娠期感染水痘,可引起胎儿畸形、早产或死胎。

【辅助检查】

(一)血象

白细胞总数正常或稍增低,淋巴细胞相对增高。

(二)病毒分离

在起病 3 天内取疱疹液做细胞培养,其病毒分离阳性率高。也可取新鲜疱疹内液直接做电镜检查。

(三)血清学检查

常用的为补体结合试验,双份血清抗体滴度 4 倍以上升高;PCR 方法检测鼻咽部分泌物 VZVDNA 为敏感和快速的早期诊断手段。

(四)疱疹刮片或组织活检

刮取新鲜疱疹基底物用瑞氏或姬姆萨染色检查多核巨细胞,用酸性染色检查核内包涵体。

【诊断要点】

有与水痘或带状疱疹患者密切接触史。发热与皮疹(斑丘疹、疱疹)同时发生,或无发热即出疹。白细胞计数正常或稍低,淋巴细胞相对增高。

【治疗原则】

本病无特效治疗,主要是对症处理至预防皮肤继发感染,保持清洁避免瘙痒。加强护理,防止继发感染。

(一)一般治疗

应早期隔离,直到全部皮疹结痂为止。与水痘接触过的儿童,应隔离观察3周。

(二)局部治疗

以止痒和防止感染为主,可外搽炉甘石洗剂。忌用皮质类固醇激素,以防止水痘泛发和加重。

(三)抗病毒治疗

阿昔洛韦是目前治疗水痘一带状疱疹的首选抗病毒药物。或加用α-干扰素。

【预防措施】

(一)控制感染源

隔离患儿至皮疹全部结痂为止,对已接触的易感儿,应医学检疫3周。

(二)切断传播途径

居室多通风,勤洗手,水痘流行季节少去人群密集的公共场所。

(三)保护易感人群

对免疫功能低下、应用免疫抑制剂者及孕妇,若有接触史,可使用丙种球蛋白,或带状疱疹免疫球蛋白,肌内注射。国外已开始使用水痘减毒活疫苗,预防效果较好。

二、寄生虫病

寄生虫病(parasitic disease;parasitosis;zoonosis)是由寄生虫侵入人体而引起的疾病。因虫种和寄生部位不同,引起的病理变化和临床表现各异。本类疾病分布广泛,世界各地均又发生,以热带和亚热带地区更多,因此,狭义的热带病即指寄生虫病。

人体寄生虫指以人作为宿主之寄生虫,大多属原生动物、线形动物、扁形动物、环节动物和节肢动物。习惯上把原生动物称为原虫类,把线形动物和扁形动物合称为蠕虫类。可分为内部寄生虫和外部寄生虫两大类,内部寄生虫重要的种类大多包括在原虫类、线虫类、吸虫类和绦虫类中。常见寄生虫病的特点见表12-1。

表12-1　常见寄生虫病的特点

寄生虫病	病原体	寄生部位	感染途径	临床表现	防治
蛔虫病	似蚓蛔线虫	成虫寄生于小肠	感染性虫卵通过摄食传播	成虫能引起肠蛔虫病,胆道蛔虫病、蛔虫病性肠梗阻	驱虫治疗:常用的驱虫药有甲苯咪唑、阿苯达唑等
血吸虫病	血吸虫(主要是日本血吸虫)	日本血吸虫寄生于人和哺乳动物的肠系膜静脉血管中	必须由三个环节构成:虫卵随粪便入水-钉螺的存在-人畜接触疫水	急性血吸虫病的主要症状为发热与变态反应为主;慢性血吸虫病可有不同程度的消瘦、乏力;晚期根据临床症状可分为巨脾型、腹水型、结肠增殖型及侏儒型	治疗血吸虫病:常用吡喹酮

寄生虫病	病原体	寄生部位	感染途径	临床表现	防治
华支睾吸虫病	华支睾吸虫	成虫寄生于人体的肝胆管内	因食人含有囊蚴的鱼、虾而被感染	成虫可引起肝吸虫病。主要并发症是原发性肝癌	药物治疗目前应用吡喹酮与阿苯哒唑
疟疾	疟原虫（寄生于人体的疟原虫有4种）	寄生于人体肝细胞和红细胞内	需要人和按蚊两个宿主。通过雌按蚊叮咬传播	临床以周期性寒战、高热、继以大汗而缓解。可伴有脾肿大	预防措施有蚊媒防制和预防服药。常用的预防性抗疟药有氯喹
肠绦虫病与囊虫病	绦虫（绦虫有四类，以猪肉绦虫最为常见）	是一种巨大的肠道寄生虫，普通成虫的体长可以达到72英尺	因食人含有囊尾蚴未经煮熟的猪肉或牛肉而感染	上中腹部疼痛是常见症状，少数患儿恶心、腹泻、便秘。久病出现消瘦、无力、头昏等症状。猪肉绦虫的囊尾蚴，可以在身体的任何部位发育，引起囊虫病，以脑囊虫病最常见	驱绦虫成虫常选用下列药物：氯硝柳胺（灭绦灵）。治疗囊虫病首选阿苯达唑，如疗效不好，可做外科治疗

第十三章 肿 瘤

第一节 概 述

肿瘤(tumor)系指机体在各种致瘤因素作用下,局部组织细胞在基因水平上失去对自身生长的正常调控,导致细胞异常增生而形成的新生物。肿瘤可以分为恶性肿瘤和良性肿瘤两大类。恶性肿瘤具有两个基本特征:①新生的组织块呈过度而不协调的生长;②即便诱发刺激因素停止后,这种组织块仍不断生长。

（一）肿瘤的分类和命名

人体任何器官、任何组织几乎都可发生肿瘤。肿瘤的命名一般根据其组织起源和生物学行为来命名。

良性肿瘤在其来源组织名称之后加"瘤"(-oma)字。例如来自脂肪组织的良性肿瘤称为脂肪瘤(lipoma)。

恶性肿瘤主要包括癌(carcinoma)和肉瘤(sarcoma)。起源于上皮组织的恶性肿瘤统称为癌,命名时在其来源组织名称之后加"癌"字,如来源于鳞状上皮的恶性肿瘤称为鳞状细胞癌。起源于间叶组织的恶性肿瘤统称为肉瘤,其命名方式是在组织来源名称之后加"肉瘤",如纤维肉瘤等。狭义的"癌"(carcinoma)指上皮组织来源的恶性肿瘤,广义的"癌"(cancer)则泛指所有恶性肿瘤。

恶性肿瘤还包括血液病,如白血病、再生障碍性贫血、淋巴瘤等。此类可统称为非实体瘤。

（二）恶性肿瘤流行病学的基本情况

恶性肿瘤是危害人类健康的重要慢性非传染性疾病。据世界卫生组织国际癌症研究机构估计,2008年全球新发癌症病例1266万例,因癌症死亡病例达756万例,中国2008年新发癌症病例282万例,因癌症死亡病例196万例。肿瘤死因已成为城市地区第一位死亡原因,农村地区第二位。

我国恶性肿瘤死亡第一位的是肺癌,其次为肝癌、胃癌、食管癌和结直肠癌,死亡率最高者男女均为肺癌。男性其他主要死因癌症包括肝癌、胃癌、食管癌和结直肠癌;女性其他主要死因癌症包括胃癌、肝癌、结直肠癌和乳腺癌。

（三）恶性肿瘤发病机制的基本要点

肿瘤的发生是多基因、多步骤突变的结果。不同的基因的突变与不同强度的突变形成了不同的肿瘤。肿瘤的形态异常,是肿瘤病理诊断的依据。与肿瘤发生的相关因素有内源性与外源性两大类。外源性因素来自外界环境,包括化学因素、物理因素、生物因素等;内源性因素则包括机体的免疫状态、遗传素质、激素水平以及DNA损伤修复能力等。

（四）肿瘤的生长方式和扩散

1.肿瘤的生长方式

（1）膨胀性生长:这是大多数良性肿瘤所表现的生长方式。这种瘤细胞生长缓慢,不侵袭周围正常组织,呈结节状,周围常有完整的包膜,与周围组织分界清楚。位于皮下者临床触诊时叮以推动,容易手术摘除,摘除后也不易复发。

(2)外生性生长:发生在体表、体腔表面或管道器官(如消化道,泌尿生殖道等)表面的肿瘤,常向表面生长,形成突起的乳头状、息肉状、蕈状或菜花状的肿物。这种生长方式称为外生性生长。良性肿瘤和恶性肿瘤都可呈外生性生长。

(3)浸润性生长:为大多数恶性肿瘤的生长方式。瘤细胞分裂增生,侵入周围组织间隙、淋巴管或血管内,如树根之长入泥土,浸润并破坏周围组织。因而此类肿瘤没有包膜,与邻近的正常组织紧密连接在一起而无明显界限。临床触诊时,肿瘤固定不活动。手术切除这种肿瘤时,切除范围比肉眼所见肿瘤范围为大,因为这些部位也可能有肿瘤细胞的浸润。

2.肿瘤的扩散　恶性肿瘤呈浸润性生长,不仅可以在原发部位继续生长,并向周罔组织直接蔓延,而且还可以通过多种途径扩散到身体其他部位。

(1)直接蔓延(direct spreading):是指恶性肿瘤连续不断地浸润、破坏周围组织器官的生长状态

(2)转移(metastasis):恶性肿瘤细胞从原发部位侵入淋巴管、血管或体腔,迁徙到他处而继续生长,形成与原发瘤同样类型的肿瘤,这个过程称为转移。所形成的肿瘤称为转移瘤或继发瘤。常见的转移途径有三种。①淋巴道转移:上皮组织源性恶性肿瘤多经淋巴道转移。②血道转移:恶性瘤细胞侵入血管后可随血流到达远隔器官继续生长,形成转移瘤。③种植性转移:当肿瘤细胞侵及体腔器官表面时,瘤细胞可以脱落,经体腔种植在体腔内各器官的表面甚至侵入其下生长,形成转移瘤。值得注意是手术也可造成医源性种植(implantation),虽然可能性较小,但应尽量避免。

(五)恶性肿瘤诊断的基本要素

恶性肿瘤的诊断包括定性和定量两个基本要素,其中定性即是明确肿瘤良、恶性以及病理类型,这是诊断的关键。肿瘤的定性诊断包括两个方面:①肿瘤的同型性:不论良性或恶性肿瘤,与发生该肿瘤的正常组织相比较,总有一定程度上的相似之处。同型性常作为诊断其组织起源的依据;②肿瘤的异型性:肿瘤组织无论在细胞形态和组织结构上,都与其发源的正常组织有不同程度的差异。异型性大小是确定肿瘤良恶性的主要组织学依据。

根据诊断依据的可靠性,可将定性诊断水平分为五级。一级:临床诊断。二级:理化诊断。三级:大体病理学诊断。四级:细胞病理学诊断。五级:组织病理学诊断。上述诊断依据的可靠性依次递增,组织病理学诊断是目前肿瘤定性诊断标准方法,细胞学诊断也是肿瘤定性诊断的重要方法。为提高诊治的准确性,临床工作中应该力争取得较高级别的诊断证据。

(六)肿瘤的分期

TNM 分期系统是目前国际上最为通用的分期系统。TNM 分期的构成要素包括:①原发肿瘤的大小及向周围的进展(T);②所属淋巴结有无转移及其范罔(N);③有无远处转移(M)。在这三个要素后面附以数字来表示各自的进展程度。详细分期方法见表 12-1。

每一种恶性肿瘤的 TNM 分期系统各不相同,因此 TNM 分期中字母和数字的含义在不同肿瘤所代表的意思不同。TNM 分期中 T、N、M 确定后就可以得出相应总的分期,即Ⅰ期,Ⅱ期,Ⅲ期,Ⅳ期等。有时候也会与字母组合细分为Ⅱa 或Ⅲb 等。分期越高意味着肿瘤进展程度越高。

(七)恶性肿瘤治疗的基本原则

大多数恶性肿瘤的治疗为手术切除、放射治疗、化学治疗、生物治疗以及"肿瘤血管阻断疗法"等方法相结合的综合治疗。手术切除和放射治疗都是属于局部治疗措施,目的在于清除或削减恶性肿瘤病灶。化学治疗的原则是合理用药,单药要有效,联合用药毒性要不同,作用机制不同,不同患者应区别对待。手术、放化疗的同时,可辅以"肿瘤血管抑制剂",杜绝在临床治疗期间的快速转移。

表 13-1 肿瘤的 TNM 分期

分期符号	临床意义
T_x	原发肿瘤的情况无法评估
TO	没有证据说明存在原发肿瘤
Tis	原位癌
T1~n	原发肿瘤大小和/或局部扩散程度
N_x	区域淋巴结情况无法评估
NO	没有区域淋巴结受累(所属淋巴结无转移)
N1-n	所属淋巴结的扩散程度
MO	没有远处转移
M1	有远处转移

第二节 肺 癌

原发性支气管肺癌(primary bronchogenic carcinoma)简称肺癌(lung cancer)是指原发于支气管黏膜和肺泡的癌,不包括转移性肺癌及气管癌。流行病学研究显示,无论从发病率还是死亡人数,肺癌均为全球首位的癌症。近年来,由于有计划、合理地综合应用现有的几种治疗手段,肺癌的有些亚型的治愈率有所提高,晚期疾病的生存期也有所延长。在我国肺癌死亡占癌症死亡原因的第三位,城市占第一位,农村为第四位。本病多在 40 岁以上发病,发病年龄高峰在 60~69 岁之间。男女患病率为 2.3∶1。

【病因学】

病因和发病机制迄今尚未明确。一般认为肺癌的发病与下列因素有关:吸烟、职业致癌因子(石棉、无机砷化合物、二氯甲醚、铬及某些化合物、镍冶炼、氡及氡子体、芥子体、氯乙烯、煤烟、焦油和石油中的多环芳烃、烟草的加热产物等)、空气污染、电离辐射、饮食与营养(维生素 A、β 胡萝卜素缺乏)。此外,病毒感染、真菌毒素(黄霉曲菌)、结核的瘢痕、机体免疫功能的低下、内分泌失调以及家族遗传等因素对肺癌的发生可能也起一定的作用。

【病理】

(一)按解剖学部位分类

1.中央型肺癌　发生在段支气管以上至主支气管的癌肿称为中央型,约占 3/4,以鳞状上皮细胞癌和小细胞未分化癌较多见。

2.周围型肺癌　发生在段支气管以下的肿瘤称为周围型,约占 1/4,以腺癌较为多见。

(二)按组织学分类

WHO 在 1976 年曾将肺癌分为 13 类,1980 年又简化为 4 类,实际在临床上一般将肺癌简略地分为鳞癌、腺癌、大细胞癌和小细胞未分化癌 4 类。前 3 类统称为非小细胞肺癌。

【临床表现】

肺癌的临床表现与其部位、大小、类型、发展的阶段、有无并发症或转移有密切关系。有 5%~15% 的患者于发现肺癌时无症状。主要症状包括以下几方面:

(一)由原发肿瘤引起的症状

包括咳嗽、咯血(多见痰中带血丝)、喘鸣、胸闷、气急、体重下降、发热等。

（二）肿瘤局部扩展引起的症状

包括胸痛、呼吸困难、胸闷、声嘶、上腔静脉阻塞、Horner 综合征、膈肌麻痹、食管受压和心包腔积液等。

（三）由癌肿远处转移引起的症状

锁骨上、颈部等淋巴结肿大；中枢神经系统症状，如偏瘫、癫痫发作，往往是颅内转移的表现；背痛、下肢无力、膀胱或胃肠道功能失调时，应高度怀疑脊髓束受压迫。肝转移时有肝肿大及疼痛。

（四）癌肿作用于其他系统引起的肺外表现

包括内分泌、神经肌肉、结缔组织、血液系统和血管的异常改变，又称副癌综合征。有下列几种表现：

1.肥大性肺性骨关节病（hypertrophic pulmonry osteoarthropathy）常见于肺癌，也见于胸膜局限性间皮瘤和肺转移瘤（胸腺、子宫、前列腺的转移）。多侵犯上下肢长骨远端，发生杵状指（趾）和肥大性骨关节病。前者具有发生快、指端疼痛、甲床周围环境红晕的特点。两者常同时存在，多见于鳞癌。切除肺癌后，症状可减轻或消失，肿瘤复发时又可出现。

2.分泌促性腺激素引起男性乳房发育，常伴有肥大骨关节病。

3.分泌促肾上腺皮质激素样物，可引起 Cushing 综合征，表现为肌力减弱、水肿、高血压、血糖增高等。

4.分泌抗利尿激素引起稀释性低钠血症，表现为食欲不佳、恶心、呕吐、乏力、嗜睡、定向障碍等水中毒症状，称抗利尿激素分泌不当综合征（syndrome of inapproplhate antidiuretic hoimonesecretion，SIADH）。

5.神经肌肉综合征　包括小脑皮质变性、脊髓小脑变性、周围神经病变、重症肌无力和肌病等。发生原因不明确，这些症状与肿瘤的部位和有无转移无关。它可以发生于肿瘤出现前数年，也可作为一症状与肿瘤同时发生，在手术切除后尚可发生。它可发生于各型肺癌，但多见于小细胞未分化癌。

6.高血钙症　肺癌可因转移而致骨骼破坏，或由异生性甲状旁腺样激素引起。高血钙可与恶心、呕吐、嗜睡、烦渴、多尿和精神紊乱等症状同时发生，多见于鳞癌。肺癌手术切除后，血钙可恢复正常，肿瘤复发又可引起血钙增高。

此外在燕麦细胞癌和腺癌中还可见到因 5-羟色胺分泌过多所造成的类癌综合征，表现为哮鸣样支气管痉挛、阵发性心动过速、水样腹泻、皮肤潮红等。还可有黑色棘皮症及皮肤炎、掌跖皮肤过度角化症、硬皮症、以及栓塞性心内膜炎、血小板减少性紫癜、毛细血管病性渗血性贫血等怖外表现。

【辅助检查】

（一）影像学检查

1.胸部透视　能在不同位置观察肺部的病变。

2.X 线胸部摄片　注意肿块有无分叶、毛刺、脐凹征等，以上表现是肺癌常见的。体层片能更清楚地看到肿块外形及支气管狭窄程度。

3.CT 检查　胸部 CT 除了解肺部肿块外，更主要是了解肺癌有无肺门、纵隔淋巴结转移，了解有无心包、心脏的侵犯。

4.MRI 检查　胸部 MRI 检查对胸部疾病具有重要的临床意义，特别是肺上沟瘤的诊断，以及不能进行 CT 增强扫描的患者更有价值。此外，对了解有无脑、脊柱的转移有一定优势。

5.正电子断层扫描（PET）和 PET-CT　其敏感性和特异性均高于 CT，对肿瘤分期有重要意义。

（二）纤维支气管镜检查

病变位于亚段支气管以上时,可用纤维支气管镜行活检。全身情况极度衰竭、严重心血管疾病、肺功能严重损害、呼吸困难、有严重出血性疾患不宜行此项检查。

（三）CT 引导下经皮肺穿刺活检和抽吸细胞

适用于肺周边肿块无法用内镜检查者。

（四）纵隔镜检查

纵隔镜检查在国外开展得较为普遍,将其列为肺癌术前常规检查项目之一,国内此项检查开展得不普遍。

（五）实验室检查

在小细胞肺癌中,神经元标志物及神经内分泌多肽类肿瘤标志物常升高;在非小细胞肺癌中 CEA、CA19-9 可以升高。

（六）细胞学及病理组织学检查

是确诊肺癌最重要的方法。

【诊断与分期】

（一）诊断要点

肺癌的诊断可分为肺癌的定位诊断和肺癌的定性诊断两种,影像学诊断方法可用于发现原发灶的部位、大小、与周围组织的关系以及是否有远处转移等;而以获取细胞学或病理组织学为目的的诊断方法可归为肺癌的定性诊断。定位诊断是基础,定性诊断是关键。

（二）临床分期

国际上已制订了统一的肺癌 TNM 分期(见表 13-2)。

表 13-2　肺癌 TNM 分期

分期	标准	分期	标准
0 期	Tis N0 M0	ⅡB 期	T2 N1 M0,T3 N0 M0
ⅠA 期	T1 No M0	ⅢA 期	T3 N1 M0,T1 N2 M0,T2 N2 M0,T3 N2 M0
ⅠB 期	T2 N0 M0	ⅢB 期	T4 N0 M0,T4 N1 M0,T4 N2 M0,T1 N3 M0,T2 N3 M0,T3 N3 M0,T4 N3 M0
ⅡA 期	T1 N1 M0	Ⅳ期	任何 T,任何 N,M1

说明:

T—原发肿瘤。Tx:原发肿瘤不能确定;Tis:原位癌;T0:未发现原发瘤;T1～4:表示肿瘤直径大小和侵犯范围不同

N—区域淋巴结。Nx:未确定有无淋巴结转移;N0:未发现区域淋巴结转移;N1～3:表示区域淋巴结转移范围不同

M—远处转移。Mx:不肯定有无远处转移;M0:无远处转移;M1:有远处转移

小细胞肺癌确诊时多已达Ⅲ～Ⅳ期,因此 TNM 分期很难适用,目前多采用美国退伍军人医院制订的局限性和广泛性两期方法。局限期病变系指病变局限于一侧胸腔、纵隔、前斜角肌及锁骨上淋巴结,但不能有明显的上腔静脉压迫、声带麻痹和胸腔积液。广泛期系指超过上述范围的患者。

（三）鉴别诊断

肺部感染性疾病(结核球、肺脓肿、肺炎等)、肺脏邻近器官肿瘤(胸膜间皮瘤、纵隔肿瘤等)

以及肺转移瘤等在临床和影像上与肺癌有相似处,常根据各种疾病的影像学特征来鉴别,有时必须通过纵隔镜或开胸术后取得病理学诊断才能鉴别。

【治疗】

(一)治疗原则

小细胞肺癌和非小细胞肺癌的生物学行为有很大不同,因而治疗原则不同。化疗是小细胞肺癌最重要的治疗手段,仅有少数早期患者首选手术治疗。在局限期的大部分患者宜作化疗和放射治疗,效果良好的可选择性的进行手术治疗,然后继续化疗等内科治疗;对广泛期的患者宜首选化疗,对反应良好的患者,可选择性的加以放射治疗。

较早期(Ⅰ~Ⅲa期)的非小细胞肺癌采用以手术为主的综合治疗,Ⅲb期以放疗为主的综合治疗,Ⅳ期则以化疗为主。

(二)治疗方法

1.手术治疗

(1)手术适应证:主要是Ⅰ、Ⅱ期和可切除的Ⅲa期的非小细胞肺癌;部分不可切除的Ⅲa期非小细胞肺癌经新辅助治疗转变为可手术切除者;少数早期小细胞肺癌(T1~2N0M0)和局限晚期小细胞肺癌经诱导治疗后取得缓解,转变为可手术切除者。

(2)手术方式:术式的选择必须按照最大限度切除肿瘤、最大限度保留肺组织的原则,根据具体情况具体决定。以肺叶切除加肺门、纵隔淋巴结清扫为首选术式。其他术式包括全肺切除术、肺局部切除术、扩大性肺切除术、气管支气管或/和血管成型肺切除术等。

2.放射治疗 根据治疗的目的,可分为根治性放疗、姑息性放疗、新辅助放疗、辅助放疗等,可根据病情选用。近期出现的立体适形放射治疗有望进一步提高放疗在肺癌综合治疗中的地位。

3.化学治疗

(1)小细胞肺癌:化疗对小细胞肺癌相当敏感,是小细胞肺癌综合治疗中最重要的组成部分。目前公认的标准化学治疗是 EP 方案(依托泊苷/顺铂)。此外,CPT-11/顺铂方案及 TPT/顺铂方案与 EP 方案疗效相当。其他治疗方案均不作为一线推荐。

(2)非小细胞肺癌:化疗对非小细胞肺癌能起辅助及姑息性治疗作用。随着去甲长春碱、紫杉醇、依利替康、吉西他滨和培美曲塞等新药的问世,有效的联合化疗方案增加,上述药物与铂类药物组成的联合方案是治疗的标准方案。

4.分子靶向治疗 与传统的细胞毒化学治疗的药理学机制完全不同,已成为未来恶性肿瘤治疗的一个重要方向。目前可应用于肺癌的分子靶向药物有吉非替尼(Gefitinib)和厄罗替尼(Erlotinib)等,其他如贝伐单抗、西妥昔单抗、索拉非尼等众多的靶向药物也显示出良好的应用前景。

【预后】

小细胞性肺癌局限期中位生存 12~18 个月,广泛期则为 6~10 个月;非小细胞肺癌根治术后 5 年生存率约 25%(Ⅰ期 40%~50%,Ⅱ期 30%);根治性放疗后 5 年生存率约为 10%。晚期接受姑息治疗的非小细胞肺癌患者 5 年生存率极低,但近年临床实践中发现分子靶向药物对部分晚期患者起到显著的治疗作用,有望改变这种现状。

第三节 食管癌

食管癌(cancer of the esophagus)系指原发于食管上皮的癌肿。我国是食管癌的高发国家,高发区主要位于河南、河北、山西三省交界地区。我国也是食管癌死亡率最高的国家,1980 年报道食管癌在我国恶性肿瘤死亡率中占 22.4%,仅次于胃癌。发病年龄多在 40 岁以上,男性多于女性。但近年来 40 岁以下发病者有增长趋势。

【病因学】

食管癌的发病为综合因素引起,与下列因素有关:亚硝酸胺类化合物,它是一种很强的致癌物,用亚硝酸胺类化合物喂养老鼠,结果老鼠食管癌的发生率很高;真菌食物、食管癌高发区居民食用的酸菜中有白地霉菌等生长;饮食习惯,长期热饮食、粗饮食、饮酒和吸烟等;遗传易感因素,食管癌(食管癌)的发病常表现家族性聚集现象,在我国高发地区本病有阳性家族史者达25%~50%。

【病理】

(一)大体病理类型

1.早期癌 隐伏型、糜烂型、斑块型、乳头型。

2.中晚期癌 髓质型、蕈伞型、溃疡型、缩窄型、腔内型。

(二)组织病理类型

1.鳞状细胞癌 我国最多,占 90%。

2.腺癌(包括腺棘癌) 我国占 7%左右(3.8%~8.8%),Barrett 食管是食管腺癌的癌前病变,与普通人相比,其发生食管腺癌的危险增加 30~129 倍。欧美国家食管腺癌的发病率占全部食管癌的 30%左右。

3.小细胞未分化癌 国内占 0.18%,国外占 2.4%。

4.癌肉瘤 是一种同时含有上皮与间叶组织来源的恶性肿瘤,癌组织多为鳞癌,肉瘤成分多为梭样细胞。

(三)食管癌的扩散与转移

向周围和远处主要的侵袭方式包括:食管壁内扩散、直接浸润邻近器官、淋巴转移和血行转移等。

【临床表现】

(一)早期症状

食管癌的早期症状常不典型,部分患者表现为咽下哽噎感、胸骨后和剑突下疼痛、食物滞留感染和异物感等,也可表现为含?昆的胸腹部闷胀不适、嗳气等症状。

(二)中晚期症状

1.吞咽困难 进行性咽下困难是绝大多数患者就诊时的主要症状,但却是本病的较晚期表现。因为食管壁富有弹性和扩张能力,只有当约 2/3 的食管周径被癌肿浸润时,才出现咽下困难。因此,在上述早期症状出现后,在数月内病情逐渐加重,由不能咽下固体食物发展至液体食物亦不能咽下。如癌肿伴有食管壁炎症、水肿、痉挛等,可加重咽下困难。阻塞感的位置往往符合癌肿部位。

2.食物反流 常在咽下困难加重时出现,反流量不大,内含食物与黏液,也可含血液与脓液。

3.其他症状 当癌肿压迫喉返神经可致声音嘶哑;侵犯膈神经可引起呃逆或膈神经麻痹;压迫气管或支气管可出现气急和干咳;侵蚀主动脉则可产生致命性出血。并发食管-气管或食管-支气管瘘或癌肿位于食管上段时,吞咽液体时常可产生颈交感神经麻痹征群。

(三)体征

食管癌的早期体征常缺如。晚期则可出现消瘦、贫血、营养不良、失水或恶病质等体征。当癌肿转移时,可触及肿大而坚硬的浅表淋巴结,或肿大而有结节的肝脏。

【辅助检查】

（一）食管吞钡 X 线片

可见食管狭窄,管壁僵硬,黏膜破坏。

（二）CT

主要了解肿瘤外侵(纵隔)程度,确定纵隔是否有转移病变。

（三）纤维胃镜或食管镜检查

可见到食管内黏膜破坏、溃疡、新生物,也是取得病理诊断的主要途径。

（四）细胞学检查

食管拉网法收集食管脱落细胞镜检主要用于普查,提高食管癌的早期发现率,阳性率各家报道不一。如出现颈部淋巴结肿大,可行肿块穿刺细胞学检查。

【诊断与分期】

（一）诊断要点

根据食管癌典型的临床表现,结合组织学或细胞学检查,食管癌的诊断一般并不困难。

（二）肿瘤分期

主要有国际通用的食管癌 TNM 分期,对预后判断和治疗均有重要的指导意义。

（三）鉴别诊断

具备与食管癌类似的症状、体征及影像学特征的疾病尚包括:食管良性肿瘤、食管痉挛、食管憩室以及外来压迫造成的食管病变,临床上常需多种手段综合运用来与上述疾病相鉴别。

【治疗】

（一）治疗原则

本病的根治关键在于对食管癌的早期诊断。治疗方法主要是手术、放射治疗和化疗三种。Ⅰ 期食管癌应手术切除,Ⅱ、Ⅲ 期行手术切除,配合放、化疗,Ⅳ 期以化疗和放射治疗为主。

（二）治疗方法

1.手术治疗　手术切除是治疗较早期食管癌的主要手段。主要手术方式是病变段食管切除并周围淋巴结清扫,而后经颈部或胸部做食管胃吻合术。如果肿瘤已侵犯周围重要器官,如:气管、支气管、肺门、大血管等,切除率则明显下降,手术难度及并发症将增加。

2.放射治疗

（1）术前放疗:术前放疗目的是消灭或抑制活跃的肿瘤细胞,使原发肿瘤缩小,降低手术切除难度,减少吻合口瘘发生率和手术死亡率,从而提高手术切除率和远期生存率。

（2）术后放疗:术后放疗主要适用于根治术后淋巴结阳性、手术后有病理或肉眼肿瘤残留、术中见肿瘤与邻近组织器官紧密粘连。术后放疗旨在提高患者远期生存率。

（3）根治性放射治疗:主要适用于患者一般情况较好,病变长度较短,没有穿孔 L 或瘘管形成,无远处转移者。对食管穿孔、恶病质或已有远处转移者一般不进行根治性放射治疗。

（4）姑息性放疗:对患者一般情况较差,病变长度较长,有远处淋巴结或内脏转移的患者,为了缓解进食困难,缓解气管受压所产生的呼吸困难而采取的治疗措施。

3.化学治疗

对广泛转移的患者,姑息性化疗是主要的治疗手段;对手术或放疗后的部分患者,进行辅助性化疗,可减少手术或放疗后复发;南于顺铂、氟尿嘧啶和博来霉素等化疗药物具有放射增敏作用,化疗药物也可与放疗联合应用治疗食管癌。

单药治疗有效的药物主要有 PYM、ADM、MMC、DDP、5-FU、UFT 等。一般临床多采用联合化疗,常用方案有:PF 方案(DDP/5-Fu)、PBV 方案(DDP/VDS/BLM)、PPF 方案(PYM/DDP/5-

FU)、PEF 方案(Vp-16/DDP/5-FU)及 PP 方案(PTX/DDP)。近年来新药 PTX、长春瑞滨、多两紫杉醇、CPT-11 等也被证明有较高的有效率。

【预后】

南于大多数病例就诊时已处于中晚期,大大降低了治疗效果。根治性放疗后 5 年生存率在 10% 左右。

第四节　甲状腺癌

甲状腺癌(thymid carCinoma)是最常见的内分泌系统恶性肿瘤,由多种不同生物学行为和病理类型的肿瘤组成。发病率因不同国家和地区而异,国内统计约占全部恶性肿瘤的 0.85%。近年来,甲状腺癌的发病率有上升的趋势。甲状腺癌好发于女性,通常女性患者为男性的 2~4 倍。高发年龄为 30~40 岁,54 岁以后明显下降。

【病因学】

迄今为止,甲状腺癌的病因与发病机制还不完全清楚,但可能与如下因素相关:

(一)电离辐射

尤其在幼年接受 X 线外照射的患儿,其成年后发生甲状腺癌的危险性增高。

(二)缺碘

流行病学调查证实,缺碘地区甲状腺癌发病率较高。

(三)内分泌因素

垂体后叶释放的促甲状腺素(TSH)是甲状腺癌发生的促进因子。

(四)其他

甲状腺增生性疾病、甲状腺瘤偶尔可发生癌变。

【病理】

甲状腺癌的病理诊断及分类尚存在分歧,但目前国内外多将原发性甲状腺癌分为 4 类。

(一)乳头状癌

是一种分化好的甲状腺癌,约占成人甲状腺癌的 60%。癌组织由乳头状结构组成,约 80% 肿瘤为多中心性。该型肿瘤恶性程度较低,发展缓慢、病程长、预后好。

(二)滤泡癌

典型的组织学形态是微滤泡结构,有包膜和血管的浸润,侵犯性比乳头状癌略强,且有侵犯血管倾向。其预后稍差于乳头状癌。

(三)髓样癌

来源于滤泡旁降钙素分泌细胞(C 细胞),细胞排列呈巢状或囊状,呈未分化状,较少见,约占甲状腺癌的 3%~10%。预后不如乳头状癌,但较未分化癌好。

(四)未分化癌

主要包括大细胞癌、小细胞癌和其他类型癌,如鳞状细胞癌、巨细胞癌等,多见于 70 岁左右老年人。此型约占甲状腺癌的 5%~14%,发展快、预后极差。

【临床表现】

不同病理类型的甲状腺癌,其生物学特性、临床表现、诊断、治疗及预后有很大不同。甲状腺内发现肿块,质地硬而固定、表面不平是各型癌的共同表现。晚期癌肿可表现为声音嘶哑,呼吸、吞咽困难和交感神经受压引起 Hoener 综合征及侵犯颈丛出现耳、枕、肩等处疼痛和局部淋巴结及远处器官转移等表现。髓样癌患者可出现腹泻、颜面潮红、低血钙等症状。

【辅助检查】

（一）影像学检查

1.X 线检查　①颈部正、侧位片，观察有无胸骨后扩展、气管受压或钙化等。②胸部及骨骼 X 线片，观察有无肺、骨转移。

2.CT 或 MRI 检查　可以更详细了解肿瘤与周围组织、器官的关系，以及淋巴结有无转移。

3.超声检查　甲状腺 B 超检查有助诊断。甲状腺癌的超声图像呈实质性低回声结节，瘤体内常见钙化强回声光团，颈部有肿大淋巴结。

4.放射性核素检查　甲状腺静态成像根据甲状腺结节吸取核素的多少，将其分为 3 种。①热结节：成像图上放射性明显高于正常甲状腺组织，多见于功能自主性腺瘤；②温结节：在成像图上，结节的放射性接近正常甲状腺组织，多为腺瘤，少数亦可为癌；③凉（冷）结节：成像图上，结节部位的放射性明显低于正常甲状腺组织，常见于甲状腺癌。

（二）细胞学检查

细针穿刺细胞学检查对定性诊断有一定的参考价值。

（三）组织病理学检查

通过于术切除的甲状腺肿块做病理组织学检查。可切除的甲状腺肿块，通常不行术前活检，必要时可行术中冷冻切片检查。

【诊断与分期】

（一）诊断要点

有临床表现，结合放射性核素检查甲状腺结节为冷（凉）结节，细胞学或组织学证实为癌者可诊断为甲状腺癌。

（二）临床分期

对不同病理类型的甲状腺癌有截然不同的 TNM 分期标准。任何未分化癌均为Ⅳ期。

（三）鉴别诊断

甲状腺结节临床常见，需要与腺瘤、亚急性甲状腺炎、结节性甲状腺肿以及淋巴性甲状腺肿等相鉴别。

【治疗】

（一）治疗原则

手术是除未分化癌以外各型甲状腺癌的基本治疗方法，包括原发肿瘤和颈部淋巴结转移癌的手术切除，辅以放射性[131]I 治疗、放射线外照射治疗、甲状腺激素及化学药物等治疗。未分化癌选择非手术治疗。

（二）治疗手段

1.手术治疗　甲状腺癌因其病理类型不同而采取不同的手术方法。乳头状癌和滤泡癌可采取肿瘤局部切除术、全或近全甲状腺切除术以及患侧腺叶合并峡部切除术；针对颈部淋巴结，选取传统性颈淋巴结清除术或功能性颈淋巴结清除术。髓样癌一般行全甲状腺切除，淋巴结处理同乳头状癌。未分化癌的恶性程度高，发展迅速，手术切除对患者无益，反可促使扩散，故一般不宜手术治疗。

2.放射治疗　放射性[131]I 内放射治疗主要用于治疗甲状腺癌的远处转移。一般需先行全甲状腺切除术，以增强转移灶对碘的浓集。癌组织的吸碘能力与其病理组织结构有关，滤泡癌吸碘较多，其次为乳头状癌和髓样癌，未分化癌几乎不吸碘。关于用药的剂量，意见不一，有学者主张小量多次，另有主张一次大剂量疗法。

未分化癌具有一定的放射敏感性，可采用放射线外照射治疗。乳头状、滤泡状及髓样癌一般不采用外放射放疗,但当术中肯定局部有残存癌且癌组织无摄碘功能及难以切除的复发癌、残余癌和骨转移癌,亦可用外放射治疗。

3.内分泌治疗　乳头状癌和滤泡癌是内分泌依赖性肿瘤。术后应常规用甲状腺素片替代治疗,以维持甲状腺功能,如肿瘤摘除后仍保留有足够的甲状腺组织,一般亦主张加用激素替代治疗,其目的是抑制血促甲状腺素(TSH)水平,从而对甲状腺组织的增生及癌组织的生长起抑制作用。对晚期患者可作为姑息性治疗手段使用,用法为甲状腺素片40~60mg,每日3次,可长期服用。

4.化学治疗　甲状腺癌对化疗敏感性差。对晚期分化型甲状腺癌或未分化癌可试用环磷酰胺、阿霉素、顺铂等治疗。近期一些新型化疗药物,如:紫杉类药物、法尼基蛋白转移酶抑制剂类药物,用于治疗甲状腺癌有一定疗效。

【预后】

影响甲状腺癌预后的因素主要有病理类型、临床分期、年龄、性别和治疗是否得当等。乳头状癌和滤泡癌,恶性程度低,预后好;而未分化癌恶性程度高,发展快,绝大部分患者在发现后1~2年内死亡;髓样癌介于二者之间。早期发现、根治性切除是改善预后的关键。

第五节　乳腺癌

乳腺癌(breast cancer)是女性中最常见的恶性肿瘤之一。各国因地理环境、生活习惯的不同,乳腺癌的发病率有很大差异。北美和北欧大多数国家是女性乳腺癌的高发区,南美和南欧一些国家为中等,而亚洲、拉丁美洲和非洲的大部分地区为低发区。在北美、欧洲等发达国家,女性乳腺癌的发病率居女性恶性肿瘤发病率的首位,但乳腺癌的死亡率呈下降趋势,主要归因于早期诊断和治疗的进展。在我国乳腺癌占全身各种恶性肿瘤的7%~10%,并呈年上升趋势。部分大城市已占女性恶性肿瘤之首位。

【病因学】

乳腺癌的病因尚不清楚,可能与饮食(高脂、高糖)、激素、遗传有关。下列因素是乳腺癌高危因素:母亲、姐妹得乳腺癌的家族遗传素质;月经初潮年龄和绝经年龄与乳腺癌的发病有关,初潮年龄小于13岁,绝经年龄大于55岁的妇女发生乳腺癌的危险性增加;初产年龄大于35岁的妇女乳腺癌的发生率增加;乳腺良性疾病可增加乳腺癌的危险性。

【病理】

乳腺癌有多种分型方法,目前多采用以下病理分型。

(一)非浸润性癌

包括导管内癌(癌细胞未突破导管壁基底膜)、小叶原位癌(癌细胞未突破末梢乳管或腺泡基底膜),预后较好。

(二)早期浸润性癌

包括早期浸润性导管癌(癌细胞突破管壁基底膜,开始向间质浸润)、早期浸润性小叶癌(癌细胞突破末梢乳管或腺泡基底膜,开始向间质浸润,但仍局限于小叶内)。此型仍属早期,预后不如非浸润性癌,但比浸润性癌好。

(三)浸润性特殊型癌

包括乳头状癌、髓样癌(伴有大量淋巴细胞浸润)、小管癌(高分化腺癌)、腺样囊性癌、黏液腺癌、大汗腺样癌、鳞状细胞癌和乳头Paget病等。此型分化一般较高,预后尚好。

(四)浸润性非特殊型癌

包括浸润性小叶癌、浸润性导管癌等。此型一般分化低,预后较上述类型差,且是乳腺癌中最常见的类型,占80%,但判断预后尚需结合疾病分期等因素。

【临床表现】

早期表现是患侧乳房出现无痛、单发的小肿块,常是患者无意中发现而就医的主要表现。肿块质硬、表面不光滑,与周围组织分界不清楚,在乳房内不易被推动。随着肿瘤增大,可引起乳房局部隆起。若累及Cooper韧带,可使其缩短而致肿瘤表面皮肤凹陷,即所谓的"酒窝症"。邻近乳头或乳晕的肿块因侵入乳管使之缩短,可把乳头牵向肿块一侧,进而可使乳头扁平、回缩、凹陷。肿块继续增大,如皮下淋巴管被癌细胞堵塞,引起淋巴回流障碍,出现真皮水肿,皮肤呈"橘皮样"改变。

乳腺癌淋巴结转移最初多见于同侧腋窝。肿大淋巴结质硬、无痛、可被推动;以后数目增多,并融合成团,甚至与皮肤或深部组织粘连。乳腺癌在转移至肺、骨、肝时,可出现相应的症状。例如肺转移可出现胸痛、气急,骨转移可出现局部疼痛,肝转移可出现肝肿大、黄疸等。

有些类型的乳腺癌的临床表现与一般乳腺癌不同。值得提出的是炎性乳腺癌(inflammatory breast careinoma)和乳头湿疹样乳腺癌(Pagel carcinoma of the breast)。炎性乳腺癌并不多见,特点是发展迅速,预后差。局部皮肤可呈炎症样表现,开始时比较局限,不久即扩散到乳房大部分皮肤,皮肤发红、水肿、增厚、粗糙、表面温度升高。乳头湿疹样乳腺癌少见,恶性程度低、发展慢。乳头有瘙痒、烧灼感、以后出现乳头和乳晕的皮肤变粗糙、糜烂如湿疹样,进而成溃疡,有时覆盖黄褐色鳞屑样痂皮。部分病例于乳晕区可扪及肿块、较晚发生腋窝淋巴结转移。

【辅助检查】

(一)影像学检查

乳腺钼靶X线摄片可帮助早期发现乳腺癌;MRI、CT及PET-CT等常用于辅助诊断并有利于分期。

(二)细胞学检查

(1)针吸细胞学检查:乳腺肿块或腋下肿大淋巴结和锁骨上肿大淋巴结针吸细胞学检查。对较小的肿块可在B超引导下穿刺。

(2)乳头溢液细胞学检查。

(三)病理检查

(1)乳腺肿块切除进行病理检查。

(2)穿刺活检:可在B超引导下行穿刺活检术。

(四)实验室检查

肿瘤标志物CA153、CEA等常用于乳腺癌的辅助诊断、疗效判断及监测复发。激素受体检查、Her-2等检测有助于指导治疗,并判断预后。

【诊断与分期】

(一)诊断要点

触及乳腺肿块,质硬,表面不光滑,应高度怀疑乳腺癌。如同时触及同侧腋下肿大淋巴结,则临床高度怀疑为乳腺癌。要确诊乳腺癌还必须进行细胞学检查或病理学检查。

(二)临床分期

国际上已形成标准化的TNM分期标准(表13-3)。

表 13-3　乳腺癌 TNM 分期

分期	标准	分期	标准
0 期	Tis N0 M0	ⅢA 期	T0 N2 M0,T1 N2 M0,T2 N2 M0,T3 N1~2 M0
Ⅰ 期	T1 N0 M0	ⅢB 期	T4 任何 N M0
ⅡA 期	T0 N1 M0,T1 N1 M0,T2 N0 M0	ⅢC 期	任何 T N3 M0
ⅡB 期	T2 N1 M0,T3 N0 M0	Ⅳ期	任何 T 任何 N M1

说明:

T—原发肿瘤。Tx:原发肿瘤不能确定;Tis:原位癌;T0:未发现原发肿瘤;T1~4:表示肿瘤直径大小和侵犯范嗣不同

N—区域淋巴结。Nx:未确定有无淋巴结转移;N0:未发现区域淋巴结转移;N1~3:表示区域淋巴结转移范同不同

M—远处转移。Mx:不肯定有无远处转移;M0:无远处转移;M1:有远处转移

(三)鉴别诊断

乳房肿块还常见于乳腺增生、乳腺纤维瘤、乳腺炎症等情况,治疗前必须与乳癌鉴别,必须有细胞学或病理检查确认。

【治疗】

(一)治疗原则

Ⅰ、Ⅱ期乳腺癌以手术治疗为主要治疗方法,术后根据患者的具体情况决定是否作辅助治疗;Ⅲ期乳腺癌可先行术前化疗,然后作根治性手术或单纯乳腺切除加腋下淋巴结清扫,术后继续化疗,并根据肿瘤大小、淋巴结转移及肿瘤的激素受体表达情况决定放疗和内分泌治疗;Ⅳ期乳腺癌以化疗和内分泌治疗为主,必要时加用姑息性手术或放疗。

(二)治疗方法

1.手术治疗　Ⅰ、Ⅱ、Ⅲ期乳腺癌均可进行手术治疗。手术范围尚不统一,目前国内以改良根治术为主。对年老体弱乳腺癌患者当腋下淋巴结无肿大时,单纯乳房切除也可取得较好的效果。对早期乳腺癌行保留乳房单纯肿块切除是一种发展趋势。对腋窝淋巴结清扫范围,多数学者主张以包括一、二组淋巴结为宜。对前哨淋巴结阴性的患者可避免腋窝淋巴结清扫。

2.放射治疗　为降低局部复发率和提高无病生存率,放射治疗是保乳手术患者重要的辅助治疗手段。局部和区域淋巴结复发高危者,在根治术或改良根治术后也应该接受放射治疗。部分Ⅲ期乳腺癌可先行术前放疗,然后作根治性手术或单纯乳腺切除加腋下淋巴结清扫。以上治疗措施必须由肿瘤专科医师酌情考虑使用。

3.内分泌治疗　雌激素受体(ER)测定与乳腺癌的疗效有明确关系。

(1)ER 阳性者内分泌治疗的有效率为 50%~60%,而阴性者有效率低于 10%。同时测定孕酮受体可以更正确地估计内分泌治疗效果,两者皆阳性者有效率可达 77%以上。受体的含量与疗效的关系是正相关,含量越高,治疗效果亦越好。

(2)受体阴性的细胞常是分化较差的,受体阴性的患者术后易有复发。不论淋巴结有无转移,受体阴性者预后较阳性者差。阳性者如有复发时常倾向于皮肤、软组织或骨转移,而阴性者则倾向于内脏转移。

(3)激素受体的测定目前已用于制订术后辅助治疗的方案,受体阳性者尤其是绝经后的病例可以应用内分泌治疗作为术后的辅助治疗。而绝经前或激素受体阴性者则以辅助性化疗为主。

对绝经前患者,传统的有效治疗方法是去势术,主要是手术去势,放射去势极少使用。未经

选择的病例应用卵巢切除的有效率为：30%~40%，而激素受体阳性的病例有效率可达50%~60%。近年来，出现了药物去势的方法，使用促性腺激素释放素的类似物（LHRHa），如zoladex可很快抑制体内雌激素水平，达到药物性"切除"卵巢的作用。其他常用的内分泌药物包括丙酸睾酮、氟羟甲睾酮、二甲睾酮和三苯氧胺等。其中应用最为广泛的三苯氧胺是一种雌激素拮抗剂，它与癌细胞的ER结合，抑制癌细胞的增殖，但副作用也很常见。

对绝经后患者，可选用药物包括：三苯氧胺、甲羟孕酮、己烯雌酚、以及第一、二、三代芳香化酶抑制剂类药物。既往广泛使用的三苯氧胺近年来有被第ⅰ代芳香化酶抑制剂取代的趋势，第三代芳香化酶抑制剂对芳香化酶的抑制作用更强，因其有高度的选择性，因而副作用更小，代表药物是：来曲唑、阿那曲唑、依西美坦等。

4.化学药物治疗

（1）术后辅助化疗：多数乳腺癌为一全身性疾病已被众多的实验研究和临床观察所证实。当乳腺癌发展到直径大于1cm时，往往已是全身性疾病，可存在远处微小转移灶。手术治疗的目的在于使原发肿瘤及区域淋巴结得到最大程度的局部控制，减少局部复发，提高生存率。但是肿瘤切除以后，体内仍存在残余的肿瘤细胞，全身化疗的目的就是根除机体内残余的肿瘤细胞。术后辅助化疗一般在腋窝淋巴结阳性以及有高危因素的腋窝淋巴结阴性患者进行。

（2）新辅助化疗：新辅助化疗的意义在于尽早控制微转移灶；使原发癌及其周围扩散的癌细胞产生退变或部分被杀灭，以减少术后复发及转移；进展期乳癌以及炎症型乳癌限制了手术治疗的实施，术前化疗可使肿瘤缩小，以便手术切除；可以根据切除肿瘤标本评价术前化疗效果，作为术后或复发时选择化疗方案的参考。新辅助化疗目前多用于Ⅲ期病例，一般用2~4周期。

（3）晚期乳腺癌的化疗：对晚期乳腺癌患者，尤其是激素受体阴性者，化疗是最重要的治疗手段之一。

许多药物对乳腺癌有效，包括阿霉素、多西紫杉醇、表柔比星、紫杉醇、长春瑞滨、顺铂、吉西他滨及异环磷酰胺等。上述药物之间组成的联合化疗的有效率为45%~80%。

5.分子靶向治疗 目前最广泛使用的药物是曲妥株单抗（trastuzumab）。该药是特异性针对人类表皮生长因子2（HER2）的单克隆抗体，对HER2高表达的乳腺癌患者临床应用已取得明显疗效。拉帕替尼也是Her-2高表达的乳腺癌患者的有效治疗药物。

【预后】

乳癌的预后与下列因素相关：临床分期、组织学类型、激素受体状况、年龄、Her-2表达状况等。

第六节 胃 癌

胃癌（gastric cancer）是胃恶性肿瘤中最常见的一种。胃癌是全世界及我国最常见的恶性肿瘤之一，但在不同地区发病率不一，在北半球胃癌高发区趋向纬度较高的地区，在南半球则趋向海拔较高的地区。

【病因学】

胃癌的病因尚未完全阐明，研究资料表明，胃癌的发生是环境因素和机体内在因素相互作用的结果。

（一）比较肯定的致病因素

1.幽门螺旋杆菌 随着研究的深入，幽门螺旋杆菌（Hp）与胃癌的发生有密切关系，是人类胃癌的Ⅰ类（即肯定的）致癌原。

2.环境因素 胃癌的发病与环境因素有关，而最有可能的是饮食中的致癌物质，包括霉制食品、咸菜、烟熏及腌制鱼肉,以及过多摄入食盐。

3.遗传因素 胃癌的家族聚集现象,以及可发生于同卵同胞都支持这种看法。

(二)癌前病变

某些易恶变的全身性和局部的疾病或状态被称为癌前病变(precancerosis)。

1.慢性萎缩性胃炎。

2.胃息肉 增生型者不发生癌,但腺瘤者则能,广基腺瘤型息肉>2cm者易癌变。

3.残胃炎。

4.恶性贫血胃体有明显萎缩者。

5.少数胃溃疡患者。

某些较易转变为癌组织的病理组织学变化被称为"癌前状态",胃癌的癌前状态主要有肠化与不典型增生。

【病理】

胃癌按其浸润胃壁的深度可分为早期和进展期胃癌。早期胃癌主要由胃镜发现,是指癌组织限于黏膜、黏膜下层,而不论其面积大小和有无淋巴结转移;进展期胃癌是指癌组织已超过黏膜下层而不论面积大小或有无淋巴结转移。

胃癌的组织学分型主要为腺癌,包括乳头状腺癌、管状腺癌、黏液腺癌、印戒细胞癌。其他少见类型有腺鳞癌、鳞状细胞癌、类癌、未分化癌等。

【临床表现】

(一)症状

早期胃癌常无症状,随着肿瘤的发展,可出现上腹部胀痛、早饱、食欲减退、消瘦及黑便等。贲门癌可有吞咽困难,胃窦癌可引起幽门梗阻。晚期患者往往出现贫血、乏力、体重下降等。

(二)体征

胃癌晚期可在上腹部扪及肿块。出现远处转移时,可扪及左锁骨上淋巴结、直肠前窝肿块及肝肿大、表面呈结节状,有时可出现腹水。

【辅助检查】

(一)内镜学检查

是最重要的检查及诊断的手段,并对可疑部位取活检,诊断率达85%,若用荧光染色内镜检查诊断率可增至91%~95%。近年兴起的超声内镜检查可以显示癌组织侵犯胃壁的深度和范围,并可鉴别是胃癌还是胃外肿瘤压迫。

(二)X线、CT、MRI和超声波等影像学检查

对临床判断胃癌转移的情况及与邻近脏器的关系有重要意义。

(三)实验室检查

部分胃癌患者粪便潜血阳性,而且可在临床症状出现前检出,可以作为胃癌初筛的手段。血清CEA、LDH、AKP等对诊断有一定的意义,且可以作为判断病情变化的辅助指标。有少数胃癌患者可出现血清AFP水平明显升高。

【诊断与分期】

(一)诊断要点

上腹不适、食欲缺乏、呕吐、嗳气、粪便潜血阳性者,经X线双重对比造影有典型胃癌影像特征可确立临床诊断;确诊须要通过胃镜活检、体表转移病灶穿刺、手术切除等途径获得标本,并经过细胞学或组织病理学证实。

(二)肿瘤按TNM标准分期。

（三）鉴别诊断

需要通过内镜、影像学、组织病理学等检查手段与胃溃疡、胃息肉、胃平滑肌瘤、胃原发性淋巴瘤以及胃平滑肌肉瘤等相鉴别。

【治疗】

（一）治疗原则

无远处转移的患者，临床评估为可手术切除的，首选手术治疗。如为 RO 切除，T1N0 者，不用术后辅助化疗/放疗。T2N0 者，对有高危因素如低分化腺癌、有脉管瘤栓、年轻（<35 岁）患者应行术后含 5-Fu 方案的化疗或同步放化疗。T3/4 或任何 T、N 的患者，推荐行术后辅助化疗或同步放化疗。如为 R1 切除，推荐术后放疗同时 5-Fu 增敏。对 R2 切除的患者，推荐术后放疗同时 5-Fu 增敏，或全身化疗，或给予最好的支持治疗。

无远处转移患者，临床评估为不可手术切除的，可行放疗同时 5-Fu 增敏，治疗结束后行疗效评价，如肿瘤完全或大部分缓解，可观察，或合适的患者行手术切除。如肿瘤残存或出现远处转移灶，考虑全身化疗或参加临床试验。

有远处转移患者，考虑全身化疗为主，或参加临床试验。不能耐受化疗者，给予最佳支持治疗。

（二）治疗方法

1.手术治疗　对无手术禁忌、病灶有望完整切除的患者，应积极争取根治性手术；对部分进展期胃癌，可考虑行姑息性切除，目的在于治疗或预防消化道梗阻。具体手术方式应该根据病灶的部位、大小、浸润范围以及患者的机体状况等灵活掌握。

2.化学治疗　化学治疗是胃癌综合治疗的重要组成部分，主要作为手术的辅助治疗及晚期、复发患者的姑息治疗。单剂化疗治疗效果差，联合应用则稍佳，目前多采用联合化学治疗。

（1）术前化疗（新辅助化疗）：对部分患者手术前给药据报道可以达到降低肿瘤分期的效果，提高肿瘤的切除率，一般采取短期用药的方式。

（2）术中化疗：术中不能根治切除或估计切除不彻底时，可采用一次大剂量用药，于局部动脉或静脉注入化疗药物，也可以将药物直接注入腹腔内。

（3）根治术后辅助化疗：对Ⅱ期和Ⅲ期胃癌，因有较高的术后复发及转移率，必须在根治术后辅以化疗，这也是胃癌最常用的综合治疗方法。早期胃癌根治术后原则上不化疗，在以下情况下辅助化疗：病理类型恶性程度高，病变面积大于 5cm，有淋巴结转移，青年患者，可采用联合化疗。

（4）晚期胃癌姑息性化疗：不能手术、接受非根治手术或手术后复发的晚期患者均应采用以联合化疗为主的综合治疗。

部分常用化疗方案有：FAM 方案（5-Fu/MMC/ADM）、ECF 方案（EPI/DDP/5-FU）、TC 方案（DOC/DDP）、FLP 方案（CF/5-FU/DDP）。

3.放射治疗　放疗在胃癌治疗中作用主要是辅助性的或姑息性的。未分化癌、低分化癌、管状腺癌、乳头状腺癌，对放疗有一定敏感性。黏液腺癌及黏液细胞癌（印戒细胞癌）对放疗不敏感，一般不行放射治疗。胃癌放疗的主要形式有：术前放疗、术后放疗和姑息放疗等三种。

4.分子靶向治疗　分子靶向治疗在胃癌治疗中也在进行探索，最近有研究报道：曲妥珠单抗可使 Her-2 表达阳性的进展期胃癌患者生存获益。厄罗替尼、贝伐单抗等在胃癌治疗中也显示出一定的应用前景。

【预后】

胃癌如出现症状后不进行治疗，90%以上的患者在 1 年内死亡。在日本，由于广泛开展胃癌普查，早期胃癌发现率提高，加上手术方法的改进和综合治疗的应用，胃癌的治愈率显著提高。但在我国，大于 80%的患者在诊断时已有淋巴结受累，40%的患者已有腹腔扩散，30%的患者已有肝脏或肺转移,因而胃癌的五年生存率长期在低水平徘徊。

第七节　原发性肝癌

原发性肝癌(primary liver cancer)系指原发于肝脏的癌肿,简称肝癌,主要包括肝细胞癌、胆管细胞癌和混合性癌三种组织类型。我国肝细胞癌占原发性肝癌的90%以上,因此本节主要论述原发性肝癌中的肝细胞癌。我国属肝癌高发区,肝癌死亡率在我国占恶性肿瘤死亡率的第二位。肝癌病程短,进展迅速,中位生存期仅3~6个月。我国的肝癌发病年龄以40~50岁多见;男性多于女性,为(2~3):1。

【病因学】

现代流行病学和实验研究表明:病毒性肝炎(尤其乙型与丙型)、肝硬化、黄曲霉素 B_1、以及农村中饮水污染可能和肝癌发生有关。其他与肝癌发病有关的因素还包括吸烟、饮酒、遗传、低硒等。

【病理】

肝癌的大体类型可分为三型:结节型、巨块型和弥漫型,其中以结节型最为常见,且多伴有肝硬化。巨块型肝癌呈单发的大块状,也可南许多密集的结节融合而成,较少伴有肝硬化或硬化程度轻微。弥漫型肝癌最少见,全肝布满灰白色点状结节,肉眼难以和肝硬化区别。

从病理组织上可分为三类:肝细胞型、胆管细胞型和二者同时出现的混合型。我国绝大多数肝癌是肝细胞型(91.5%),胆管细胞型和混合型较少见,胆管细胞型预后较好。

【临床表现】

肝痛起病隐匿,早期缺乏典型症状,多在体检时发现,自行就诊患者多属中晚期。常见症状为肝区疼痛、食欲减退、乏力、消瘦和发热等全身和消化道症状及肝肿大。

(一)肝区疼痛

有半数以上患者以此为首发症状,多为持续性钝痛、刺痛或胀痛。主要是由于肿瘤迅速生长,使肝包膜张力增加所致。如病变侵犯横膈,痛可牵涉右肩。肝癌结节发生坏死、破裂,引起腹腔内出血时,则表现为突然右上腹剧痛和压痛,出现腹膜刺激征等急腹症表现。

(二)全身和消化道症状

早期常不引起注意,主要表现为乏力、消瘦、食欲减退、腹胀等。部分患者可伴有恶心、呕吐、发热、腹泻等症状。晚期则出现贫血、黄疸、腹水、下肢水肿、皮下出血及恶病质等。

(三)肝肿大

为中晚期肝癌最常见的主要体征,约占95%。肝肿大呈进行性,质地坚硬,边缘不规则,表面凹凸不平呈大小不等的结节或巨块。在不少情况下,肝肿大和肝区肿块是患者自己偶然扪及而成为肝癌的首发症状。

(四)其他

如发生肺、骨、脑等处转移,可产生相应的症状。少数患者还可有低血糖症、红细胞增多症和高胆固醇血症等特殊症状。肝癌的并发症,主要有肝性昏迷、上消化道出血、癌肿破裂出血及继发感染。

【辅助检查】

(一)实验室检查

1.血清甲胎蛋白(AFP)测定　AFP对肝癌的诊断在各种诊断方法中专一性仅次于病理诊断,亦可作为反映病情变化和治疗效果的指标。凡AFP>500μg/L,持续一个月或AFP>200μg/L,持续两个月;并排除妊娠、活动性肝病及生殖腺胚胎源性肿瘤,应高度怀疑肝癌,须通过医学影像学检查等加以确诊。如 AFP 高于正常(>20μg/L)而未达上述标准时,必须动态观察。

2.肝功能及乙型肝炎抗原抗体系统检查 此类检查对肝癌并无决定诊断的价值,但肝功能异常及乙肝标志阳性常提示有原发肝癌的肝病基础,结合其他检查有利于肝癌的诊断。

3.其他 γ-氨酰转移酶同工酶Ⅱ(GGT-Ⅱ)、异常凝血原(DCP)、岩藻糖苷酶(AFU)、癌胚抗原(CEA)及碱性磷酸酶(ALP)等也是临床上常用于辅助诊断的参考指标,但意义均不及 AFP。

(二)影像学检查

1.B 超检查 B 超检查可确定肝内有无占位病灶,以及病灶为实质性或液性占位,并明确具体部位和邻近血管、组织器官关系及有无播散等。是目前最常用的肝癌定位诊断方法。

2.CT 扫描 是肝癌定位诊断的常规检查。在对小病灶的诊断敏感性上优于 B 超,可明确病灶位置、数目、大小及其与重要血管的关系,尤其增强扫描有助鉴别肝血管瘤。

3.磁共振显像(MRI) 对肝癌的定位和定性有一定的价值。对软组织的分辨力优于 CT,在良恶性肝内占位,尤其与血管瘤的鉴别可能优于 CT。

4.其他 肝血管造影、放射性核素肝脏显像等也是临床常用的检查方法,对肝脏占位性病变的定位和定性诊断等有重要参考价值,与 B 超、CT、MRI 等互为补充。

(三)肝穿刺活检

是最重要的定性诊断检查方法。尤其对 AFP 阴性的肝癌诊断,更具重要意义,可在 B 超引导下穿刺活检,但须注意有导致肝癌结节出血和针道种植的可能。

【诊断与分期】

(一)诊断要点

肝癌早期缺乏特异性症状,除普查外,难以发现。出现肝区痛、腹块、腹胀、消瘦、黄疸等症状时,则多属中晚期,大多失去手术机会。肿瘤标志物甲胎蛋白(AFP)检测的阳性率约60%。超声显像、CT、MRI、肝动脉造影及 PET 等相继问世,对定位、定性诊断有极大帮助。但确诊原发性肝癌的国际标准仍是细胞学或病理组织学诊断。

(二)临床分期

与其他恶性肿瘤不同,肝癌缺乏国际上一致认同的分期标准。以下是国际抗癌联盟制订的 TNM 分期(表 13-4)。

表 13-4 原发性肝癌 TNM 分期

分期	标准
Ⅰ期	T1 N0 M0
Ⅱ期	1T N0 M0
Ⅲ期	T3~4 N0 M0 任何 T N1 M0
Ⅳ期	任何 T 任何 N M1

说叫:

T—原发肿瘤。Tx:原发肿瘤不能确定;T1~4:表示肿瘤直径大小和侵犯范围不同

N—区域淋巴结。Nx:未确定有无淋巴结转移;N0:未发现区域淋巴结转移;N1:区域淋巴结转移

M—远处转移。Mx:不肯定有无远处转移;M0:无远处转移;M1:有远处转移

3.鉴别诊断 原发性肝癌常需与下列疾病鉴别:继发性肝癌、肝脓肿、肝血管瘤、肝囊肿、肝包虫病、肝腺瘤、肝肉瘤等。

【治疗】

（一）治疗原则

心遵循综合治疗的原则,合理安排各种现存的治疗手段,以期获得最佳的疗效。对Ⅰ期患者应尽可能手术切除,因故不能切除者可行肝移植或局部非切除手术疗法,术后酌情加辅助化疗。Ⅱ期患者可选择手术(切除或非切除)和(或)放疗、动脉内给药等综合治疗,部分病例初期治疗后缓解,可再行二期手术切除。Ⅲ~Ⅳ期患者以分子靶向治疗或中医药治疗为主,肝功能尚好者也可以考虑行全身化疗。

（二）治疗方法

1.手术治疗　绝大多数原发性肝癌的长期生存者接受了根治性手术。对于单发肿瘤直径≤5cm者,应首选手术切除,争取做到根治性切除。但超过90%的就诊者因肿瘤较大或肝硬化失去根治术的机会,应采用多手段综合治疗。对于因瘤体较大无法行一期手术治疗的肝癌,可经肝动脉插管化疗或肝动脉栓塞等方法,使肿瘤缩小后再行Ⅱ期手术治疗;对于肝硬化严重不能切除的小肝癌,如单个肿瘤大小2~5cm或多个肿瘤之和<3cm者,可行肝移植,也有望获得长期生存。

2.介入治疗　经肝动脉灌注化疗药物是目前治疗肝癌的重要方法。正常肝组织的血供主要来自门静脉,而肝癌组织的血供主要为肝动脉。因此,当肝动脉血供切断时肿瘤出现坏死而对正常肝组织的影响较小,这给栓塞治疗创造了有利条件。主要应用对象为不能切除的中晚期肝癌,而肝功能正常者。一般先注入化疗药物,然后再注入栓塞剂,如碘化油或明胶海绵等。近来发展起来的肝动脉栓塞联合经皮穿刺瘤体内注射无水酒精疗法也是治疗中晚期肝癌安全、有效的治疗方法。

3.化学治疗　肝癌细胞对传统的细胞毒化疗药物不敏感。无论是单药还是联合化疗,有效率少有超过20%者。目前细胞毒药物主要用于局部灌注化疗;对有门静脉癌栓或有远处转移而不能进行动脉栓塞或局部治疗的患者,有时也行全身化疗。近期有研究认为奥沙利铂联合氟尿嘧啶和四氢叶酸组成的FOLFOX4方案对进展期肝癌患者的生存可能有益。

4.生物靶向治疗　过去常用的生物制剂有:干扰素(IFN)、白介素2(IL-2)、淋巴细胞激活杀伤细胞(LAK)、肿瘤浸润淋巴细胞等,但疗效不甚理想。近年来靶向药物用于肝癌治疗的报道颇多,其中多靶点信号传导抑制剂索拉非尼(sorafenib,多吉美)是第一个经过大规模临床试验证明可提高肝癌患者总生存的药物。靶向药物治疗可能是肝癌全身治疗的重要研究方向。

【预后】

肝癌是高度恶性的肿瘤,总生存期较短,及早发现、及早手术是提高肝癌疗效的关键。国内有报导,手术切除的病例5年生存率小肝癌(直径≤3cm)为67.8%,大肝癌(直径>3cm)为20.2%;非切除的病例5年生存率小肝癌为12.2%,大肝癌为6.0%。

第八节　大肠癌

大肠癌(colorectal carcinoma)系指起源于结肠、直肠上皮组织的恶性肿瘤。大肠癌发病率在欧美占恶性肿瘤的第1、2位,在我国大肠癌为恶性肿瘤死因的第4~6位。由于生活条件和生活习惯的改变,大肠癌的发病率在我国,尤其在大中城市呈明显的上升趋势。

【病因学】

大肠癌的病因尚未完全清楚,目前认为主要与如下因素有关。

（一）环境因素

大肠癌的发病和环境、生活习惯,尤其是饮食方式有关。一般认为高脂肪食谱与食物纤维不足是主要发病原因。此外,饮食中维生素A、C、E及硒、钙均有防癌作用,其中钙的防癌作用,近年来受到特别重视。

（二）遗传因素

从遗传学观点，可将大肠癌分为遗传性（家族性）和非遗传性（散发性）。前者的典型例子如家族性结肠息肉综合征和家族遗传性非息肉病大肠癌。后者主要是南环境因素引起基因突变。

（三）其他高危因素

包括大肠息肉（腺瘤性息肉）、炎症性肠病和血吸虫病等。另外有报道胆囊切除术后大肠癌发病率升高，认为与次胆酸进入大肠增加有关。

【病理】

我国大肠癌发生部位约半数以上位于直肠（比欧美高），1/5位于乙状结肠、其余依次为盲肠、升结肠、降结肠、横结肠。但近年国内外资料表明，右半结肠癌发病率有增高而直肠癌发病率有下降的趋势，这一倾向可能与饮食及生活习惯改变有关。

临床上常根据肿瘤浸润深度把结直肠癌分为早期和进展期。早期结直肠癌系指癌组织限于结直肠黏膜层、黏膜下层者，一般无淋巴结转移。进展期结直肠癌指肿瘤穿透黏膜下层者。

结直肠癌组织学类型主要有乳头状腺癌、管状腺癌、黏液腺癌、未分化癌等。

【临床表现】

（一）症状

大肠癌起病隐匿，早期常仅见粪便隐血阳性，随后出现大便带血、大便变细变形，便秘、腹泻或二者交替，排便不尽，排便困难等症状。部分患者有腹痛和腹部不适。随着疾病的进展，患者可以出现慢性消耗性表现，如贫血、消瘦、乏力等。晚期患者可呈恶病质状态。

直肠癌盆腔有广泛浸润时，可引起腰部及骶部的酸痛、坠胀感；当肿瘤浸润或压迫坐骨神经、闭孔神经根时可出现坐骨神经和闭孔神经痛；肿瘤向前侵及阴道及膀胱黏膜时，可出现阴道流血和血尿；肿瘤累及两侧输尿管时出现尿闭、尿毒症。

肿瘤血道转移最常见的部位是肝、肺、骨，临床上可出现相应的症状。

（二）体征

1.腹部包块　大约40%的患者确诊时出现腹部包块。但有包块不一定是晚期的表现，应积极手术治疗，其中20%尚处Ⅰ期。

2.淋巴结肿大　晚期患者可出现腹股沟淋巴结或左锁骨上淋巴结肿大。

3.肛门指诊　大肠癌60%~75%为直肠癌，直肠癌70%发生在距肛门口8cm以内，肛门指诊可使约50%的大肠癌获得诊断。

【辅助检查】

（一）内镜

疑诊大肠癌者应常规行内镜检查，通过直观检查及取可疑组织活检，可使90%以上的大肠癌获得确诊，是最可靠、应用最广的检查方法，绝大部分早期及进展期大肠癌都是由纤维结肠镜发现的。

（二）粪便潜血

70%~80%的患者粪便潜血阳性，是大肠癌普查初筛方法和结肠疾病的常规检查。

（三）影像学

大肠气钡双重对比造影是结肠病变的重要检查方法之一，可以发现早期的癌和小的腺瘤。B超、CT\MRI则可以了解肿瘤内部情况，同周围脏器的关系、淋巴结有无转移及有无术后复发，对于估计分期和确定手术方式有重要意义。

（四）血清癌胚抗原（CEA）检查

CEA 检查无特异性诊断价值，但可用于辅助诊断，观察疗效及监测是否复发。

【诊断与鉴别诊断】

（一）诊断要点

出现黏液脓血便、腹痛腹胀、排便困难等症状，如果大肠 x 线气钡双重造影或 CT\MRI 有大肠癌影像特征者，可进行临床诊断。纤维结肠镜见结直肠内肿瘤样病变是更直接诊断依据，手术切除标本或经肠镜活检做组织病理学检查是确诊的依据。

（二）临床病理分期

1.除常用的 TNM 分期外，Ducke 分期法也在全世界通行。

A 期　癌瘤浸润深度未穿出肌层，且无淋巴结转移。

B 期　癌瘤已穿出深肌层，并可侵入浆膜层、浆膜外或直肠周围组织，但无淋巴结转移。

C 期　癌瘤伴有淋巴结转移。根据转移淋巴结部位不同分为 C1 和 C2 期。C1 期癌瘤有肠旁及系膜淋巴结转移；C2 期癌瘤有系膜动脉根部淋巴结转移。

D 期　癌瘤伴有远处器官转移，或因局部广泛浸润或淋巴结广泛转移而致切除后无法治愈或无法切除者。

2.TNM 分期与 Dueke's 分期对照表见表 13-5。

表 13-5　大肠癌临床病理分期

TNM 分期	标准	Ducke's 分期
0 期	Tis N0 M0	A 期
Ⅰ 期	T1~2 N0 M0	A 期
Ⅱ 期	T3~4 N0 M0	B 期
Ⅲa 期	T1~2 N1 M0	C 期
Ⅲb 期	T3~4 N1 M0	C 期
Ⅲc 期	任何 T N2 M0	C 期
Ⅳ期	任何 T 任何 N M1	D 期

说明：

T—原发肿瘤。Tx：原发肿瘤不能确定；Tis：原位癌；T0：未发现原发肿瘤；T1~4：表示肿瘤直径大小和侵犯范围不同

N—区域淋巴结。Nx：未确定有无淋巴结转移；N0：未发现区域淋巴结转移；N1~2：表示区域淋巴结转移范围不同

M—远处转移。Mx：不肯定有无远处转移；M0：无远处转移；M1：有远处转移

（三）鉴别诊断

回盲部结核、肠道淋巴瘤、血吸虫性肉芽肿、局限性肠炎、溃疡性结肠炎、子宫内膜异位症等可能被误诊为大肠癌，内镜检查可与癌肿相鉴别，但有时通过手术及组织病理学检查才能做出最后的诊断。

【治疗】

（一）治疗原则

结肠癌应尽可能手术切除，当病变侵及肌层以外或有淋巴结转移，术后应行辅助化疗。直肠癌也应尽可能手术切除，当病变已侵犯直肠旁组织可根据情况选择术前放疗，术后若发现病变侵及深肌层或有淋巴结转移，应行术后放疗，放疗后定期化疗。应当注意的是，大肠癌出现肝

转移时,也应尽可能对转移灶进行手术切除,不能手术但病变较局限者,可选择肝动脉栓塞化疗。

（二）治疗方法

1.手术治疗 可根据肿瘤的部位、浸润范围、与周边脏器关系以及患者全身情况选择相应手术方法。对早期病例进行完整的瘤体、部分肠段切除以及清扫所属区域淋巴结,达到根治效果;对晚期或有并发症患者常采取姑息性手术,目的在于修补穿孔、解除肠梗阻等;近年来有报道对肝肺转移灶进行切除可提高生存,改善生活质量,辅以放化疗尚可取得更好的疗效。

2.化学治疗 是大肠癌综合治疗中不可缺少的一个重要组成部分,主要适应证包括对Dukes' B、C 期患者进行的术后辅助化疗以及晚期患者姑息化疗。常用的化疗方案有:CF 方案（LV/5-Fu）、FOLFIRI 方案（CPT-11/LV/5-Fu）、FOLFOX 方案（L-OHP/LV/5-Fu）等。含有奥沙利铂的 FOLFOX 系列方案和含有依立替康的 FOLFIRI 是目前比较公认的大肠癌有效治疗方案。这两种方案的共同特点是:①在 5-Fu 的基础上加入了新的有效抗肿瘤药物奥沙利铂或依立替康使疗效得到了提高。②合用甲酰四氢叶酸促使 5-Fu 的活性代谢产物 5-FduMP 与 TS（胸苷酸合成酶）共价形成三联复合体,从而加强了 5-Fu 的抗肿瘤作用。③延长了具有时间依赖性的 5-Fu 的输注时间,使其更有利于对 s 期细胞的杀灭。④在输注 5-Fu 前静注一次 5-Fu,即负荷量,使 5-Fu 的血药浓度提前进入治疗窗。⑤将常规的 4 周给药 1 次,改为每 2 周 1 次,增加了剂量密度。需要注意:根据目前的临床研究,FOLFIRI 方案不推荐用于辅助化疗。

3.分子靶向治疗 抗肿瘤单克隆抗体（monoclonal antibody）如西妥昔单抗、贝伐单抗等在大肠癌治疗中显示出优越性。

4.放射治疗 主要用于直肠癌。

（1）术前放疗:术前照射能使瘤体缩小,使转移的淋巴结缩小或消失,减轻癌性粘连,降低肿瘤细胞活力及闭合脉管。适用于 Ⅱ、Ⅲ期的直肠癌患者,有利于提高手术切除率,减少复发率,扩大保肛手术的范围。

（2）术后放疗:对于肿瘤较大切除不彻底,或肿瘤与邻近组织浸润粘连,或淋巴结清扫不彻底,或吻合口有残留癌细胞者,术后应行放疗,以减少局部复发率和转移率。

（3）姑息性放疗:不能手术切除的或复发的直肠癌,进行局部放疗,可以缓解肿瘤引起疼痛、出血、压迫等症状提高生存质量。建议实行同步放化疗。

【预后】

大肠癌术后总的 5 年生存率在 50% 左右;如病变局限于黏膜下层,根治术后的 5 年生存率可达 90%;如已有淋巴结转移,则在 30% 以下;一旦有远处转移,其 5 年生存率则不到 10%。

第九节 膀胱癌

膀胱癌（bladder carcinoma）系指来源于膀胱上皮组织的恶性肿瘤,是泌尿系统中最常见的恶性肿瘤,在我国,男性膀胱癌发病率位居全身肿瘤的第八位,女性则排在第十二位以后,发病率远低于西方国家。近年来,我国部分城市膀胱癌发病率有增高趋势。

【病因学】

膀胱癌的发生是复杂、多因素、多步骤的病理变化过程,既有内在的遗传因素,又有外在的环境因素。较为明确的致病危险因素是吸烟和长期接触芳香族类化学物质。30%~50%的膀胱癌南吸炯引起,吸炯可使膀胱癌危险率增加 2~4 倍,其危险率与吸烟数量和时间有关。职业因素是最早获知的膀胱癌致病危险因素,约 20%的膀胱癌是由职业因素引起的,包括从事纺织、染料制造、橡胶化工、杀虫剂生产、油漆、皮革及铝、铁和钢生产等。这些职业使人体曝露于富含芳香族类化学物质的环境中。其他可能的致病因素还包括慢性感染（细菌、血吸虫及 HPV 感染等)、应用化疗药物环磷酰胺、滥用镇痛药、盆腔放疗等。另外,有家族史者发生膀胱癌的危险性明显增加,显示膀胱癌还可能与遗传有关。

【病理】

膀胱癌中90%以上为移行上皮细胞癌,其他较少见的还有鳞状细胞癌、腺细胞癌、小细胞癌和癌肉瘤等。膀胱鳞状细胞癌和膀胱腺癌分别占到30%~70%和1%~2%,膀胱腺癌是膀胱外翻患者最常见的癌。

膀胱癌的组织学分级与膀胱癌的复发和侵袭行为密切相关,可分为G1:高分化,G2:中分化,G3~4:低分化或未分化。

【临床表现】

(一)症状

血尿是膀胱癌最常见的症状,80%膀胱癌患者因血尿而就医,几乎全部膀胱癌患者在整个病程中有血尿,尤其是间歇性全程无痛性血尿是膀胱癌最具特征性的症状。血尿出现时间及出血量与肿瘤恶性程度、分期、大小、数目、形态并不一致。此外,以尿频、尿急、尿痛等膀胱刺激征和下腹疼痛为首发表现的膀胱癌患者亦不少见。其他症状还有输尿管梗阻所致腰胁部疼痛、下肢水肿、盆腔包块、尿潴留等。有的患者就诊时即表现为体重减轻、肾功能不全、腹痛或骨痛,均为晚期症状。

(二)体征

膀胱癌患者早期往往无明显体征,晚期可有发热、贫血、下腹部包块、恶病质等,双合诊可扪及包块。

【辅助检查】

(一)显微镜检查

尿常规检查可证实血尿。尿液脱落细胞学检查有助于明确病理细胞学类型,其一般阳性率为70%,因经济、方便,故可作为膀胱癌诊断的第一步筛选方法。

(二)影像学检查

1.泌尿系统平片及静脉尿路造影检查 一直被视为膀胱癌患者的常规检查,以期发现并存的上尿路肿瘤,对鉴别原发性膀胱肿瘤或转移性肿瘤有意义。

2.超声检查 不仅可以发现膀胱癌,还有助于膀胱癌分期,了解有无局部淋巴结转移及周围脏器侵犯,尤其适用于造影剂过敏者。

3.CT 对表浅膀胱癌和较小肿瘤诊断价值不大,但对浸润性癌,则可以发现膀胱壁的浸润深度及增厚变形,并能发现局部转移淋巴结,对分期有利。此外,对膀胱憩室内癌和浸润在膀胱壁内癌的诊断有重要价值,增强扫描后诊断效果更佳。

4.MRI 具有易于明确膀胱癌浸润深度及淋巴结有无转移等优点,且有时较CT更清晰。对f膀胱穹隆部、底部也容易与前列腺及尿道分辨开。对膀胱癌诊断及分期均有意义。

5.膀胱镜检查 是诊断膀胱癌的主要方法,可以确定肿瘤的部位、范围、大小、数目、恶性程度、浸润深度及有无转移,通过膀胱镜活组织检查是膀胱肿瘤诊断的主要方法。

【诊断与分期】

(一)诊断要点

膀胱癌的诊断可依据典型的病史及体征,尿细胞学检查,有关影像学检查,特别是膀胱镜检查及取材活检来确诊。

(二)临床分期

根据肿瘤的累及范围对肿瘤进行分期。

（三）鉴别诊断

膀胱癌须要与泌尿系结核、泌尿系结石、非特异性膀胱炎、前列腺增生、放射性膀胱炎以及其他泌尿系统肿瘤等相鉴别。

【治疗】

（一）治疗原则

根据膀胱癌病变浸润的程度，可将膀胱癌分为三类，分别为浸润性病变、非浸润性病变和转移性病变，其治疗原则有所不同。非浸润性病变（0～Ⅰ期）行保留膀胱的治疗，如经尿道膀胱肿瘤切除手术，术后辅以膀胱灌注治疗。浸润性病变（Ⅱ～Ⅲ期）的标准治疗为根治性膀胱切除术，有高危复发风险的患者应考虑术后辅助化疗。对转移性病变（Ⅳ期）以放疗和化疗为主。

（二）治疗方法

1.手术治疗

（1）经尿道膀胱肿瘤电切术（TUR-BT）：适用于肿瘤组织细胞分化好或比较好的表浅膀胱肿瘤。凡病理上分化程度在Ⅱ级以下、TNM分期在T2以内、肿瘤直径在2cm左右均适宜此法治疗。其优点是损伤小，无切口，恢复快，可以反复进行，几乎无手术死亡率，并能保留膀胱排尿功能。

（2）膀胱肿瘤局部切除及电灼术：适用于肿瘤只浸润黏膜或黏膜下层、恶性程度较低、基蒂较细的膀胱乳头状瘤。

（3）部分膀胱切除术：适用于范围较局限的浸润性乳头状癌；位于远离膀胱三角区及颈部区域的肿瘤；不能经尿道切除的较大的肿瘤；肿瘤以外的膀胱壁多处活检未见有原位癌或上皮发育不良的改变；切除边缘至少距肿瘤1.5cm。

（4）膀胱全切除术：适用于多发性浸润；位于膀胱颈部或三角区的浸润性巨大肿瘤；复发频繁的肿瘤；边界不清或伴发原位癌的肿瘤；多发性浅表膀胱癌，检查结果提示有许多高危因素，如染色体结构反常、ABO（H）抗原丢失、恶性度高等。

2.化学治疗

（1）膀胱灌注：对于非浸润性膀胱癌常采用膀胱灌注治疗，其目的是清除TUR-BT治疗未能完全切除的病灶或预防TUR-BT术后肿瘤复发。常用的药物包括：MMC、DDP、ADM、EPI、TSPA及HCPT等。

（2）全身化疗：晚期不能切除的膀胱癌以化疗为主，对高危复发风险的根治性膀胱切除术患者应考虑术后辅助化疗。单药有效的药物有DDP、MTX、GEM、ADM、Taxol、IFO、MMC、CTX、VLB、5-FU等。临床以联合方案常用，包括：M-VAP方案（MTX/VLB/ADM/DDP）、CAP方案（CTX/ADM/DDP）、GP方案（GEM/DDP）、TC方案（Taxol/CBP）等。

3.放射治疗　术前放疗可通过照射杀伤瘤细胞，以防止手术时瘤细胞脱落造成种植转移，还可控制手术切除范围以外的微小肿瘤，并且可降低分期；术后放疗适用于病变范围广、手术难以切除干净的患者；根治性放疗适用于有手术禁忌证或拒绝手术的患者及进展期膀胱癌；姑息放疗适用于膀胱癌晚期手术无法切除，或手术后复发的患者。

4.生物治疗　临床常用卡介苗（BCG）、干扰素等药物用于膀胱灌注治疗。

5.其他疗法　激光手术以及光动力学治疗等新兴局部治疗手段正受到越来越多的关注，有望为临床广泛接受。

【预后】

预后与临床分期、组织学分级及脉管是否有癌栓等因素有关。其中，临床分期对5年生存率影响最大。

第十节 前列腺癌

前列腺癌(prostatic cancer)是男性泌尿生殖系统常见恶性肿瘤,其发病与雄激素密切相关。该病发病率有明显的地理、种族、年龄差异,老年美国非裔居民前列腺癌发病率为全世界最高,而在中国、日本及前苏联国家发病率较低,但有证据表明该病近年来在我国发病率明显上升,这可能和人口老龄化以及生活方式的改变有关。

【病因学】

前列腺癌的病因尚不明确。研究认为可能与下列因素有关:淋球菌感染、病毒感染、衣原体感染、性活动强度以及激素水平等。此外,与高脂肪饮食及职业因素也有一定关系。

【病理】

前列腺癌多发生于前列腺后叶,以腺癌最常见,占97%,鳞癌仅占3%。

前列腺癌有多种组织学分级标准,最常用的分级标准是Gleason分级系统,该系统根据光学显微镜下癌组织腺体的分化程度和肿瘤在间质中的生长方式评价肿瘤的恶性程度,并且以打分的方式量化评价。Gleason分级系统对前列腺癌预后的判定以及治疗的选择有一定帮助。

【临床表现】

(一)症状

早期前列腺痛通常没有症状,但肿瘤侵犯或阻塞尿道、膀胱颈时,则会发生类似下尿路梗阻或刺激症状,严重者可能出现急性尿潴留、血尿、尿失禁;骨转移时会引起骨骼疼痛、病理性骨折、贫血、脊髓压迫导致下肢瘫痪等;晚期患者全身症状表现为日渐衰弱、倦怠乏力、消瘦、低热、进行性贫血、恶病质或肾衰竭等。

(二)体征

直肠指诊对早期诊断前列腺癌非常重要,前列腺癌的指检表现为腺体增大、坚硬结节、高低不半、中央沟消失、腺体固定,有时侵及肠壁。另外,下腹可触及包块,有压痛或无压痛,出现肝转移、骨转移或其他转移时可表现出相应体征及神经压迫症状。

【辅助检查】

(一)细胞学检查

1.前列腺穿刺活检 前列腺癌的确切诊断依赖于组织的显微镜检查。在出现局部浸润和远处转移之前,只有局部硬结征象时,活检便可以做出早期诊断。方法有穿刺、抽吸、经尿道和经会阴切开活检等。

2.前列腺液涂片细胞学检查 通过导管法采取前列腺液,涂片镜检准确率较高,可提供前列腺癌细胞学诊断。

3.尿液涂片细胞学检查 此法有助于前列腺癌诊断,但存在假阳性及假阴性较高的问题,仅作为辅助诊断方法。

(二)生化检查

前列腺特异抗原(PSA)、酸性磷酸酶(PAP)测定、血清肌酸激酶(CK-BB)测定、精浆蛋白(r-Sm)测定对前列腺癌的早期诊断、监测前列腺癌的病情变化以及对鉴别诊断具有重要价值。碱性磷酸酶测定、癌胚抗原检测、激素受体测定也有一定意义。

酸性磷酸酶是由前列腺上皮产生的一种糖蛋白酶,是一种敏感性、特异性都比较理想的肿瘤标记物,对前列腺癌的诊断、鉴别诊断、病情监测、随诊等均很有意义。男性PSA正常值为0~4ng/ml;在PSA为4~10ng/ml男性中,25%的患者经活检证实为前列腺癌;当PSA≥10ng/ml时,有44%的患者为前列腺癌。PSA增高还可见于良性前列腺增生、前列腺炎等。前列腺活检、指诊和经尿道操作都可导致暂时性的 PSA 增高。因 PSA 半衰期为 2.2~3.2 天,故进行以上操作后,需等待 4~8 周以后才能做血清 PSA 的检查。

（三）影像学检查

1.超声检查　通过体表或直肠可做超声波检查。依据前列腺癌的特殊变化可以测定肿瘤大小,估计肿瘤浸润程度,与周围脏器粘连及转移情况,还可与前列腺增生相鉴别。该检查可以作为辅助性诊断。

2.放射性核素扫描检查　由于前列腺癌易于发生骨转移,所以常需行此检查了解病变范围。此方法灵敏度很高。

3.CT 与 MRI 检查　CT 检查对前列腺癌的形态变化、癌结节大小和有无向周围浸润的诊断有一定价值。MRI 可检查前列腺的横断面和矢状面,能清晰地显示前列腺内肿瘤的大小、浸润程度,对前列腺癌的分期、选择合理的治疗方案和估计预后有价值。

4.X 线检查　包括前列腺造影、精囊造影、淋巴造影、静脉肾盂造影以及骨骼 X 线摄片,对于前列腺癌诊断及了解是否有骨转移具有一定意义。

【诊断与分期】

（一）诊断要点

临床上大多数前列腺癌患者通过前列腺穿刺活检可以获得组织病理学诊断。然而,最初可疑前列腺癌通常由前列腺直肠指检或血清 PSA 检查后再确定是否进行前列腺活检。直肠指检联合 PSA 检查是目前公认的早期发现前列腺癌最佳的初筛方法。

（二）临床分期

临床分期方法很多,TNM 分期是国际通行的分期系统。

（三）鉴别诊断

前列腺癌常需与下列疾病鉴别:前列腺结节性增生、前列腺结核、非特异性肉芽肿性前列腺炎、前列腺结石及前列腺肉瘤等。一般根据血清 PSA 水平和组织病理学、细胞病理学等检查不难鉴别。

【治疗】

（一）治疗原则

前列腺癌的治疗方法众多,具体治疗方案的选择需根据患者的预期寿命、全身状况、肿瘤危险分级情况以及社会经济状况等因素综合考虑。手术和放疗是早期前列腺癌重要的治疗手段,但有很多患者被诊断时就有全身转移,此时应以内分泌治疗或化疗为主,对骨转移所致的疼痛局部可辅以放射治疗。

（二）治疗方法

1.手术治疗　根治性前列腺切除术(简称根治术)是治疗局限性前列腺癌最有效的方法,有三种主要术式,即经会阴、经耻骨后及近年发展的腹腔镜前列腺癌根治术。根治术适应证包括:肿瘤的临床分期为 T1~T2c(即肿瘤局限于前列腺体内)、预期寿命≥10 年和健康状况良好,没有严重的伴随疾病。

2.内分泌治疗　前列腺癌具有典型的激素依赖性,当雄激素水平下降时既可使成人前列腺上皮萎缩,也可使前列腺癌细胞有同样变化。基于此而产生的内分泌疗法,其核心为抗雄激素疗法。目前,内分泌治疗是晚期前列腺癌的一线治疗方法,可使局部晚期及转移性患者生存期延长,有效缓解症状。此外,内分泌治疗还应用于根治术和放疗前后的辅助治疗。

（1）手术去势:双侧睾丸切除可直接降低内分泌雄激素睾酮的产生,该法见效快、价格低,但对患者心理影响较大。

（2）药物去势:黄体生成素释放激素类似物(LHRH-A)是人工合成的黄体生成素释放激素,

其作用机制为作用于下丘脑—垂体—性腺轴，通过反馈性抑制，使睾酮达到去势水平。

（3）雌激素：雌激素也常用于前列腺癌药物去势治疗，其治疗机制包括：下调 LHRH 的分泌，抑制雄激素活性，直接抑制睾丸细胞功能，以及对前列腺细胞的直接毒性。最常见的雌激素是乙烯雌酚，其有效率与睾丸切除相当，但是副反应大，使用时应注意预防心血管方面的不良反应。

（4）抗雄激素药物：该类药物可以与内源性雄激素在靶器官上竞争受体结合，在胞质内通过与双氢睾酮受体结合，抑制双氢睾酮进入细胞核，从而阻断雄激素对前列腺癌细胞的作用，达到治疗目的。抗雄激素药物主要有两大类：类固醇类药物和非类固醇药物。类固醇类药物主要为孕激素：醋酸环丙氯地孕酮、醋酸氯羟甲烯孕酮及醋酸甲羟孕酮。非类固醇药物主要有比卡鲁胺（hicalutamide）和氟他胺（flutamide）。该类药物不良反应主要是乳房发育、面部发热等。

（5）抗肾上腺药物：氨鲁米特可以抑制肾上腺皮质合成功能，从而减少肾上腺来源的雄激素，类似于肾上腺切除的作用，用于治疗睾丸切除及雌激素治疗无效的患者。

3.化学治疗 疗效不十分肯定，仅用于肿瘤转移及内分泌治疗失败的患者，常用方案有多烯紫杉醇/泼尼松、米托蒽醌/泼尼松、雌二醇氮芥/长春碱和雌二醇氮芥/VP16 等。近期的临床研究显示，以多烯紫杉醇为基础的方案延长了激素抗拒性前列腺癌患者的生存，目前已经是激素抗拒性前列腺癌的一线标准方案。

4.放射治疗 是局限早期前列腺癌的根治性治疗手段之一，与手术相比并发症少，而疗效相当；对局部晚期前列腺癌，进行放疗及内分泌综合治疗可提高局部控制率和生存率；对转移性前列腺癌，放疗是重要的姑息治疗手段。近年来发展起来的三维适形放疗和适应调强放疗在不增加癌周正常组织不良反应的情况下，使肿瘤局部控制率进一步提高。

【预后】

前列腺癌预后影响因素主要是临床分期及病理分级，由于患者往往年高体弱，有无严重伴随疾病也是预后判断的重要根据。

第十一节 子宫颈癌

子宫颈癌（cervical cancer）子宫颈癌是指发生于子宫颈阴道部及子宫颈管上皮的恶性肿瘤。其发病率是仅次于乳腺癌的女性恶性肿瘤，被列为我国重点防治的十大癌症。世界上每年有 50 万左右的子宫颈癌新发病病例，占所有癌症新发病例的 5%，其中 80% 的病例发生在发展中国家。全世界每年死于子宫颈癌的患者约 20 万人。我国每年新发病例约 13 万人，占世界新发病例的 1/3。每年约 5 万人死于宫颈癌。宫颈癌发病率近 20 年有增高趋势，并年轻化，由 20 世纪 60 年代平均 52 岁到 90 年代的 42 岁。

【病理】

主要类型为鳞状细胞癌（70%~80%），腺癌和腺鳞癌（15%~20%），其余为透明细胞癌、神经内分泌癌、小细胞癌等少见特殊类型。

【临床表现】

（一）病史

应详细询问病史，尤其是子宫颈上皮内瘤变（CIN）病史，有无治疗及其方法。高危因素包括高危型 HPV 持续感染史、性生活开始年龄较早、患者或丈夫有多个性伙伴、性传播性疾病史、长期应用免疫抑制药物或患有免疫抑制性疾病史、长期吸烟史、妊娠和分娩次数较多。

（二）症状

CIN 或早期子宫颈癌可无任何症状。患者多有阴道出血和阴道分泌物增多。阴道出血可表现为性交后或妇科检查后接触性出血，不规则阴道流血或绝经后出血。阴道分泌物稀薄似水样或米泔水样,有腥味,可因癌组织坏死感染而呈恶臭味。晚期患者可出现盆腔疼痛、尿频、尿急、血尿、肛门坠胀、便血、下肢水肿和疼痛。终末期患者可出现发热、贫血、消瘦等恶病质表现。

（三）体征

1.外阴检查　应观察有无新生物。

2.阴道和子宫颈检查　CIN 和早期子宫颈癌可无明显病灶,子宫颈呈光滑或糜烂状。外生型可见宫颈息肉状或菜花状新生物,质脆易出血。内生型可见宫颈增粗、质硬、呈桶状。

3.双合诊及三合诊检查　应先行双合诊检查阴道壁和子宫颈,注意病灶部位、大小、质地、有无接触性出血。然后检查子宫体,再检查子宫双侧附件和宫旁组织,注意有无增厚和质地。最后应在更换手套后行三合诊检查,主要注意检查盆腔后部及盆壁情况,了解子宫颈主、骶韧带和宫旁组织厚度、弹性、有无结节形成、病灶是否已累及盆壁以及直肠壁是否受到浸润等。

4.全身检查　除常规检查外,应注意全身浅表淋巴结有无肿大,特别是腹股沟区和锁骨上淋巴结。应注意脊肋角肾脏区有无压疼或包块。

【辅助检查】

CIN 和子宫颈癌的早期诊断应采用子宫颈细胞学检查、阴道镜检查、病理组织学检查的"三阶梯"程序。晚期子宫颈癌病变明显时可直接行活组织学检查。确诊后应行胸部 X-线检查、血尿常规检查、肝肾功能检查,必要时进行静脉肾盂造影、膀胱镜检查、直肠镜检查,有条件时可选择 CT、MRI、PET 等检查。

【诊断与分期】

（一）诊断要点

1.CIN 和子宫颈癌的诊断标准是组织病理学检查。

2.组织病理学报告宜采用 WHO 子宫颈组织学分类。

3.组织病理学分级:G1(高分化)、G2(中分化)、G3(低分化)、Gx(无法评估)。

4.组织病理学检查报告宜基于连续病理切片,应反映浸润深度、手术切缘情况。血管淋巴间隙可见时应报告是否受累。

（二）临床分期

疾病分期宜采用 FIGO 临床分期标准。"0"期应是累及上皮全层的瘤变,基底膜完整,无间质浸润。"ⅠA"的诊断应基于显微镜的检查,最好来源于子宫颈锥切标本。由于临床难以估计子宫颈癌是否已扩展至子宫体,因此子宫体是否受累不改变分期。子宫旁与盆壁间组织硬化,但尚未形成结节状肿块还应考虑为ⅡB。宫旁组织为结节状肿块固定于盆壁,或肿物本身扩展到盆壁时,诊断为ⅢB 期。Ⅰ期或Ⅱ期的病例,若由于癌浸润导致输尿管狭窄而出现肾盂积水或肾无功能,均应诊断为ⅢB 期。膀胱黏膜出现泡状水肿者,可能是膀胱黏膜下受累的征象,不能列为ⅣA 期。若在膀胱冲洗液中发现恶性细胞,需作进一步的组织学检查确诊,才能考虑诊断为ⅣA 期。

（三）鉴别诊断

子宫颈癌应与以下疾病相鉴别:子宫颈柱状上皮异位、子宫颈息肉等慢性子宫颈炎、子宫颈结核、子宫颈炎性溃疡、子宫颈湿疣、子宫颈子宫内膜异位症、子宫颈肌瘤、子宫黏膜下肌瘤、子宫颈转移癌等。

【治疗】

（一）治疗原则

应根据临床分期、病理类型、患者年龄、生育要求、全身状况,重要器官功能、医疗技术水平和设备条件等全面考虑,确定个体化治疗方案。治疗以手术或放疗为主,化疗为辅。早期浸润痛以手术治疗为主,晚期浸润癌或不适宜手术的早期患者以放射治疗或同步放化疗为主。化疗主要适用于晚期及复发患者的综合治疗或姑息治疗。

(二)治疗方法

1.放射治疗　放射治疗可用于各期子宫颈癌。

(1)根治性放射治疗适用于晚期子宫颈癌和不适宜手术的早期子宫颈癌。根治性放疗包括盆腔外照射加腔内近距离照射。

(2)辅助性放疗包括术前、术中和术后辅助放疗。术前放疗以缩小原发病灶,有利于手术为目的,主要用于宫颈巨块肿瘤或ⅡA阴道受累较多者。术后辅助性放疗或辅助性同步放化疗适用于早期患者术后发现盆腔或主动脉旁淋巴结转移、宫旁浸润、淋巴血管间隙浸润、手术切缘阳性、间质深层浸润、腺癌等高危因素情形。

(3)姑息性放疗主要用于复发性或晚期伴有盆腔外转移的患者。

2.手术治疗　根据分期和患者需要决定手术范围和方式。

子宫颈癌的手术治疗要求切除子宫颈中心病灶和周围可能受侵的邻近组织以及盆腔淋巴结,方能获得满意的治疗效果。子宫颈癌子宫切除术分为筋膜外子宫切除术(Ⅰ型)、改良的根治性子宫切除术(Ⅱ型)、根治性子宫切除术(Ⅲ型)、扩大根治性子宫切除术(Ⅳ型)、盆腔脏器廓清术(Ⅴ型)五种类型。淋巴结切除范围一般为盆腔淋巴结。

3.化学治疗　①术前或放疗前新辅助化疗:主要适应证是子宫颈癌ⅠB2、巨块型ⅡA期,常用的是以铂类为基础的化疗,3个疗程。可以静脉全身给药或动脉插管化疗,效果相似。②同步放化疗:同步放化疗包括盆腔外照射加腔内近距离放疗加以顺铂为基础的并行化疗,可用于子宫颈癌根治性治疗,亦可用于术后辅助治疗。常用顺铂单药化疗(每周1次)或顺铂+5-Fu联合化疗(每3~4周1次)。

【随访】

定期的病史及体格检查,阴道细胞学检查(第1年3个月1次,第2年4个月1次,第3~5年6个月1次,此后每年1次),胸部X-线检查(每年1次),全血细胞计数,血尿素氮,肌酐等检查(半年1次)。

参 考 文 献

1. 王喜梅,王改芹,郭梦安.临床医学概论[M].武汉:华中科技大学出版社,2017.
2. 于锋,闻得亮.临床医学概论[M].2版.北京:人民卫生出版社,2016.
3. 万学红,卢雪峰.诊断学[M].8版.北京:人民卫生出版社,2013.
4. 葛均波,徐永健.内科学[M].8版.北京:人民卫生出版社,2013.
5. 陈孝平,汪建平.外科学[M].8版.北京:人民卫生出版社,2013.